Handbuch

der

medizinischen Chemie

für

studierende und ausübende Aerzte.

Zusammengetragen

von

Karl Sundelin, M. D.

BERLIN,
bei G. Reimer.
1823.

Dem Herrn

Hans Martins,

Königlichen Geheimen Oberbergrath und Direktor, Ritter des eisernen Kreuzes,

widmet diese kleine Schrift

als einen Beweis herzlicher Verehrung und Hochachtung

Karl Sundelin.

Vorwort.

Mit der Herausgabe gegenwärtigen Handbuchs, welches ich nur als eine Kompilation zu betrachten bitte, beabsichtige ich, meinen Amtsgenossen und den studierenden Heilkünstlern einen gedrängten, mühsames Nachschlagen ersparenden und leicht zu überblickenden Auszug des Wissenswürdigsten aus der auf die Heilkunst angewendeten Chemie und ihrer Zweige, zu übergeben.

Daher umfaßt diese kleine Schrift, außer kurzen Andeutungen aus der theoretischen Chemie, Auszüge aus der Pharmazie, die Lehre von den Kennzeichen der Güte und Reinheit der Arzneymittel, und ihrer Prüfung durch Reagentien; ferner die Angabe der besten Arzneyformeln und der Gaben (Formulare), die Lehre von den Giften und von der Behandlung der Vergiftungen, so wie von der Entdeckung der Gifte durch Reagentien, und endlich das Wissenswürdigste aus der Pflanzen- und Thierchemie. Sie schließt mit einer genauen Angabe unsrer gegenwärtigen chemischen Kenntniß des kranken Organismus. Daß besonders dieser letzte Theil mangelhaft ist, wird der Leser hoffentlich entschuldigen und dabei berücksichtigen, wie unvollkommen überhaupt noch unsre Kenntnisse in dieser Sphäre sind.

Die genannten Zweige der Chemie sind nicht in einzelnen Abschnitten, sondern hinter einander bei der Betrachtung der einzelnen Gegenstände vorgetragen, so daß der Leser, wenn er z. B. den Artikel Sublimat nachschlägt, die Bestandtheile, die Bereitung, die Kennzeichen der Aechtheit und Reinheit, die Einwirkung auf den menschlichen Organismus, den Arzneygebrauch, die nachtheiligen und giftigen Wirkungen und deren Behandlung, so wie die Erkennungsmittel des noch vorgefundenen oder bereits genommenen Giftes hinter einander angegeben findet.

Ich habe den Vortrag möglichst faßlich eingerichtet, da mein Buch auch Laien in der Chemie verständlich seyn soll. Aus diesem Grunde habe ich auch Vieles, was in einem mehr philosophischen Lehrbuche der Chemie wesentlich nöthig gewesen seyn würde, z. B. die Lehre von der nahen Beziehung chemischer Prozesse zu den elektrischen (Elektrochemie), die stöchiometrischen Angaben, und manches Andre, gänzlich weggelassen. Eben so sind nur diejenigen Stoffe und Körper, welche vermöge ihrer arzneylichen oder nachtheiligen Einwirkungen den Arzt interessiren, mit Weglassung aller übrigen, angeführt worden.

Ueberhaupt ging bei der Herausgabe dieses Buches meine Hauptabsicht dahin, demselben einen rein praktischen Werth zu geben, und es mehr zu einem Hülfs- als eigentlichen Lehrbuche zu machen.

Ohne eine weitläuftige Literatur anzuführen, will ich nur bemerken, daß ich bei der Zusammentragung dieses Werkes mich der Schriften eines Berzelius, John, Fourcroy, Wollaston, Marcet, Trommsdorf, Hermbstädt, Orfila, Montanus, Pfaff und vieler neuerer Zeitschriften bedient habe.

Berlin, am 24sten März 1823.

Der Verfasser.

Chemie

der anorganischen Körper.

Ein-

Einleitung.

Die Chemie ist eine Wissenschaft von den Kräften, welche die Naturkörper nicht nur in ihre ungleichartige Theile (Bestandtheile) zu zerlegen, sondern auch aus diesen Bestandtheilen **neue** Stoffe und Körper zu bilden vermögen.

Diese Kräfte, Modifikationen der allgemein verbreiteten Attraktionskraft, sind an die Naturkörper selbst, und an die Bestandtheile derselben gebunden. Auf die Wirksamkeit derselben gründen sich die sogenannten chemischen **Prozesse**, innerliche Bewegungen und Thätigkeiten, welche eintreten, sobald sich zwei oder mehrere, einer gegenseitigen chemischen Einwirkung fähige Körper berühren und durchdringen. Die Resultate dieser innerlichen Bewegungen sind Trennung alter, oder Bildung neuer Verbindungen, oft auch beides zugleich.

Die Neigung der Körper oder ihrer Bestandtheile, sich mit andern Körpern oder den Bestandtheilen derselben zu verbinden, aus welcher jene oben erwähnten Wirkungen hervorgehen, nennen wir chemische **Verwandtschaft**, Affinität. Man unterscheidet folgende Arten derselben:

I. Die **bildende** Verwandtschaft, auch wohl die **mischende** genannt. Sie findet statt, wenn zwei oder mehrere Substanzen sich mit einander verbinden, um eine dritte, durchaus eigenthümliche zu bilden.

Beispiele. Reines Kali (Aetzkali) und Salpetersäure, mit einander in Berührung gebracht, vereinigen sich chemisch, und bilden einen neuen Körper, den Salpeter, an welchem man weder die Eigenschaften des Kali's, noch der Salpetersäure mehr unterscheiden kann. Kali, Natrum und Weinsteinsäure bilden, sich vereinigend, das Seignettsalz.

II. Die zersetzende, entmischende Verwandtschaft, einfache Wahlverwandtschaft. Ihre Wirkung ist stets mit der Trennung einer alten Verbindung, mit Entmischung eines Körpers verbunden. Wahlverwandtschaft heißt sie, weil der einwirkende Körper sich gleichsam aus den Bestandtheile des zersetzten Körpers den einen oder den andern auswählt, um damit eine neue Verbindung einzugehen.

Beispiele. Wenn starke Schwefelsäure mit Kochsalz in Berührung gebracht wird, welches aus Natrum und Salzsäure besteht, so verbindet sich die Schwefelsäure wegen ihrer stärkern Verwandtschaft mit dem Natrum, und trennt dessen alte Verbindung mit der Salzsäure, welche als Dampf entweicht. Die nun entstandene neue Verbindung aus Schwefelsäure und Natrum ist Glaubersalz.

Daher wird durch die Wirkung dieser Verwandtschaft stets ein Edukt, im vorliegenden Falle die Salzsäure, und ein Produkt, hier das Glaubersalz, gewonnen.

III. Die doppelte Wahlverwandtschaft. Zwei Körper, jeder aus zwei ungleichartigen Theilen (Bestandtheilen) bestehend, wirken gegenseitig so auf einander, daß diese Bestandtheile ausgetauscht werden, und zwei neue Verbindungen, zwei Produkte entstehen.

Beispiele. Bittersalz (aus Talkerde und Schwefelsäure bestehend) mit Soda (bestehend aus Natrum und

Kohlenstoffsäure) in innige Berührung gesetzt, giebt ein erläuterndes Beispiel der doppelten Wahlverwandtschaft. Die Schwefelsäure des Bittersalzes tritt mit dem Natrum der Soda in Verbindung, Glaubersalz bildend; die Kohlenstoffsäure der Soda hingegen stellt mit der Talkerde des Bittersalzes kohlenstoffsaure Magnesie dar.

IV. Endlich muß man noch eine einigende Verwandtschaft annehmen, welche sich jedoch dadurch von den oben angeführten Arten unterscheidet, daß sie nicht neue Körper bildet, jedoch bisweilen alte Verbindungen trennt.

Beispiele. Zucker verbindet sich mit Wasser zwar nicht zu einem neuen Körper, jedoch zu einem homogenen Ganzen. Eben so Harz und Weingeist. Starke Schwefelsäure hat eine so große Verwandtschaft zum Wasser, daß sie es nicht nur aus der Atmosphäre anzieht, sondern auch selbst es sich aus andern Körpern, welche die Bestandtheile des Wassers enthalten, zusammensetzt, und dabei dergleichen Körper zerstört. Wenn man Vitriolöl (starke Schwefelsäure) mit Zucker in Berührung bringt, welcher aus Kohlenstoff, Wasserstoff und Sauerstoff besteht, mithin die beiden Bestandtheile des Wassers (Wasserstoff und Sauerstoff) enthält, so treten diese beiden Bestandtheile zu Wasser zusammen, welches das starke Vitriolöl in wässriges verwandelt, und der Kohlenstoff wird als schwarze Kohle ausgeschieden.

Der Grad der Expansion, in welchem sich die, chemisch wirkenden Körper befinden, hat einen großen Einfluß auf ihre chemischen Wirkungen, daher wird es nöthig seyn, kürzlich darüber etwas anzuführen.

Wir kennen und nehmen an vier Expansionszustände der Körper, nämlich den festen, den tropfbar flüssigen, den gasförmig flüssigen, und den ursprünglichen elastischen (licht- und wärmeförmigen).

Der feste, starre, rigide Zustand. Er findet statt, wenn die Kohärenz der gleichartigen Theile eines Körpers so stark ist, daß die bloße Schwere derselben die Form des Körpers nicht zu verändern vermag.

Der tropfbarflüssige Zustand. Die bloße Schwere ist hinreichend, den Zusammenhang der gleichartigen Theile zu verschieben; die Kohäsion aber noch stark genug, dem fallenden Körper in kleinen Massen eine runde Form zu geben (Tropfen zu bilden).

Der gasförmigflüssige Zustand. Die geringste Kraft vermag die gleichartigen Theile zu trennen. Die Körper sind ungemein elastisch. Doch ist der elastischflüssige Zustand dieser Körper kein ursprünglicher, sondern ein, durch chemische Verbindung mit wärmezeugendem Stoff (siehe unten) vermittelter.

Der ursprünglich elastischflüssige Zustand kommt nur den unwägbaren Stoffen, dem wärmezeugenden, den lichtzeugenden Stoffe, der elektrischen Materie zu.

In den meisten Fällen werden die chemischen Kräfte nur wirksam, wenn wenigstens ein Körper sich in einem flüssigen Zustande befindet, d. h. wenn er entweder durch den wärmezeugenden Stoff gerade zu in den tropfbar, oder luftförmig flüssigen Zustand versetzt, oder in einer Flüssigkeit aufgelöst worden ist.

So wirken säurezeugendes Gas und Phosphor in der Kälte nicht auf einander; sobald aber die Temperatur bis zu dem Grade erhöht wird, daß einige Phosphortheilchen verflüchtigt, und in Dunstform mit dem Sauerstoffgas in Berührung gesetzt werden, beginnt das Spiel der Verwandtschaftskräfte, im Verbrennungsprozeß erscheinend.

Trocknes Bittersalz, mit trockner Soda in Berührung gebracht, wirken nicht auf einander; die wässrigen Auflösungen beider hingegen zerlegen sich gegenseitig (siehe oben).

In einigen Fällen hat die Temperatur einen sehr wesentlichen Einfluß auf die chemischen Wirkungen. So wirken Körper in einer niedrigen Temperatur nicht auf einander, wohl aber in einer hohen; und umgekehrt.

Beispiele. Quecksilbersublimat (salzsaures Quecksilberoxyd) und rohes Spießglanz (Spießglanzmetall mit Schwefel verbunden) wirken in einer niedrigen Temperatur nicht auf einander; in der Glühhitze hingegen tauschen sie ihre Bestandtheile, und es bilden sich salzsaures Spießglanzoxyd und Schwefelquecksilber.

Gyps (schwefelsaures Kalk) und Kochsalz (salzsaures Natrum) können dagegen, ohne sich zu entmischen, gemeinschaftlich der Glühhitze ausgesetzt werden; in einer Temperatur aber unter dem Gefrierpunkt entstehen durch Umtausch der Bestandtheile salzsaures Kalk und schwefelsaures Natrum.

Oft wird durch das Hinzukommen eines dritten Körpers die Verwandtschaft zweier Körper zu einander erst angeregt, oder ihre Einwirkung auf einander wenigstens beschleunigt. Dies geschieht, wenn der dritte, hinzugekommene Stoff eine Neigung besitzt, sich mit einer Verbindung der beiden andern Stoffe zu vereinigen.

Beispiele. Schwefel hat eine große Verwandtschaft zum säurezeugenden Stoff, ist aber doch nicht im Stande, das Wasser, die Verbindung dieses Stoffes mit dem wasserzeugenden Stoff, zu zersetzen; wenigstens nicht in der mittleren Temperatur. Sobald aber zu einer Vermischung des Wassers mit feingepülvertem Schwefel, Aetzkali gesetzt wird, entzieht der Schwefel dem Wasser einen Theil säurezeugenden Stoff, und bildet damit Schwefelsäure, weil das Kali eine große Neigung besitzt, sich mit der Schwefelsäure zu verbinden. Hier wird also offenbar die Verwandtschaft des Schwefels zum säurezeugenden Stoff durch das hinzugekommene Kali gesteigert.

Eisenfeile mit Wasser übergossen, vermögen nur sehr langsam dem Wasser seinen Sauerstoff zu entziehen, und damit ein Oxyd zu bilden. Wird aber Salzsäure hinzugegossen, welche eine starke Neigung besitzt, sich mit der Verbindung des Eisens und säurezeugenden Stoffes zu vereinigen, so wird das Wasser rasch zersetzt.

Bei der Ueberblickung der, einer chemischen Einwirkung fähigen Körper sehen wir dieselben in zwei Hauptgeschlechter zerfallen; welche, obgleich in ihren Eigenschaften sich fast entgegengesetzt, und wesentlich verschieden, dennoch die stärkste Verwandtschaft gegen einander zeigen, und innige Verbindungen eingehen. Diese Verbindungen sind weder eins noch das andre, rücksichtlich der Körper, aus denen sie gebildet wurden, und werden daher im Allgemeinen neutral genannt.

Man bezeichnet das eine Geschlecht mit dem Namen der alkalischen Körper, das andre mit dem Namen der säureartigen. Die Verbindung zweier Körper aus diesen beiden Geschlechtern wird im Allgemeinen mit dem Namen Salz bezeichnet. Doch sind diese Bezeichnungen hier nur im ausgedehntesten Sinne zu verstehen.

Zu den Alkalien gehören besonders die Metalloidoxyde (Alkalien im engern Sinne des Worts), die Metalloxyde, die Pflanzenalkaloide und Erden; (welche ebenfalls Metalloidoxyde sind).

Zu den Säuren gehören sehr viele, mit Sauerstoff gesättigte Körper (die eigentlichen Säuren), einige Metalloxyde, (welche bisweilen nach Umständen bald die Rolle eines Alkali's, bald einer Säure übernehmen), das Wasser (in den sogenannten Hydraten; siehe unten), und selbst einige, nicht sauerstoffhaltige Körper, z. B. die, mit Wasserstoff chemisch verbundene Jode (acidum hydriodicum).

Die Salze im engern Sinne des Wortes sind in der

Regel neutrale, eigenthümliche, in vielen Fällen einer Krystallisation (der freiwilligen Annahme bestimmter Formen) fähige, in Wasser lösliche Körper. Doch müssen wir viele Substanzen zu den Salzen rechnen, welchen einige oder die meisten dieser Eigenschaften fehlen.

Nach dieser Uebersicht ist es nöthig, das Wichtigste von einigen, am Häufigsten vorkommenden, chemischen Prozessen anzuführen.

Sättigung und Neutralisation. Mit diesem Worte bezeichnen wir die Verbindung eines alkalischen mit einem säureartigen Körper in einem gewissen Verhältniß.

Bildet diese Vereinigung zwar einen neuen, selbstständigen, und ohne chemische Einwirkung nicht trennbaren Körper, ohne daß er jedoch in seinen Eigenschaften gänzlich von den Bestandtheilen, aus welchen er gebildet ward, verschieden ist, so heißt sie schlechtweg Sättigung.

Beispiele. Die Schwefelsäure kann mit dem Kali ein Salz bilden (saures, schwefelsaures Kali), welches durchaus sauer reagirt, aber dennoch einen selbstständigen, ohne chemische Einwirkung nicht trennbaren, sogar eine eigenthümliche Krystallform annehmenden Körper darstellt.

Das Natrum bildet mit der Boraxsäure ein selbstständiges Salz (den Borax), welches wie ein Alkali reagirt.

Ist die Vereinigung aber der Art, daß die Eigenschaften der sie bildenden Bestandtheile gänzlich aufgehoben werden, so heißt sie Neutralisation.

Beispiele. Salzsäure, mit Natrum in einem gewissen Verhältniß verbunden, stellt einen selbstständigen Körper dar, welcher weder die Eigenschaften einer Säure, noch eines Alkali's besitzt.

Ausscheidung. Sie erfolgt auf verschiedene Weise, und zwar bald dadurch, daß einzelne Bestandtheile eines Körpers flüchtiger sind, und dann durch freien, wärmezeugenden Stoff aus ihrer Verbindung getrennt werden können (durch Verflüchtigung, Abdunstung, Destillation, Sublimation), oder schmelzbarer, wo sie ebenfalls der freie Wärmestoff in den flüssigen Zustand versetzt und ausscheidet (durch Ausschmelzung, Saigerung). Ferner sind sie wiederum auflöslicher in den verschiedenen Flüssigkeiten, als: Wasser, Weingeist, Aether, Oel u. d. m., und werden durch Behandlung mit dergl. Flüssigkeiten ausgezogen (Extraktion, wässrige, geistige, ätherische, Tinkturbereitung, Aufguß, Abkochung).

Die Ausscheidung durch die Einwirkung andrer, chemisch und durch Affinität wirkender Körper (durch die einfache und doppelte Wahlverwandtschaft) geschieht entweder dadurch, daß der ausgeschiedene Körper flüchtig ist, oder durch Wärme verflüchtigt werden kann, und in einer schicklichen Vorrichtung aufgefangen wird, z. B. Gasbereitung, Ausscheidung der Kohlenstoffsäure aus dem Marmor durch hinzugesetzte Schwefelsäure, Ausscheidung der Salzsäure durch Destillation einer Mischung aus Schwefelsäure und Kochsalz; oder dadurch, daß er in einer Flüssigkeit aufgelöst bleibt, oder endlich durch Niederschlagung, Präzipitation, wenn er als unauflöslicher Körper in einer Flüssigkeit zu Boden fällt.

Von der Oxydation. So nennt man überhaupt die Verbindung oxydirbarer Körper mit dem säurezeugenden Stoff. Dieser Prozeß spielt in der Chemie eine höchst wichtige Rolle, und verdient daher wohl eine etwas ausführliche Beschreibung. Er geschieht auf mannigfaltige Weise, und man kann hauptsächlich folgende Arten unterscheiden:

a) Verrostung. Verbindung der Metalle mit Sauerstoff durch die Einwirkung der atmosphärischen Luft und des Wassers; wobei letzteres seinen Sauerstoff langsam an das Metall abgiebt, und also zersetzt wird.

Die langsame Oxydation (z. B. das Zerfließen des Phosphors) an der Luft, ist ebenfalls eine Art Verrostung.

b) Verkalkung. Mit diesem Worte bezeichnet man die Verbindung der Metalle mit säurezeugendem Stoff durch Einwirkung der atmosphärischen Luft bei einer sehr hohen Temperatur.

Beispiele. Wenn Blei im offenen Tiegel geschmolzen und andauernd in Fluß erhalten wird, so verwandelt es sich bei gehöriger Erneuerung seiner Oberfläche bald gänzlich in ein graues Oxydul, welches, wegen des Zuwachses an säurezeugendem Stoff aus der atmosphärischen Luft, mehr wiegt, als das angewendete Blei.

c) Verbrennung. Hastige Verbindung oxydirbarer Körper mit säurezeugendem Stoff unter Entwickelung (sinnlich wahrnehmbarer) von Licht und Wärme. Sie beruht, wie dies auch genau genommen bei jeder Oxydation der Fall ist, stets auf einer doppelten Wahlverwandtschaft. Denn indem der verbrennliche Körper aus einer Grundlage und lichtzeugendem Stoff (siehe unten), das säurezeugende Gas aber aus säurezeugendem Stoff und (gebundenem) wärmezeugendem Stoff besteht, treten vier Substanzen in Wechselwirkung.

Beispiel.. Die Verbrennung des Phosphors in säurezeugendem Gas. Der Phosphorstoff tritt mit dem säurezeugenden Stoff in eine Verbindung, welche als Phosphorsäure erscheint. Der früher im säurezeugenden Gas gebunden enthaltene, und nun frei gewordene, wärmezeugende Stoff entweicht theils als freie Wärme, theils verbindet er sich mit dem, im Phosphor enthalten gewesenen, lichtzeugenden Stoff zu strahlendem Licht.

d) Oxydation durch Säuren. Die meisten Säuren setzen, vermöge ihres reichlichen Gehalts an Sauerstoff, denselben gern an oxydirbare Körper ab, und werden dabei zum Theil zerlegt; d. h. in den Zustand einer unvollkommnen Säure oder eines Oxyds zurückgeführt. Diese Einwirkung der Säuren auf oxydirbare Körper findet besonders statt, wenn der Rest unzersetzter Säure eine Neigung besitzt, sich mit dem, aus dem verbrennlichen Körper erzeugten Oxyd zu verbinden.

Beispiele. Silber, mit Salpetersäure in Berührung gebracht, entzieht einem Theil dieser Säure einen Antheil säurezeugenden Stoff, wird dadurch in ein Oxyd verwandelt, und löst sich nun in der unzersetzten Säure auf, damit ein Metallsalz (Höllenstein) bildend.

Säuren, deren Grundlagen den säurezeugenden Stoff weniger fest gebunden enthalten, wie z. B. die Salpetersäure und oxydirte Salzsäure, setzen denselben unter der Erscheinung von Verpuffung, Detonation, auch dann noch an verbrennliche Körper ab, wenn sie, mit Alkalien oder Metalloxyden zu Salzen verbunden, mit verbrennlichen Körpern trocken erhitzt werden.

Beispiele. Salpetersaures Kali, mit Schwefel trocken zusammengerieben, und nur an einem einzelnen Punkte durch eine glühende Kohle erhitzt, setzt den säurezeugenden Stoff seiner Säure unter hastiger Licht- und Wärmeentwickelung an den Schwefel ab, und verwandelt denselben in Schwefelsäure.

Oxydirtsalzsaures Kali thut dasselbe schon, wenn es nur mit dem Schwefel stark gerieben oder geschlagen wird.

Säuren, welche den säurezeugenden Stoff fester halten, oder bisher noch gar nicht in eine Grundlage und Sauerstoff zerlegt worden sind, z. B. die Salz- und Flußsäure, veranlassen, wenn sie mit Körpern in Berührung kommen, zu deren Oxyden sie eine starke Verwandtschaft haben, daß jene Körper, bei vorhandenem Wasser, dieses zersetzen, und sich auf dessen Kosten oxydiren.

Von den einfachen, unwägbaren Stoffen.

(Imponderabilien.)

Die sogenannten Imponderabilien sind im reinen Zustande nicht darzustellen, und überhaupt nur als hypothetisch angenommene Stoffe zu betrachten. Jedoch werden durch ihre Annahme manche, sonst unerklärbare Erscheinungen genügend erklärt, weshalb ich hier dieselben als erwiesen existirend anführe.

I. Der lichtzeugende Stoff, Lichtstoff (photogenium, materies lucis).

Der lichtzeugende Stoff, mit wärmezeugendem Stoff (siehe unten) verbunden, erscheint dem Auge als strahlendes Licht.

Außerdem ist er in allen verbrennlichen (oxydirbaren) Stoffen und Körpern enthalten, und wird beim Verbrennen derselben ausgeschieden, indem er sich mit wärmezeugendem Stoff verbindet, und so die Lichtentwickelung, welche den Verbrennungsprozeß zu begleiten pflegt, begründet.

Physikalische Eigenschaften.

Das strahlende Licht, welches die Sonne, die Fixsterne, wie auch brennende und starkerhitzte (glühende) Körper ausströmen; welches, von erleuchteten Körpern zurückgestrahlt, und von der Netzhaut des Auges aufgefaßt, die Sichtbarkeit der Gegenstände vermittelt, bewegt sich in geraden Linien, wird von glatten (spiegelnden) Flächen unter dem Einfallswinkel zurückgeworfen, und von weniger ebenen oder dunkelgefärbten zum Theil eingesogen. Es vermag einige Körper fast gänzlich zu durchdringen; (durchsichtige) andre nur unvollkommen (durchscheinende), und wiederum andre versagen ihm gänzlich den Durchgang (undurchsichtige). Es wird ferner beim Eintritt aus dünneren in dichtere, und umgekehrt aus dichteren in dünnere Medien gebrochen.

Einige Körper saugen es unzersetzt ein, und strömen es im Dunkeln wieder aus, z. B. der bononische Leuchtstein.

Durch das Prisma läßt es sich in sieben Farben, oder in sieben, verschiedengefärbte Strahlenbündel zerspalten. Die dunkel-, z. B. schwarzgefärbten Körper, welche das Licht einsaugen, zersetzen es zugleich, d. h. sie absorbiren den lichtzeugenden Stoff, und machen den wärmezeugenden Stoff frei. Dies thun überhaupt, jedoch mehr oder weniger, alle Körper, welche dem strahlenden Licht ausgesetzt sind; am wenigsten die hellfarbigen und weißen.

Beispiele. Dunkle und schwarze Kleider sind wärmer, als hellgefärbte. Wenn ein weißer und ein schwarzer Tuchflecken im Winter auf einer Schneefläche den Sonnenstrahlen ausgesetzt werden, so schmilzt der Schnee unter dem schwarzen Tuchflecken, während dies unterhalb des weißen nicht geschieht. Eine schwarzgefärbte Thermometerkugel bewirkt, daß das Quecksilber im Sonnenschein höher steigt, als in einem Thermometer, dessen Kugel nicht gefärbt ist.

Die Sonnenstrahlen wärmen also nur, wenn sie zersetzt werden; daher nicht auf der Höhe beträchtlicher Berge, weil die dünnere Luft, und der Mangel dunkler Gegenstände sie weniger zersetzen.

Auf die Zersetzung der Lichtstrahlen, welche ferner auch bei ihrem Durchgange durch dichtere Körper und Medien statt findet, gründet sich die Wärmeerzeugung durch Glasfenster und Doppelfenster.

Chemische Eigenschaften.

Indem das strahlende Licht von den Körpern zersetzt wird, wirkt es auch chemisch, besonders desoxydirend, dadurch, daß der lichtzeugende Stoff (in dieser Beziehung das Phlogiston der ältern Chemiker) den säurezeugenden Stoff aus seinen Verbindungen verdrängt.

Beispiele. Silberoxyd, Quecksilberoxyd, selbst, unter gewissen Umständen, das Eisenoxyd (in der salzsauren Aetherauflösung) werden, den Sonnenstrahlen ausgesetzt, entweder gänzlich in den metallischen Zustand zurückgebracht, oder wenigstens eines Theils ihres säurezeugenden Stoffes beraubt, und in Oxydule umgewandelt.

Auf die chemische Einwirkung des Lichtes gründet sich seine farbenzerstörende, bleichende Kraft.

Das Licht wirkt belebend auf Pflanze und Thier. Sie verkümmern ohne seinen Einfluß (mit wenigen Ausnahmen einiger Höhlenpflanzen, Byssusarten, und unter den Thieren des Proteus).

II. Wärmezeugender Stoff, Wärmestoff (thermogenium, caloricum).

Der wärmezeugende Stoff ist im ruhenden und im gebundenen Zustande den Sinnen nicht wahrnehmbar; in Bewegung gesetzt, affizirt er das allgemeine Gefühl als Hitze, Wärme, Kälte.

Physikalische Eigenschaften.

Der gebundene (latente) wärmezeugende Stoff affizirt weder das Gefühl, noch das Thermometer. Er bestimmt den Aggregatzustand (Expansionsgrad) der Körper, welche ihn gebunden enthalten. So erscheint Wasser, wenn es nur eine geringe Menge gebundenen Wärmestoffs enthält, in einem starren Zustande, als Eis. Mit mehr wärmezeugende Stoff innig verbunden, nimmt es eine tropfbarflüssige Form an, und eine noch größere Menge desselben versetzt es in den dampfförmigen Zustand.

Als bloß adhärirend oder innewohnend ist der ruhende wärmezeugende Stoff zu betrachten, wie er sich, ohne eine innige Verbindung mit ihnen eingegangen zu seyn, in den Körpern befindet, nachdem er sich ins Gleichgewicht gesetzt hat. Er verändert die Form der Körper eigentlich nicht, sondern dehnt sie nur, mit Beibehaltung ihres Aggregatzustandes, rücksichtlich ihres Volumens, mehr oder weniger aus.

Er kann durch das Thermometer gemessen werden; das Gefühl affizirt er aber eigentlich nicht, wenigstens nur dann, wenn er durch eine Verschiedenheit in der Temperatur des fühlenden Theils in Bewegung gesetzt wird. Es habe z. B. ein Körper den Wärmegrad von 24° Reaumur. Hat die, ihn befühlende Hand denselben Grad der Wärme, so wird sie weder Wärme noch Kälte empfinden. Ist sie kälter, so wird ein Ausströmen des Wärmestoffs in dieselbe statt finden, und das Gefühl von Wärme entstehen. Ist die Hand hingegen wärmer, z. B. 30° R., so wird aus ihr der Wärmestoff in den berührten Körper überströmen, und ein Gefühl von Kälte statt finden. Daraus ergiebt sich nun, daß es eigentlich der in Bewegung gesetzte, freie Wärmestoff ist, dessen Aus- oder Einströmen das Gefühl affizirt.

Nicht alle Körper sind im Stande, gleichviel des freien Wärmestoffs in sich aufzunehmen; d. h. sie haben eine verschiedene Kapazität für die Wärme. Die Quantität des in einem Körper enthaltenen Wärmestoffs kann aber nicht durch das Thermometer gemessen werden, sondern dies kann nur durch ein, von Lavoisier am zweckmäßigsten angegebenes Instrument, Kalorimeter oder Thermimeter genannt, geschehen. Die Einrichtung dieses Instruments ist folgende: Eine Schnee- oder Eishülle umgiebt den, auf Wärmegehalt zu prüfenden Körper, und wird selbst, damit sie nicht durch äußerliche Wärme schmelze, von einer zweiten Eishülle umgeben. Die größere oder geringere Menge Eises, welches der zu prüfende Körper zu schmelzen vermag, bestimmt seinen Gehalt an Wärme.

Freier Wärmestoff in strömender Bewegung, mit der Tendenz, sich überall gleichförmig zu verbreiten, affizirt das Thermometer und das Gefühl, bewegt sich, wie das Licht, in geraden Linien, ist gleichen Refraktionsgesetzten unterworfen, durchströmt einige Körper schwer, andre leicht (gute und schlechte Wärmeleiter). Er dehnt die Körper aus, verändert ihren Aggregatzustand, schmilzt, verflüchtigt, zersetzt sie, erweckt, bei vorhandenem säurezeugenden Stoff, den Oxydationsprozeß, veranlaßt bei feuerfesten Körpern ein durchgängiges Leuchten (Glühen); und spielt deshalb bei chemischen Arbeiten eine wichtige Rolle.

Diese angeführten, verschiedenen Zustände des wärmezeugenden Stoffes erfolgen nach bestimmten Gesetzen, welche sich freilich aus dem Obigen von selbst ergeben.

1. Wenn ein Körper aus einem geringern Grad der Expansion in einen größern übergeht, wird den Umgebungen Wärmestoff entzogen;

es entsteht Kälte. Denn da der höhere Grad der Expansion nur durch eine größere Menge gebundenen wärmezeugenden Stoffes hervorgebracht werden kann, so wird die freie Wärme der Umgebungen dazu verwendet, und entgeht nun gebunden der sinnlichen Wahrnehmung.

Daher entsteht Kälte, wenn feste Körper flüssig und luftförmig, oder flüssige Körper luftförmig werden.

Beispiele. Wenn in eine zinnerne Schüssel mit Eis eine zweite, welche Wasser enthält, gesetzt, und ein Schmelzen des Eises in der untern Schüssel durch gelindes Erwärmen vermittelst eines Kohlenbeckens bewirkt wird; so gefriert das Wasser in der obern Schüssel.

Das Wasser in der obern Schüssel giebt seinen Wärmestoff zum Schmelzen des Eises her.

Verdunstung des Weingeistes, Aethers und anderer verdunstbarer Flüssigkeiten erzeugt Kälte, weil diese Flüssigkeiten in den dunstförmigen Zustand übergehen.

Die Auflösung vieler Salze erzeugt Kälte, weil sie dabei aus dem festen in einen flüssigen Zustand versetzt werden.

2. Wenn ein Körper aus einem höhern Grad der Expansion in einen geringern zurück tritt, wird wärmezeugender Stoff frei, es erzeugt sich Wärme. Denn derjenige Antheil gebundenen Wärmestoffs, welcher den expandirten Zustand des Körpers vermittelte, vertheilt sich nun, entbunden, als freie, strömende Wärme auf die Umgebungen.

Daher erzeugt sich Wärme, wenn gas- oder dunstförmige Körper in den flüssigen oder festen, und wenn flüssige Körper in den festen Zustand übergehen.

Beispiele. Bei jeder Verbrennung tritt der säurezeugende Stoff, seine Gasform verlassend, an eine oxydirbare Grundlage, und der wärmezeugende Stoff, welcher ihm früher die Gasform mittheilte, und deshalb mit ihm

innig

innig *verbunden* und *latent* war, entweicht als freie Wärme, Hitze.

Die meisten Salze haben die Eigenschaft, mit einer gewissen Menge Wasser (Krystallwasser) eine feste Verbindung einzugehen. Dabei geht das Wasser in einen starren, festen Zustand über; und deshalb erzeugen Salze, denen man das Krystallwasser durch Erhitzung entzogen hat, bei der Berührung mit Wasser stets *Wärme*. Am auffallendsten findet dies beim Kalk statt (Kalklöschen), wo die Wärmeentwickelung bei der Berührung mit Wasser bis zur Glühhitze steigen kann.

Selbst wenn Körper nur ihr Volumen *vermindern*, wird Wärme frei. So erhitzt sich starke Schwefelsäure mit Wasser vermischt, weil das Volumen beider Flüssigkeiten nach der *Mischung* geringer ist, als vor derselben.

Der freie Wärmestoff wirkt auf den thierischen und Pflanzenorganismus, bei mittlerem Grade, belebend, weckt Keime und Saamen, reitzt zur Befruchtung und Begattung, dehnt auch die belebten Körper aus, ihren Lebensturgor vermehrend. Mangel und Uebermaaß desselben wirken beide nachtheilig; ersterer, indem er Lähmung herbeiführt, letzterer durch Ueberreitzung, im höheren Grade durch Entmischung und Zerstörung der Organisation. Hohe Wärme und Kälte schaden in entzündlichen Krankheiten, Kälte, andauernde, beweist sich heilsam im kontagiösen Thyphus, vorübergehende, plötzlich einwirkende Kälte wirkt beruhigend und belebend auf das Nervensystem.

Die Wärme ist als Heilmittel besonders in Wasserbädern anwendbar. Man unterscheidet:

Kalte Bäder	bis	8°	Reaumur.
Kühle —	bis	17°	—
Laue —	bis	24°	—
Heiße —	bis	30°	—

Auch wird die Wärme als Heilmittel in Form von Dämpfen (russisches Bad, Dampfbad) und Bähungen angewendet. Hitze, als Reitzmittel, oder um Theile zu zerstören oder in Eiterung zu setzen, wird vermittelst der Dämpfe siedenden Wassers, oder des Glüheisens angewendet. (Dzondi's Dampfmaschine.)

Kälte wird hervorgebracht durch Eisumschläge oder kalte Uebergießungen, deren Temperatur bis mehrere Grade unter den Gefrierpunkt erniedrigt werden kann. Künstliche Kälte erregt man durch Auflösung des Salpeters, Salmiaks, Kochsalzes in Wasser. Zu kalten Umschlägen streut man ein Gemisch aus einem Theil Salmiak und acht Theilen Kochsalz zwischen, in kaltes Wasser getauchte und gelind ausgedrückte leinene Tücher, Servietten, und legt diese dann, mehrfach zusammengefalten, über.

Auch bedient man sich zu dergleichen Umschlägen des zerstoßenen Eises oder Schnee's, in eine Rinderblase gefüllt.

Einfache, wägbare Stoffe.

I. Säurezeugender Stoff, Sauerstoff (oxygenium).

Der säurezeugende Stoff ist im reinen Zustande nicht darstellbar. Mit wärmezeugendem Stoff verbunden erscheint er als säurezeugendes Gas. Mit brennbaren Körpern geht er vielfache Verbindungen ein, deren mehrere als Säuren erscheinen. Er ist bei jeder Verbrennung und Oxydation wirksam, und spielt daher in der Chemie eine wichtige Rolle.

Das säurezeugende Gas, Sauerstoffgas, die Lebensluft, dephlogistizirte Luft (gas oxygenii, aër vitalis, aër dephlogisticatus) ist geschmack-, geruch- und farbenlos, läßt sich einigermaßen mit Wasser verbinden. Es ist schwerer, als die atmosphärische Luft. Brennbare Stoffe, entzündet, verbrennen darin schneller, und mit hellerem Glanze, als in der atmosphärischen Luft. Wasserstoffgas, Ammoniumdunst, Weingeist- oder Aetherdunst, in einem richtigen Verhältniß damit gemischt, verbrennen, durch eine genäherte Flamme oder durch den elektrischen Funken entzündet, mit einer heftigen Explosion. (Knallluft.)

Die Verbrennung irgend eines verbrennbaren Körpers in Sauerstoffgas dient am zweckmäßigsten zur Erklärung des Verbrennungsprozesses überhaupt.

Man entzünde z. B. ein Stückchen abgewogenen Phosphors in einer, unter einer Glasglocke gesperrten ebenfalls abgewogenen Menge reinen, trocknen Sauerstoffgases. Nach der Verbrennung wird der, in Phosphorsäure umgewandelte Phosphor gerade so viel an Gewicht zugenommen haben, als Sauerstoffgas konsumirt worden ist.

Das Sauerstoffgas beträgt ungefähr den vierten Theil des Gemisches der atmosphärischen Luft. Um den Sauerstoffgasgehalt zu messen, oder die Güte der atmosphärischen Luft zu bestimmen, bedient man sich eines Instruments, Eudiometer, Luftgütemesser genannt.

Die Einrichtung dieses Instruments, obgleich von verschiedenen Naturforschern verschieden angegeben, besteht doch wesentlich darin, daß eine dem Volumen nach bestimmte Menge der zu prüfenden Luft entweder mit brennbaren Körpern, z. B. Phosphor, in Berührung gesetzt, und letztere entzündet werden, oder daß dieselbe Luft über Schwefelleber gesperrt, oder mit einem, ebenfalls abgemessenen Volumen Salpetergas (siehe unten) gemischt wird. Das Volumen der, nach diesen Versuchen übrig gebliebenen Luft, abgezogen von dem Volumen derselben vor der Prüfung, giebt den Gehalt an Sauerstoffgas.

Darstellung.

Man stellt das Sauerstoffgas auf verschiedene Weise dar.

1) Aus rothem Quecksilberoxyd, welches, in einer Retorte erhitzt, ein sehr reines Sauerstoffgas aushaucht. Dieses wird durch eine pneumatische Vorrichtung aufgefangen. Der freie Wärmestoff hat nämlich eine größere Verwandtschaft zum Sauerstoff, als das Quecksilber, vermag daher den Sauerstoff vom Quecksilber zu trennen, und ihn in Gasform zu versetzen. Das Quecksilber kehrt in den metallischen Zustand zurück.

2) Aus Salpeter (salpetersaurem Kali), ebenfalls durch Glühen desselben. Dabei wird die Salpetersäure zersetzt, und es entweicht zuletzt Salpetergas.

3) Aus schwarzem Braunsteinoxyd, auf gleiche Weise. Die Entbindung des Gases aus diesem Oxyde wird durch einen Zusatz starker Schwefelsäure befördert. Das schwarze Braunsteinoxyd enthält nämlich den säurezeugenden Stoff im Ueberfluß, und ist nur nach Entfernung dieses Ueberflusses in Säuren auflöslich. Daher trägt die Gegenwart der Schwefelsäure zur Entfernung und Entweichung dieses Ueberflusses bei.

Arzneygebrauch.

Das säurezeugende Gas ist im hohen Grade respirabel; Thiere leben in einem gewissen Volumen desselben sechsmal länger, als in einem gleichen Volumen atmosphärischer Luft. Allein es verzehrt auch die Lebenskraft schneller, wirkt als ein übermäßig-kräftiges Inzitament auf die Lungen, disponirt zu Pneumonieen und Bluthusten.

Man hat es in einigen Krankheiten, besonders der Respirationsorgane angewendet. Zu dem Ende werden Flaschen damit angefüllt, in der Nähe des Kranken ausgegossen, welches, wegen der grösseren Schwere dieser Gasart wohl geschehen kann. Auch läßt man es aus, damit gefüllten Blasen einathmen, oder bringt auch außerhalb des Krankenzimmers eine oder mehrere, mit Braunsteinoxyd erfüllte Retorten an, welche erhitzt werden, und durch Röhren das Gas in das Zimmer hauchen. Bei Asphyktischen drückt man es aus Blasen, oder durch eigends dazu eingerichtete Blasebälge, in die Lungen; wobei man aber eine elastische Röhre durch die Stimmritze in die Luftröhre einbringen muß, weil sonst das Gas, statt die Lungen auszudehnen, in den Magen gelangt, und der Zweck gänzlich verfehlt wird.

II. Wasserzeugender Stoff (hydrogenium).

Auch der wasserzeugende Stoff kann im reinen Zustande nicht dargestellt werden. Mit wärmezeugendem Stoff und lichtzeugendem Stoff (als brennbarer Stoff) verbunden, erscheint er als wasserzeugendes Gas. Mit säurezeugendem Stoff bildet er das Wasser.

Wenn man eine feuerfeste Röhre mit Eisendrath, oder mit eisernen Nägeln anfüllt, sie bis zum Glühen erhitzt, und Wasserdämpfe hindurch streichen läßt, so entweicht am entgegengesetzten Ende der Röhre eine eigenthümliche Gasart (wasserzeugendes Gas) und das Eisen wird in Rost (Oxyd) umgewandelt. In der Glühhitze hat nämlich das Eisen eine mächtigere Verwandtschaft zum Sauerstoff, als der Wasserstoff, daher verbindet sich das Eisen mit dem Sauerstoff zu Eisenoxyd, und der andre Bestandtheil des Wassers, der wasserzeugende Stoff, erscheint, mit freiem Wärmestoff verbunden, als Wasserstoffgas.

Wenn man dagegen zwei Theile Sauerstoffgas mit einem Theil Wasserstoffgas mischt, und das Gemisch entzündet, so erfolgt eine heftige Verbrennung (Detonation) mit starkem Knall und bedeutender Wärme- und Lichtentwickelung, und es bildet sich — Wasser.

Mit Stickstoff bildet der wasserzeugende Stoff das Ammonium. (Siehe unten.) Er ist ferner ein Hauptbestandtheil vieler vegetabilischer und thierischer Theile.

Das wasserzeugende Gas, Wasserstoffgas (gas hydrogenii), brennbare Luft (aër inflammabilis), bedeutend leichter, als die atmosphärische Luft, weshalb es zur Füllung der Aërostaten angewendet wird, ist nicht respirabel, nur im geringen Grade mit Wasser verbindbar, leicht entzündlich brennbar. Mit 1½ Theilen Sauerstoffgas oder 4 Theilen atmosphärischer Luft bildet es die sogenannte Knallluft (siehe oben), in neuern Zeiten zur Hervorbringung einer ungemein starken Hitze (Knallgebläse) benutzt.

Das Wasserstoffgas vermag, mancherlei Substanzen aufzulösen, z. B. Kohlenstoff, Schwefel, Phosphor, einige Metalle, z. B. Arsenik.

Das Kohlenwasserstoffgas, etwas schwerer als das reine, erzeugt sich bei der trocknen Destillation vegetabilischer und thierischer Stoffe, und wird, seiner leichten Darstellbarkeit wegen, zur Beleuchtung benutzt. (Gasbeleuchtung.)

Das Schwefelwasserstoffgas, stark, wie faulende Eyer riechend, verhält sich in mancher Hinsicht wie eine Säure. (Hydrothionsäure. Siehe unten.)

Das Phosphorwasserstoffgas riecht wie faulende Fische, und entzündet sich von selbst, sobald es mit der atmosphärischen Luft in Berührung kommt. Man hat es wegen dieser seiner Eigenschaft für die Ursache der Irrlichter angesehen; ohne jedoch diese angenehme Erscheinung genügend daraus erklären zu können.

Das Arsenikwasserstoffgas hat einen, über alle

Beschreibung unangenehmen Geruch, verbreitet beim Verbrennen Knoblauchsdämpfe, und wirkt, eingeathmet, höchst giftig. Die Fähigkeit des Wasserstoffgases, Arsenik aufzulösen, soll die Ursache seyn, vermöge welcher der im Magen enthaltene Arsenik bei länger begraben gewesenen Leichen Vergifteter gänzlich verschwindet.

Darstellung des Wasserstoffgases. Die eine Art derselben durch Zersetzung des Wasserdunstes habe ich bereits oben angegeben. Wohlfeiler und einfacher gewinnt man dieses Gas durch Auflösung des Eisens oder Zinks in wässriger Schwefel- oder Salzsäure, wobei ebenfalls der säurezeugende Stoff des Wassers zur Oxydation des Eisens verwendet, und der Wasserstoff in Gasgestalt entbunden wird.

Vom Wasser.

Das Wasser, eigentlich ein Oxyd des wasserzeugenden Stoffes, ist eine sehr verbreitete Substanz, von beträchtlicher Schwere, im tropfbarflüssigen Zustande einer sehr geringen Kompression fähig, und ein Auflösungsmittel für sehr viele andre Substanzen. Es ist in mannigfaltigen Verhältnissen mit dem wärmezeugenden Stoffe verbindbar, und erscheint daher in verschiedenen Expansionszuständen als fester, einer Krystallisation fähiger Körper (Eis), als tropfbarflüssiges Wasser, und als ein ungemein elastischer Dunst.

Es geht auch mit einigen Körpern eine innige chemische Verbindung ein, nämlich mit den Alkalien, Metalloxyden und Salzen. Eine, weniger innige ist die Verbindung des Wassers mit den Salzen als Krystallwasser, wobei es in einen festen Zustand versetzt wird. Diese Verbindung läßt sich schon durch Wärme trennen.

In der andern Verbindung mit Alkalien und Metalloxyden erscheint das Wasser als Gegensatz, in der Rolle einer Säure, und diese Verbindungen, Hydrate genannt, sind oft höchst schwer zu trennen. Ein solches Hydrat ist das gewöhnliche Aetzkali und Aetznatrum.

Unter den metallischen Hydraten ist das des Kupferoxyds unter dem Namen Bergblau bekannt. Auch ist das sogenannte cuprum ammoniacale eine Verbindung des Kupferoxydhydrats mit Ammonium.

Das Wasser ist, wie ich bereits angeführt, ein Auflösungsmittel für viele andre Substanzen, namentlich für Salze, Kalien, Säuren, Gummi, Zucker, Extraktivstoff, Weingeist, Aether und aetherische Oele.

In offnen Gefäßen siedet es bei 80° Reaumur, und nimmt unter diesen Umständen auf keine Weise einen höhern Wärmegrad an. Es verflüchtigt sich in Dämpfen, welche, abgekühlt, wieder zu Wasser zusammenrinnen.

Die atmosphärische Luft vermag, vielleicht mit Hülfe der Elektrizität, das Wasser vollkommen aufzulösen, und wird dadurch selbst schwerer, weshalb bei völliger Klarheit der Luft, d. h. bei einer vollkommnen Auflösung des Wassers in derselben, das Barometer steigt. Sobald sich aber dieses aufgelöste Wasser niederzuschlagen beginnt, zu Wolken und Regen zusammenrinnend, wird die Luft leichter, und das Barometer sinkt.

Das Wasser ist ein wichtiges Erhaltungsmittel für Pflanze und Thier. Als Getränk muß es hell, farbenlos, und völlig geruch- und geschmacklos seyn, jedoch etwas Kohlenstoffsäure enthalten; muß Seifen und Salze schnell auflösen, und nur sehr wenig durch hineingetröpfelte, salpetersaure Silberauflösung getrübt werden.

Unreines Wasser wird gereinigt, indem man es über Kohlen abdestillirt, oder durch Kohlenpulver filtrirt. Auch giebt es zu diesem Behufe einen lockern Sandstein, dessen man sich besonders in Frankreich bedient. Nach Stipriaan Luiscius Beobachtung soll faules Trinkwasser sehr bald durch das Hinzutröpfeln einer geringen Menge des vollkommen oxydirten, schwefelsauren Eisens verbessert werden.

Als Heilmittel behauptet das Wasser, unter entsprechenden Umständen, einen vorzüglichen Rang. Dies gilt noch mehr von den, mit mannigfaltigen salzigen, metallischen und andern mineralischen Theilen geschwängerten Wassern. Auch dient das Wasser äußerlich als warmes und kaltes Bad, als Gießbad, Sturzbad, Dusche, Tropfbad und Wellenbad (Seebad, bei welchem der Wellenschlag eine besondere Berücksichtigung verdient).

III. Der Stickstoff, Thierstoff, salpeterzeugender Stoff (zoogenium, azote, nitrogenium)

ist ein Hauptbestandtheil, mit Ausnahme des Fettes, thierischer Theile und Produkte, und kann nicht rein dargestellt werden. In Verbindung mit Sauerstoff bildet er Salpetersäure, mit Wasserstoff das Ammonium. Die innige Verbindung des wärmezeugenden Stoffes mit denselben, stellt das

Stickstoffgas dar (gas zoogenii, gas azoticum, aër phlogisticatus). Es ist etwas leichter als die atmosphärische Luft, ohne Farbe, Geruch und Geschmack, unterhält zwar, eingeathmet, das Leben nicht, wirkt aber auch nicht spezifisch nachtheilig auf die Lungen. Daher ersticken Thiere nicht allzuschnell in demselben, und sind leichter wieder ins Leben zurückzubringen.

Dieses Gas löst den Phosphor auf, auch einigermaßen den Kohlenstoff, vermag nicht, das Verbrennen zu unterhalten, ist nicht entzündbar, kann sich aber dennoch mit dem Sauerstoff in verschiedenen Verhältnissen verbinden, und zuletzt damit Salpetersäure darstellen. Dies geschieht besonders alsdann, wenn eine Substanz vorhanden ist, welche eine Neigung besitzt, sich mit dem Produkt dieser Verbindung, der Salpetersäure, zu vereinigen, z. B. ein Kali. So bildet sich deutlich Salpeter, wenn man durch, über Aetzkalilauge gesperrte atmosphärische Luft, welche ein Gemisch aus ungefähr einem Theile säurezeugenden Gases und drei Theilen Stickstoffgases ist, wiederholt elektrische Funken schlagen läßt.

Darstellung des Stickstoffgases. Man gewinnt es ziemlich rein, indem man Phosphor in gesperrter atmosphärischer Luft verbrennen läßt, bis zur Verzehrung alles darin enthaltenen, säurezeugenden Gases, und das zurückbleibende Stickstoffgas nachher mit Kalkwasser schüttelt, zur Entfernung der, etwa noch darin enthaltenen Kohlenstoffsäure.

Noch reiner kann man es durch Kochen verdünnter Salpetersäure mit frischer Blut- oder Fleischfaser darstellen. Die Salpetersäure wird dabei durch den Faserstoff ihres säurezeugenden Stoffes beraubt.

Gegen üble Wirkungen des Stickstoffgases dient besonders das Einathmen einer, an Sauerstoffgas reichen und reinen Luft. In engen Räumen, oder auch in größeren, wo viele Menschen athmen und Kerzen brennen, besteht die Luft größtentheils aus Stickstoffgas. Daher ist an solchen Orten eine Lufterneuerung nöthig, welche auf verschiedene Weise veranstaltet werden kann. Man hat verschiedene Vorrichtungen zu diesem Behufe ausgedacht (Ventilatoren), welche aber, mit Ausnahme der sogenannten Züge, d. h. kleiner Oeffnungen im obern und untern Theil der Zimmer, und gut ziehender, von innen geheizter Oefen, alle mehr oder minder mangelhaft sind.

IV. Kohlenstoff, Pflanzenstoff (phytogenium, carbonicum).

Mit lichtzeugendem Stoff verbunden, im reinsten Zustande aller Vermuthung nach im Diamant erscheinend. Der Diamant nämlich verschwindet in starker Hitze beim Zutritt des Sauerstoffgases unter Lichtentwickelung, und mit Erzeugung einer beträchtlichen Menge kohlenstoffsauren Gases.

In Verbindung mit einer geringen Menge säurezeugenden Stoffs stellt der Kohlenstoff die schwarze Kohle dar. Er ist aber noch in andern Verhältnissen mit dem Sauerstoff verbindbar, und bildet zuletzt damit die Kohlenstoffsäure.

Die Kohle, ein Produkt des Ausglühens thierischer oder vegetabilischer Substanzen bei Verhinderung des Zutrittes der Luft, eine glänzende, dunkelschwarze, leichte Masse, welche meistens noch das Gefüge der Theile besitzt, aus denen sie bereitet ward, ein schlechter Wärmeleiter, ist im stärksten Feuer, wenn die Luft abgehalten wird, unveränderlich, widersteht überhaupt der Verderbniß, und verzögert sie auch bei, zur Selbstzersetzung geneigten Körpern, wenn sie ihnen beigemischt wird.

Sie ist weder in Wasser, noch in Weingeist, weder in Alkalien noch Säuren, auch nicht in Oelen auflöslich. Die Salpetersäure löst sie freilich auf, wird aber selbst dabei zersetzt, und verwandelt die Kohle durch Abtretung von säurezeugendem Stoff in Kohlenstoffsäure.

Die Kohle hat eine starke Verwandtschaft zum säurezeugenden Stoff, verbrennt in der atmosphärischen Luft, unter schwacher Licht-, aber starker Wärmeentwickelung, im reinen Sauerstoffgas mit hellem Funkensprühen, und wird dabei in Kohlenstoffsäure umgewandelt.

Mit oxydirten Körpern, Säuren, Metalloxyden erhitzt, entzieht sie diesen Substanzen den säurezeugenden Stoff, entweicht als Kohlenstoffsäure, und läßt jene Körper im desoxydirten Zustande zurück. Daher ist sie, und alle kohlenstoffhaltigen Körper, das sicherste Reduktionsmittel für die Metalloxyde.

Zum Arzneygebrauch bedient man sich der, aus Lindenholz gebrannten und fein zerriebenen Kohle. Sie muß öfters frisch bereitet, und sorgfältig vor dem Zutritt der Luft verwahrt werden.

Man giebt sie in Pulvern, Pillen und Latwergen, in der Gabe zu einem bis zwei Skrupel. Auch streut man das Pulver in faule Geschwüre, läßt den Staub, in einer Flasche aufgeschüttelt, einathmen, oder wendet sie auch äußerlich als Salbe an, indem man einen Theil Kohlenpulver mit sechs Theilen Fett vermischt.

Außerdem dient die Kohle zur Entfärbung verschiedener Flüssigkeiten, zur Befreiung des Kornbranntweins von dem übelriechenden Oele (Fusel), welches ihm anzuhängen pflegt, und zur Trinkbarmachung unreinen Wassers.

V. Phosphorstoff,

mit lichtzeugendem Stoff verbunden, den Phosphor darstellend. Eine wachsartige, durchscheinende, leicht schmelzbare, flüchtige Substanz, ein schlechter Elektrizitätsleiter. Schon bei mittlerer Temperatur sich langsam und unter Lichtentwickelung beim Zutritt der Luft mit dem säurezeugenden Stoff verbindend, entzündet, mit heller Flamme verbrennend, bildet sie mit demselben Phosphorsäure. Der Phosphor ist in Aether, ätherischen und fetten Oelen, im geringen Grade auch in Weingeist auflöslich, geht mit Schwefel, Kohle und einigen Metallen Verbindungen ein, bildet mit Alkalien und Erden Phosphorlebern, welche bei ihrer Auflösung in Wasser Phosphorwasserstoffgas entwickeln.

Anmerk. In reinem Sauerstoffgas leuchtet der Phosphor nicht, weil dieses Gas nicht, wie die atmosphärische Luft, Stickstoffgas enthält. Letzteres löst nämlich den Phosphor auf, und bringt ihn so auf eine feinzertheilte Weise, welche die langsame Verbrennung begünstigt, mit dem Sauerstoffgas in Berührung.

Bereitung.

Bereitet wird er gewöhnlich durch Destillation der trocknen, glasigen, aus Knochen abgeschiedenen Phosphorsäure mit Kohlenpulver, wobei der Phosphor als leuchtender Dampf in die mit Wasser gefüllte Vorlage übergeht, und viel kohlenstoffsaures Gas entweicht. Die Kohle entzieht nämlich der Phosphorsäure ihren Sauerstoff, und tritt dagegen ihren lichtzeugenden Stoff an den Phosphorstoff ab.

Auch aus Urin wird, und wurde besonders ehemals der Phosphor bereitet (phosphorus urinarius). Man dampft diese Flüssigkeit bis zur Honigdicke ab, füllt sie mit salpetersaurem Blei, und destillirt das Präzipitat mit Kohlenpulver.

Prüfung.

Der Phosphor ist bisweilen mit Schwefel verunreinigt oder absichtlich verfälscht. Diese Verfälschung entdeckt man durch allmähliges Eintragen des verdächtigen Phosphors in kochende Salpetersäure, bis zur gänzlichen Zersetzung derselben. Die auf diese Weise gewonnene Phosphorsäure wird nun in einer kleinen Retorte mit Vorlage stark erhitzt. Enthielt der Phosphor Schwefel, so geht etwas Schwefelsäure in die Vorlage über.

Die Verbindung des Phosphors mit Schwefel giebt sich auch durch ihre mehr oder weniger weichere Konsistenz zu erkennen.

Arzneygebrauch.

Der Phosphor wird als Arzneymittel innerlich und äußerlich angewendet, erfordert jedoch stets große Vorsicht.

Zum innerlichen Gebrauch eignet sich vorzüglich seine Auflösung in Schwefeläther. Die Unze des wasserfreiesten Aethers nimmt höchstens drei Gran auf, d. h. wenn sich auch wirklich eine größere Quantität darin auflöst, so wird sie doch bald wieder ausgeschieden. Durch Zusatz ätherischer Oele wird die Auflöslichkeit größer.

Formeln.

Phosphori, *grana tria*,
Aetheris sulphurici rectificati, *unc. dimid.*
Olei valerianae aether. ℈ß.
Solv. S. Anfänglich alle drei Stunden 15 bis 60 Tropfen.

Phosphori, *grana duo.*
solve in
Ol. amygdalar. rec. express. *unciam*,
adde
Amygdal. dulc. excort. *drachm. duas*,
Gummi mimosae, *unc. dimid.*
Aquae destillatae, *unc. quatuor.*
Syrupi althaeae, *unciam.*
S. Alle 2 bis 3 Stunden einen halben bis ganzen Eßlöffel.

Auch in bloßen ätherischen Oelen, z. B. in Nelkenöl, kann man den Phosphor auflösen, und die Auflösung in einem flüssigen Vehikel tropfenweise nehmen lassen. Allein diese Methode ist unsicher, weil sich der Phosphor dabei ausscheidet. Buchner empfiehlt folgende Auflösung, welche in allen Verhältnissen mit Wasser mischbar ist, ohne daß Phosphor ausgeschieden wird.

Einige Unzen absoluter Alkohol werden mit einer, vorher genau gewogenen Stange Phosphor in einem verschlossenen Glase fast bis zum Sieden erhitzt, und geschüttelt. Nach dem Erkalten wird der Phosphor, welcher unaufgelöst geblieben, gewogen, um den Gewichtsverlust zu bestimmen. Eine Unze absoluter Weingeist pflegt einen und einen halben Gran Phosphor aufzulösen.

Wenn man ihn in fetten Oelen auflösen, oder mit Salben mischen will, muß er vorher verkleinert werden. Zu diesem Zwecke schüttelt man ihn in einem verstopften Fläschchen mit heißem Wasser so lange, bis dieses vollkommen erkaltet ist; und sondert das entstandene, höchst feine Phosphorpulver durch Filtriren vom Wasser. Doch bereitet man eine Phosphorsalbe am zweckmäßigsten durch die Verbindung eines fetten Oels, in welchem Phosphor aufgelöst worden, mit Fett, Talg oder Wachs. Eine Unze Mandelöl löst höchstens sechs Gran Phosphor auf.

Phosphori, *grana tria*,
solve in
Olei amygdalar. *unc. dimid.*
adde leni calore
Olei cacao, q. s. ut fiat unguent. molle.

Auch das Wasser, worin Phosphor aufbewahrt worden, kann zum Arzneygebrauch, jedoch ebenfalls mit großer Vorsicht, benutzt werden. Es enthält Phosphoroxyd und phosphorigte Säure.

In vierundzwanzig Stunden dürfen höchstens zwei Gran Phosphor bei Erwachsenen verbraucht werden. Dabei läßt man schleimiges Getränk nachtrinken, und vermeidet sorgfältig Obst, Essig, Bier und Wein. Laue Bäder sind, besonders wenn er in chronischen Fällen gebraucht wird, zur Unterstützung seiner Wirkung sehr zweckmäßig.

Nachtheilige und giftige Wirkungen.

In größern Gaben wirkt der Phosphor höchst gefährlich, sowohl durch allgemeine übermäßige Erregung, als durch örtliche, heftige, leicht bis zur Entzündlichkeit steigende Reitzung des Magens und Darmkanals. Daß er nicht etwa durch eine im Magen statt findende Verbrennung schädlich wird, wie man sonst wohl glaubte, ergiebt sich schon daraus, daß selbst seine vorsichtig bereiteten und vollkommnen Auflösungen, dieselben bösen Erscheinungen hervorbringen.

Größere Gaben einer ätherischen Phosphorauflösung, welche ich des Versuchs wegen nahm (bis zu dem vierten Theil eines Grans), erzeugten bei mir die weitverbreitete Empfindung einer starken Hitze im Magen und Unterleibe, und erregten selbst Erbrechen und Durchfall. Zugleich empfand ich deutliche Fieberbewegungen. Ein dicker Mehlbrey mit Milch hob jene Zufälle bald, aber mein Magen blieb mehrere Tage sehr empfindlich und schmerzhaft.

Behandlung der Phosphorvergiftung.

Man empfiehlt gleich im Anfange ein Brechmittel aus Spießglanzweinstein?, Wasser mit kohlenstoffsaurer Magnesia, und neuerdings als ein kräftiges, reitzminderndes Mittel die Blausäure. Zweckmäßiger sind wohl reichliches, schleimiges Getränk, dicker Mehlbrey, Reißbrey, und überhaupt Anfüllung des Magens mit milden, unschuldigen und einhüllenden Dingen, welche auch noch lange Zeit nachher zur alleinigen Nahrung dienen müssen.

Eine

Eine schon entstandene Magenentzündung erfordert allgemeine und örtliche antiphlogistische Behandlung.

Wenn man bei ärztlichen Schriftstellern von ungeheuren Gaben Phosphor liest, welche von den Kranken ohne Nachtheil ertragen wurden, so läßt sich dies nur aus den unvollkommnen Formeln erklären, vermöge deren die Kranken weit weniger Phosphor bekamen, als ihre Aerzte glaubten.

VI. Schwefelstoff (sulphur).

Physikalische Eigenschaften.

Mit lichtzeugendem Stoff den bekannten Schwefel darstellend. Eine gelbe, in der mittleren Temperatur feste, in der Wärme zerspringende, schmelzbare, in verschlossenen Gefäßen sublimirbare Substanz, ein schlechter Leiter der Elektrizität.

Chemische Eigenschaften.

Verbindet sich mit vielen Metallen, mit Phosphor, Kohlenstoff, ist in fetten und ätherischen Oelen auflöslich, bildet mit Alkalien und Erden eigenthümliche Verbindungen (Schwefelleber), ist brennbar, und stellt mit säurezeugendem Stoff Schwefelsäure dar.

Darstellung.

Wird im Großen aus seinen Verbindungen mit Metallen oder Erden durch Ausschmelzen oder Destillation geschieden. Zum Arzneygebrauch bedient man sich theils des noch einmal sublimirten, und von anhängender Säure durch Aussüßen mit Wasser gereinigten Schwefels (sulphur depuratum, flores sulphuris loti), oder des aus einer alkalischen Auflösung niedergeschlagenen Schwefels (sulphur praecipitatum, lac sulphuris). Die Schwefelblumen stellen ein feines, knirschendes, krystallinisches Pulver dar, welches sich nur schwer mit Wasser mischen läßt.

Die Schwefelmilch wird folgendermaßen bereitet.

Schwefelblumen werden durch Kochen in Aetzkalilauge aufgelöst, und die verdünnte Auflösung mit Schwefelsäure niedergeschlagen. Eine andre, sehr zweckmäßige Bereitungsart ist folgende: Glaubersalz (schwefelsaures Natrum) wird mit dem siebenten Theil Kohlenpulver geglüht, und dadurch in Schwefelnatrum verwandelt. Diese Schwefelleber löst man nun in einer hinreichenden Menge Wasser auf, und scheidet den Schwefel daraus durch Schwefelsäure.

Die Schwefelmilch erscheint in Form eines leichten, zarten, gelblichweißen Pulvers. Ihr hängt etwas Schwefelwasserstoff an. (Schwefelhydrat?)

Prüfung.

Der Schwefel enthält bisweilen Arsenik, eine allerdings gefährliche Beimischung. Man entdeckt sie durch Verpuffung eines Theils Schwefel mit zwei Theilen reinen Salpeters, durch nachherige Sättigung des Rückstandes mit Salpetersäure, und Zusatz von salpetersaurem Silber. Ein, nun entstehendes braunes Präzipität, welches, mit Kohlenpulver sublimirt, metallischen Arsenik liefert, verräth dessen Vorhandenseyn.

Auch kann man 500 Gran Schwefel mit 600 Gran starker Salpetersäure nebst 900 Gran Wasser kochen, und die filtrirte Flüssigkeit bis auf 120 Gran verdunsten, dann mit 800 Gran destillirten Wassers und 400 Gran Alkohol verdünnen, und eine glänzende Zinkstange hineinstellen. Der Arsenik legt sich in kleinen, bleygrauen Schuppen an.

Arzneygebrauch.

Man giebt den Schwefel in Pulvern, Pillen, mit Oelzucker, zu fünf bis zehn Granen; die Schwefelblumen als Purgiermittel bis zu einer Drachme. In Tränkchen, besonders wenn sie säuerliche und leicht sauerwerdende Zuckersäfte enthalten, darf der Schwefel nicht verordnet werden, weil sich leicht Schwefelwasserstoffgas bildet.

Mit 3 bis 6 Theilen Fett gemischt, benutzt man den Schwefel als Salbe.

Die Schwefelräucherungen, welche in neuern Zeiten gegen mancherlei Haut- und andern Krankheiten empfohlen worden sind, werden durch Verflüchtigung des Schwefels auf heißen Metallplatten im verschlossenen Raume bewerkstelligt. Da der Schwefel aber dabei verbrennt, so erzeugen sich schweflichtsaure Dämpfe, welche sehr nachtheilig auf die Respirationsorgane wirken. Deshalb ist für luftdichte Verschließung des Apparats zu sorgen.

VII. Jode, Jodine.

Eine metallähnlich glänzende, zerbrechliche, in kleinen, glänzenden Schuppen erscheinende Substanz, flüchtig, und bei der Verflüchtigung violette Dämpfe bildend, welche wie oxydirte Salzsäure riechen.

Sie theilt dem Wasser eine Ambrafarbe mit, und ist nur im geringen Grade darin auflöslich. Der Weingeist löst sie leichter auf. Sie hat eine große Verwandtschaft zum wasserzeugenden Stoff, und bildet damit eine eigenthümliche Säure (acidum hydrïodicum), welche mit Alkalien Salzverbindungen eingeht. Aber auch mit säurezeugendem Stoff verbindet sich diese merkwürdige Substanz zu einer Säure. Wird z. B. Jodine mit einer starken Auflösung des ätzenden Baryts in Berührung gebracht, so zerlegt sie das Wasser, und es entsteht sowohl acidum hydrïodicum, als acidum ïodicum, indem eines Theils die Jodine sich mit dem wasserzeugenden, andern Theils sich mit dem säurezeugenden Stoff des zerlegten Wassers verbindet.

Das wasserstoffjodsaure Baryt bleibt aufgelöst, das jodsaure aber fällt als ein unauflöslicher Bodensatz nieder.

Eben so wird das Wasser zerlegt, wenn Jode, Wasser und metallisches Zink in Berührung treten. Es entsteht Wasserstoffjodsäure und Zinkoxyd.

Die Jode färbt thierische und vegetabilische Substanzen auf einige Zeit gelb. Sie sowohl, als ihrer Säuren Salzverbindungen schlagen die Stärke (amylum); schon blau nieder.

Darstellung.

Auf die ausgelaugte Asche des Seetangs wird starke Schwefelsäure gegossen. Es entsteht eine starke Erhitzung, und die violetten Dämpfe der Jode legen sich in Schuppen an die Seitenwände des Gefäßes. Sie werden abgewaschen und getrocknet.

Arzneygebrauch.

Achtundvierzig Gran Jode, in einer Unze Alkohol aufgelöst, stellen die tinctura jodinae dar, welche in einem schleimigen Vehikel zu 5 — 10 bis höchstens 20 Tropfen zwei bis dreimal täglich angewendet wird.

Eine Auflösung von eben so viel wasserstoffjodsaurem Kali in einer Unze Wasser wird zu 10 bis 20 Tropfen gegeben, und wirkt milder. Auch bereitet man aus einem Theil dieses Salzes mit sechs Theilen Fett eine Jodsalbe zum äußerlichen Gebrauch.

Nachtheilige Wirkungen.

In größeren Gaben wirkt die Jodine, weniger ihre Verbindung mit Alkalien, gleich einem ätzenden Gifte auf den Magen. Außerdem erzeugt sie gern Blutflüsse, besonders aus der Gebärmutter bei Weibern, auch Bluthusten und Lungenschwindsucht.

Sie soll, wie das Quecksilber, eine Zeitlang fortgegeben, den Körper gleichsam sättigen, und dann, weiter fortgebraucht, nachtheilige, statt der heilsamen Wirkungen hervorbringen.

Anmerkung. Schon lange war die Wirkung des gebrannten Meerschwammes gegen den Kropf bekannt, und man hat Jode in demselben nachgewiesen; noch reichlicher aber in dem, ehemals zu ähnlichen Zwecken gebräuchlichen aethiops vegetabilis, oder der Kohle des Blasentangs (fucus vesiculos).

Von den Metallen.

Aus besondern Grundlagen und lichtzeugendem Stoff bestehend, stellen sie mehr oder weniger schwere undurchsichtige und, polirt, eine glatte glänzende Oberfläche annehmende Substanzen dar, sind gute Leiter der Elektrizität und des wärmezeugenden Stoffes, vorzüglich gute Elektromotoren, und einige unter ihnen (Eisen, Nickel) gehorchen nicht nur dem Magnet, sondern werden selbst magnetisch. Sie sind alle mehr oder weniger leicht mit Sauerstoff verbindbar, und werden dadurch in Oxyde, einige sogar in Säuren verwandelt. Man unterscheidet die Metalle in vollkommne (edle), unvollkommne (unedle) und in Metalloide.

Vollkommne Metalle sind diejenigen, welche in der Glühhitze auch beim Zutritt der Luft unverändert bleiben, und eine so geringe Verwandtschaft mit dem säurezeugenden Stoff haben, daß ihre Oxyde durch bloßes Glühen reduzirbar sind.

Unvollkommne nennt man diejenigen, deren Oxyde nur durch den Zusatz eines brennbaren Stoffes reduzirbar sind, und welche durch die bloße Einwirkung der Glühhitze in Oxyde umgewandelt werden.

Metalloide endlich sind metallähnliche Stoffe mit einer ungemein großen Verwandtschaft zum säurezeugenden Stoff, deren Oxyde uns als Alkalien und Erden bekannt sind.

In der Medizin gebräuchliche Metalle.

Vollkommne Metalle.

Gold (aurum, sol, ☉) Au. (neuestes Zeichen).

Physische Eigenschaften.

Weich, äußerst zähe und dehnbar, klanglos, einer großen Politur fähig, von gelber Farbe, schwerer als Quecksilber, schwerflüssig, nicht schweißbar.

Chemische Eigenschaften.

Mit Silber, Kupfer, Quecksilber vereinbar. Das metallische Gold wird allein durch oxydirte Salzsäure oder durch ein Gemisch aus Salpeter- und Salzsäure (Königswasser) angegriffen, oxydirt und aufgelöst. Aus dieser Auflösung fällen Alkalien ein rothes Goldoxyd.

Offizinelle Präparate.

Das Goldoxyd, aus einer verdünnten Auflösung des Goldes durch reines Kali niedergeschlagen.

Das Knallgold, ein Ammonium- oder vielleicht wasserstoffhaltiges Goldoxyd, durch Scheidung des Goldes aus einer Auflösung vermittelst des reinen Ammoniums dargestellt. Erhitzt oder gerieben, verursacht eine geringe Menge desselben eine heftige Explosion.

Das salzsaure Goldoxyd, in Aether auflöslich, ist ein heftiges ätzendes Mittel und färbt thierische Substanzen purpurroth.

Arzneygebrauch.

Das Goldoxyd wird in höchst kleinen Gaben, zu ein Sechszehntheil bis höchstens ein Achttheil Gran, innerlich angewendet.

Außerdem wendet man ein Tripelsalz, aus Salzsäure, Goldoxyd und Natrum bestehend, zu dem zehnten Theil eines Grans, mit Stärkemehl vermischt, zu Einreibungen in das Zahnfleisch ein, und läßt dabei den Speichel niederschlucken.

Chrétien wendet zu Einreibungen in die Lippen feinzertheiltes Gold an. Dieses wird bereitet, indem von einem Quecksilberamalgam des Goldes das Quecksilber durch Glühhitze verflüchtigt wird, wo denn ein sehr feines Goldpulver zurückbleibt. Die Gabe zu diesen Einreibungen ist ein Viertel- bis halber Gran.

Das Knallgold (aurum fulminans) ward ehedem als ein drastisches Purgiermittel zu einem bis zwei Gran angewendet. In kleineren Gaben wird es neuerdings wiederum empfohlen.

Nachtheilige und giftige Wirkungen.

In größeren Gaben wirken die Goldoxyde und ihre Salzverbindungen wie heftige ätzende Gifte und erregen Magenentzündungen. Die Einreibungen bewirken leicht einen heftigen Speichelfluß.

Behandlung der Goldvergiftung.

Im Anfange Erregung des Erbrechens durch Ueberfüllung des Magens mit Oel, Buttermilch, lauem Butterwasser; einhüllende, schleimige, fette und ölige Getränke.

Silber (argentum luna, ☾. Ag.).

Physikalische Eigenschaften.

Sehr dehnbar, weißglänzend, klingend, einer großen Politur fähig, schwerflüssig.

Chemische Eigenschaften.

Mit Gold, Kupfer, Quecksilber und mehreren andern Metallen verbindbar, löst sich in oxydirter Salzsäure, Salpetersalzsäure (Königswasser) und Salpetersäure auf, indem es dabei auf Kosten dieser Säuren oxydirt wird.

Sein Oxyd wird am Lichte schwarz, und durch die Einwirkung desselben zum Theil reduzirt. Es hat eine große Verwandtschaft zur Salzsäure, und bildet damit das unauflösliche, geschmolzen eine hornartige Masse darstellende, salzsaure Silberoxyd (Hornsilber, luna cornua), welches, wie alle Silbersalze, am Lichte ebenfalls schwarz wird.

Präparate.

Das salpetersaure Silberoxyd, bereitet durch die Auflösung reinen Silbers in reiner Salpetersäure, und nachherige Krystallisation, wird ebenfalls am Lichte schwarz, färbt thierische und Pflanzenstoffe schwarzblau und hat einen stark metallischen, schrumpfenden Geschmack.

In seinem Krystallwasser geschmolzen und in Formen gegossen, stellt es den Höllenstein (argentum nitricum fusum, lapis infernalis) dar.

Prüfung.

Der Höllenstein enthält bisweilen Salpeter, noch öfter Kupfer. Um den ersteren zu entdecken, erhält man den Höllenstein bis zur Reduktion des Silbers in Fluß, und wäscht das entstandene Metallkorn mit Wasser ab. Die Gegenwart des freien Alkali's in diesem Wasser verräth den Salpetergehalt.

Zur Entdeckung des Kupfers wird der verdächtige Höllenstein in Wasser aufgelöst, das Silberoxyd mit kohlenstoffsaurem Kali niedergeschlagen, und der Niederschlag mit Aetzammoniumliquor übergossen. Eine blaue Färbung des letzteren zeigt den Kupfergehalt.

Arzneygebrauch.

Zum innerlichen Gebrauch bedient man sich des krystallisirten salpetersauren Silbers, theils, um die Gabe desto genauer bestimmen zu können, theils, weil das Silber im Höllenstein durch das Schmelzen einen höhern Oxydationsgrad annehmen, und ätzender werden soll.

Man giebt es am besten in Pillen, mit einem bittern Extrakt, zu einem Achtel-, Viertel-, bis höchstens zwei Gran zweimal täglich.

Formel.

Argenti nitrici crystallisati, *grana tria*,
solve in aquae destillatae q. s. et adde
Extr. gentianae, *scrupul. duos*
Radic. althaeae pulverat. q. s.
ut fiant pilulae No. XLVIII. (48.) S. Anfänglich Vor- und Nachmittags, jedesmal zwei Pillen.

Man läßt schleimiges Getränk nachtrinken. Sobald Brennen im Magen entsteht, muß man das Mittel aussetzen.

Kopp empfiehlt zum innerlichen Gebrauch folgenden Silberliquor. (*Liquor ammoniato-muriaticus argenti.*) Zehn Gran Höllenstein werden in zwei Unzen destillirten Wassers aufgelöst, und so lange eine Auflösung des kohlenstoffsauren Natrums hinzugetröpfelt, als noch ein Präzipitat niederfällt. Dieses wird in anderthalb Unzen Aetzammoniumliquor aufgelöst, und so lange Salzsäure hinzugetröpfelt, als dies ohne Entstehung eines Niederschlages geschehen kann. Das Gewicht der ganzen Flüssigkeit muß zwei und eine halbe Unze betragen.

Eine Drachme dieser Flüssigkeit enthält ungefähr einen halben Gran Silberoxyd (?) Die Gabe ist anfänglich dreimal täglich drei Tropfen.

Der Höllenstein dient als Aetzmittel zum äußerlichen Gebrauch, wird aber auch äußerlich in mehr oder weniger starker Auflösung angewendet.

Giftige Wirkungen.

In größern Gaben erzeugt das salpetersaure Silber tödtliche Magenentzündung. Als Kennzeichen des genommenen Giftes werden purpurfarbige oder schwarze Flecken an den Lippen und am Kinn angegeben.

Um den Höllensteingehalt in Flüssigkeiten und in dem Ausgebrochenen bei Vergiftungen zu entdecken, dienen folgende Versuche.

1) Etwas von der Flüssigkeit auf glühende Kohlen gegossen, erzeugt eine kleine Verpuffung.

2) Hautstellen, mit der Flüssigkeit benetzt, werden am Sonnenlicht violett.

3) Schwefelwasserstoffwasser bildet darin einen schwarzen Niederschlag.

4) Ammoniumliquor trübt sie nicht, weil das Silberoxyd in Ammonium auflöslich ist.

5) Chromsaures Kali oder Natrum bildet darin einen schönen, karminrothen Niederschlag, welcher am Lichte

eine Purpurfarbe bekommt. Ein sehr sicherer und charakteristischer Versuch.

6) Gallustinktur fällt die Flüssigkeit nicht.

7) Blausaures Kali fällt sie weiss.

Behandlung der Silbervergiftung.

Als zersetzendes Gegenmittel wird Kochsalz empfohlen, weil es seine Salzsäure an das Silberoxyd abgiebt, welches damit das durchaus milde, unauflösliche Hornsilber bildet.

Außerdem dienen schleimige und eyweißhaltige Getränke und Opium. Eine entstandene Magenentzündung muß antiphlogistisch behandelt werden.

Quecksilber (hydrargyrum, argentum vivum, mercurius, ☿, Hg.).

Dieses Metall gehört theils den vollkommnen, theils den unvollkommnen an; denn es oxydirt sich bei mäßiger Hitze, wird aber bei stärkerer auch wieder, ohne Zusatz von Brennbarem, reduzirt.

Physikalische Eigenschaften.

Weißglänzend, schwer, flüssig, und bei großer Kälte erstarrend und dann hämmerbar; flüchtig und siedend bei starker Hitze. Doch ist es selbst in niedriger Temperatur allmählig zu verflüchtigen, welches oft nachtheiligen Einfluß auf die Gesundheit hat.

Chemische Eigenschaften.

Mit Gold, Silber, Zink, Bley, Zinn und mehreren andern Metallen geht es Verbindungen ein (Amalgame), welche, je nachdem sie mehr oder weniger Quecksilber enthalten, eine breyartige Konsistenz haben, oder spröde und zerreiblich sind.

Es ist in Königswasser, oxydirter Salzsäure, durch Kochen auch in Schwefel-, Phosphorsäure oxydirbar und auflöslich. Mit Schwefel verbunden, stellt es den Zinnober dar. Es giebt zwei Quecksilberoxyde, ein unvollkommnes, schwarzgraues, und ein vollkommnes, rothgelbes. Diese Oxyde sind fast in allen Säuren auflöslich.

Darstellung.

Das metallische Quecksilber zum Arzneygebrauch muß, um es rein zu erhalten, aus künstlichem Zinnober durch Destillation desselben mit Kali oder Eisenfeile geschieden werden.

Prüfung.

Reines Quecksilber muß, erhitzt, sich ohne Rückstand verflüchtigen; muß destillirtes Wasser, welches damit geschüttelt wird, nicht trüben, dem, damit gekochten Essig keinen süßlichen Geschmack mittheilen, und, durch Leder gepreßt, keine Unreinlichkeiten zurücklassen.

1) Den Bleygehalt entdeckt die Hahnemannsche Weinprobe durch einen schwarzen Niederschlag, welchen sie in, mit dem verdächtigen Quecksilber gekochtem, starkem Essig erzeugt.

2) Zinn giebt sich durch ein weißes Oxyd zu erkennen, welches bei der Auflösung des Quecksilbers in reiner Salpetersäure zurückbleibt.

3) Wismuth wird als ein weißes Pulver niedergeschlagen, wenn eine Auflösung des Quecksilbers in Salpetersäure mit vielem destillirten Wasser verdünnt wird.

Arzneygebrauch.

Das reine, fließende Quecksilber wird bei hartnäckigen Verstopfungen zu einer und mehreren Unzen gerade zu gegeben.

Nachtheilige und giftige Wirkungen.

Das metallische Quecksilber wirkt, innerlich gegeben, nicht als Gift. Aber die Dämpfe des Quecksilbers, denen besonders Vergolder ausgesetzt sind, bringen, eingeathmet, und auf die Haut einwirkend, bisweilen Speichelfluß und Geschwüre im Munde, weit häufiger aber eine eigenthümliche Krankheit hervor. Diese besteht in großer Muskelschwäche, verbunden mit einem anhaltenden Zittern und mit Abmagerung.

Behandlung.

Ein ganz sicheres Mittel gegen diese Krankheit gewährt das reine Eisen (ferrum pulveratum), anfänglich zu einigen Granen täglich, später bis zu zehn Gran und drüber steigend, in Verbindung mit aromatischen Mitteln gegeben, bis es den Stuhlgang vermehrt, und ihn schwarz färbt.

Quecksilberpräparate.

A. Quecksilberoxydule.

Früher wurden mancherlei Stoffe mit dem metallischen Quecksilber anhaltend zusammengerieben, und letzteres dadurch in den Zustand eines unvollkommnen Oxyds versetzt (getödtet). Dergleichen waren:

1) *Aethiops saccharatus*, durch Zusammenreiben des Quecksilbers mit Zucker;

2) *Aethiops alcalisatus*, durch Zusammenreiben mit Magnesia;

3) *Aethiops tartarisatus*, durch Reiben mit gereinigtem Weinstein, und

4) *Mercurius gummosus Plenk*, durch Zusammenreiben mit arabischem Gummi bereitet.

Die Gabe dieser Präparate ist von drei bis zehn Granen.

Ferner werden auch Quecksilberoxydule durch Ausscheidung aus Salzverbindungen dargestellt.

Dergleichen sind:

1) *Mercurius Saundersii.* Mildes, salzsaures Quecksilber (siehe unten) wird mit kohlenstoffsaurem Ammonium zusammengerieben, und dann mit destillirtem Wasser ausgewaschen. Die Salzsäure des Kalomels verbindet sich dabei mit dem Ammonium zu Salmiak, und ein kohlenstoffsaures Quecksilberoxydul bleibt nach dem Auswaschen zurück.

2) *Mercurius Moscati.* Kolomel wird mit Aetzkalilauge gekocht, wobei sich die Salzsäure mit dem Kali verbindet, und ein graues Quecksilberoxydul ausgeschieden wird.

3) *Mercurius solubilis Hahnemanni*, Hydrargyr. oxydulatum nigrum, ein zusammengesetztes Präparat, bestehend aus Quecksilberoxydul, aus feinzertheiltem, metallischem Quecksilber, und einem dreifachen Salze, dessen Bestandtheile Quecksilberoxydul, Ammonium und Salpetersäure sind. Eine, entweder in der Kälte bereitete, oder durch Kochen mit vielem überflüssigen Quecksilber gewonnene Auflösung desselben in Salpetersäure, mit destillirtem Wasser verdünnt, wird durch Aetzammoniumliquor niedergeschlagen, und der Niederschlag behutsam ausgewaschen. Dieses wichtige und sehr gebräuchliche Präparat hat eine sammetschwarze Farbe, und ist in den meisten Säuren auflöslich.

Prüfung.

Mit Aetzkalilauge muß sich Ammoniumentwickelung durch den Geruch zu erkennen geben, mit Schwefelsäure behandelt, müssen salpetersaure Dämpfe entweichen. Das Käufliche soll bisweilen mit aethiops mineralis verfälscht seyn, welcher leicht an den Schwefeldämpfen, bei der Erhitzung des Präparats im Tiegel entweichend, zu erkennen ist. Ein Zusatz von Kohlenpulver würde bei der Verflüchtigung zurückbleiben.

Arzneygebrauch.

Die Gabe sowohl des mercurius solubilis, als der früher genannten Quecksilberoxydule, ist ein Viertel- bis drei Gran in Pulvern und Pillen.

Zu den Quecksilberoxydpräparaten muß auch noch die graue Salbe, unguentum mercuriale, unguentum hydrargyri cinereum, durch Zusammenreiben des metallischen Quecksilbers mit Fett, gezählt werden, welche, eingerieben, die nämlichen, ja oft kräftigere Wirkungen äußert, als der innerliche Gebrauch der Quecksilberoxydulpräparate.

Hierher gehört auch noch ein mildes, von Mollwitz angegebenes Quecksilbermittel in Pillenform:

Hydrarg. pur. ℥ij
Terebinthin. ℥j
terantur ad extinctionem usque, adde Zinc. oxyd. alb. ℥ij
C. Cinnamom. q. s. ut fiant pilul. gr. ij.

Man fängt mit einer Pille Morgens und Abends an, und steigt, bis Uebelkeiten entstehen.

Das unvollkommne Quecksilberoxyd, mit Schwefel verbunden, stellt den sogenannten aethiops mineralis, *hydrargyr. sulphuratum nigrum*, dar. Er wird entweder durch Zusammenreiben, oder durch Zusammenschmelzen des metallischen Quecksilbers mit gereinigtem Schwefel bereitet. Das Quecksilber oxydirt sich dabei auf Kosten des, dem Schwefel anhängenden Wassers, daher enthält diese Verbindung auch stets Schwefelwasserstoff (Hydrathionsäure). Das, durch Zusammenreiben bereitete scheint milder zu seyn.

Aethiops antimonialis, hydrargyrum stibiato-sulphuratum, bereitet durch Zusammenreiben des Schwefelspießglanzes mit metallischem Quecksilber, ist dem früher genannten Präparat sehr ähnlich.

Arzneygebrauch.

Beide werden in Pulvern und Pillen zu 3 bis 5 Granen angewendet.

B. Quecksilberoxyd.

Vollkommnes, rothes Quecksilberoxyd, mercurius praecipitatus ruber, hydrargyr. oxydatum rubrum. Eine gelbrothe, glänzende, schuppige Substanz, welche metallisch schmeckt, höchst ätzend wirkt, im Lichte grau wird, in der Hitze Sauerstoffgas aushaucht, und reduzirt wird. Es ist fast in allen Säuren auflöslich, und bildet mit ihnen ätzende Salze.

Bereitet wurde dies Oxyd ehemals auf eine sehr langweilige Weise durch Erhitzung metallischen Quecksilbers bis zur völligen Oxydation. Jetzt stellt man es schneller aus dem salpetersauren Quecksilber dar, welches in einer Retorte bis zur Entfernung der Salpetersäure geglüht wird.

Prüfung.

1) Eine Beimischung von Mennige (rothem Bleyoxyd) wird sehr leicht durch das Zurückbleiben der Mennige bei der Verflüchtigung des Quecksilbers erkannt.

2) Zinnober verräth sich durch die Entwickelung hepatischen Gases, wenn in Aetzlauge, welche mit dem ver-

verdächtigen Quecksilberoxyde gekocht worden, Schwefelsäure getröpfelt wird.

3) Ziegelmehl bleibt ebenfalls bei der Verflüchtigung zurück.

4) Oft enthält aber das rothe Quecksilberoxyd noch unzersetztes salpetersaures Quecksilber. Dies giebt sich durch die gelben Dämpfe und den Geruch nach salpetrigter Säure beim Erhitzen im Sandbade zu erkennen.

Arzneygebrauch.

Innerlich wird das rothe Quecksilberoxyd, höchst fein zerrieben, zu einem Achtel- bis höchstens halben Gran zweimal täglich gegeben. Eine, von Berg angegebene Formel hat sich durch die Erfahrung als sehr zweckmäßig bewährt.

Hydrargyri oxydati rubri, *Granum unum*,
Hydrargyr. stibiato sulphurati, *drachm. duas*,
Sacchar. *drachmas duas*,

Misceant. exactissime, divid. in octo partes aequales. S. Zweimal täglich ein Pulver.

Giftige Wirkungen.

Obgleich das rothe Quecksilberoxyd wie ein heftiges, ätzendes Gift wirkt, so sind doch absichtliche Vergiftungen damit kaum vorgekommen.

C. Quecksilbersalze.

1) Phosphorsaures Quecksilberoxyd (hydrargyr. phosphoricum, mercurius phosphoratus), ein weißes, in Wasser kaum auflösliches Salz, durch doppelte Wahlverwandtschaft aus der Mischung einer Auflösung von phosphorsaurem Natrum mit einer salpetersauren Quecksilberauflösung bereitet.

Als Arzneymittel zum innerlichen Gebrauch giebt man es in Pillen und Pulvern, zu einem Achtel- bis Viertel-Gran.

2) Schwefelsaures Quecksilberoxyd (hydrargyr. sulphuricum flavum, turpethum minerale), eigentlich nur vollkommenes Quecksilberoxyd mit weniger anhängender Schwefelsäure, wird durch Kochen starker Schwefelsäure mit Quecksilber, und Auflösung des entstandenen neutralen schwefelsauren Quecksilbers in vielem Wasser, wobei der Turbith niederfällt, bereitet. Ein gelbliches, schweres Pulver von schwachem Metallgeschmack und feinem Krystallgefüge.

Arzneygebrauch.

Ehedem und nun wieder neuerdings wurde und wird es zu Einem bis Fünf Gran in Pulvern oder Bissen, als ein heftiges Purgiermittel gegeben.

3) Salpetersaures Quecksilberoxydul und Oxyd. (Hydrargyr. nitricum.)

Der offizinelle liquor hydrargyri nitrici, bereitet durch Auflösung einer Unze Quecksilbers in einer hinreichenden Menge Salpetersäure bei gelinder Wärme, und nachheriger Verdünnung der Flüssigkeit mit destillirtem Wasser bis zu einem Gewicht von fünf Unzen, ist ein sehr unsicheres Mittel, indem die Auflösung theils oxydulirtes, theils vollkommen oxydirtes Quecksilber enthält. Beide Salze sind aber, besonders in ihrer Wirkung auf den Organismus, sehr verschieden. Das oxydulirte salpetersaure Quecksilber ist weit milder, hat einen strengen, doch nicht ätzenden Metallgeschmack und färbt die Haut schwarz; das oxydirte hingegen schmeckt und wirkt im hohen Grade ätzend, und färbt die Haut purpurroth.

Daher ist folgende Bereitungsart vorzuziehen. Die

Krystalle, welche in einer, in der Kälte bereiteten Auflösung des Quecksilbers in Salpetersäure anschießen, werden in vier Theilen ihres Gewichts destillirtem Wasser aufgelöst. Der Bellostsche Liquor (liquor Bellostii) ist eigentlich ein Gemisch aus einem Dekokt von adstringirenden Pflanzenstoffen und dem hundertsten Theil liquor hydrargyri nitrici.

Arzneygebrauch.

Die Gabe des liquor hydrargyri nitrici darf von zwei bis höchstens sechs Tropfen täglich steigen. Man giebt ihn mit vielem Wasser verdünnt, und läßt schleimige Dinge nachtrinken. Die wenigsten Kranken ertragen jedoch dieses Quecksilbersalz, und es erregt leicht, besonders wenn es oxydirtes Quecksilber enthält, heftige Koliken und Durchfall.

Durch die Vermischung einer kochenden, salpetersauren Quecksilberauflösung mit heißem Fett, entsteht die gelbe Quecksilbersalbe (ungt. hydrargyri citrinum), welche das Fett in einem oxydirten Zustande enthält.

4) Salzsaures Quecksilberoxydul und Oxyd. (Hydrargyr. muriaticum.)

a. Salzsaures Quecksilberoxydul, (hydrargyr. muriaticum mite, mercurius dulcis, calomelas, aquila alba, panacea mercurialis, Chloras hydrargyri), einfaches Quecksilber-Chlorat der Neuern; oder auch wohl hydrochloras hydrargyrosi. Eine neutrale Verbindung des schwarzgrauen Quecksilberoxyduls mit Salzsäure. Unzerrieben stellt es eine krystallinische, kaum durchscheinende, glänzende und sehr feste Masse dar, an welcher man beim Zerschlagen im Dunkeln einen röthlichen Lichtschimmer wahrnimmt. Am Sonnenlichte wird sie grau.

Zerrieben nimmt es eine gelbliche Farbe an, ist sehr

schwer, und im Wasser unauflöslich. Auf der Zunge hinterläßt es einen milden, aber deutlichen Metallgeschmack.

Bereitet wird dies wichtige Präparat gewöhnlich durch Sublimation einer sorgfältig zusammengeriebenen Mischung aus vier Theilen ätzendem salzsauren Quecksilber (siehe unten) und drei Theilen metallischem Quecksilber; wobei das Oxygen des ätzenden Quecksilbersalzes sich auf das metallische Quecksilber vertheilt, und daher das gebildete Salz nur Quecksilberoxydul enthält.

Auch kann es auf nassem Wege, durch doppelte Wahlverwandtschaft bereitet werden, nämlich durch Mischung einer Auflösung des salpetersauren Quecksilberoxyduls mit einer Kochsalzauflösung, wo es als eine unauflösliche Verbindung zu Boden fällt.

Prüfung.

Besonders ist eine Beimischung von Sublimat (ätzendem salzsauren Quecksilber) bei diesem Präparat zu fürchten, und durch folgendes Verfahren leicht zu erkennen. Eine Drachme Kalomel läßt man mit sechs Drachmen absolut wasserfreiem Weingeist bis zur Hälfte einsieden, und vermischt die, sauber filtrirte Flüssigkeit mit dem Achtfachen ihres Gewichts destillirtem Wasser. Dann setzt man eine gleiche Quantität frisch bereitetes Kalkwasser hinzu. Ein gelblicher oder röthlicher Niederschlag giebt den Sublimatgehalt zu erkennen.

Arzneygebrauch.

Der Arzneygebrauch dieses überaus wirksamen Arzneymittels erfordert, so häufig er auch in unsern Tagen geworden ist, dennoch gewisse Vorsichtsregeln.

Man giebt es in Pulvern mit Zucker, oder in Pillen mit Altheepulver, auch mit Zusatz andrer Mittel. Die

Magnesie zersetzt es auf dem nassen Wege, aber auf eine unschuldige Weise, indem sie ein unvollkommenes Quecksilberoxydul daraus abscheidet. Sie kann daher ohne Bedenken damit verbunden werden. Eben so hat die Erfahrung gelehrt, daß das Plummersche Pulver, aus Kalomel und Goldschwefel bestehend, welche sich nach chemischen Ansichten zersetzen müßten, ohne Nachtheil gegeben werden kann. Endlich wird auch die, ebenfalls zersetzend auf das Kalomel wirkende Seife nach der Erfahrung sehr zweckmäßig damit in Pillen gegeben.

b. Salzsaures Quecksilberoxyd, (hydrargyrum muriaticum corrosivum, mercurius sublimatus corrosivus), ätzender Quecksilber-Sublimat. Bichloras hydrargyri der Neueren.

Physikalische und chemische Eigenschaften.

Eine neutrale Verbindung der gewöhnlichen Salzsäure mit vollkommnem Quecksilberoxyd. Dieses, als ein heftiges, ätzendes Gift wirkende Salz stellt eine krystallinische, in sechszehn Theilen Wasser, auch in Weingeist und Aether lösliche Substanz dar, welche einen höchst unangenehm metallischen, schrumpfenden Geschmack besitzt und den Veilchensaft röthet. Im Feuer ist es flüchtig, und läßt sich sublimiren; ja selbst wenn eine wässerige Sublimatauflösung destillirt wird, pflegen die Wasserdämpfe etwas Sublimat mit überzuführen.

Bereitung.

Der Sublimat wird im Großen durch Sublimation einer Mischung von schwefelsaurem Quecksilberoxyd und Kochsalz (salzsaurem Natrum) gewonnen. Doch kann man ihn auf nassem Wege darstellen, wenn zu einer kochenden Auflösung des Quecksilbers in Salpetersäure so lange

Salzsäure hinzugesetzt wird, bis ein, anfänglich entstehender Niederschlag sich wiederum aufgelöst hat; worauf man durch gelindes Abdampfen die Krystallisation des salzsauren Quecksilberoxyds befördert.

Prüfung.

Reiner Sublimat muß sich vollkommen in einer hinreichenden Menge Weingeist auflösen.

1) Wenn dabei ein Rückstand bleibt, welcher, mit Kalkwasser übergossen, schwarz oder grau wird, so enthielt der Sublimat Kalomel.

2) Der Sublimat soll hier und da arsenikhaltig vorgekommen seyn. Um diese, allerdings gefährliche Beimischung zu entdecken, bedient man sich folgender Methode. Eine wäßrige Auflösung des Sublimats wird durch Aetzammoniumliquor gefällt, und die, vom Niederschlag durch Filtriren getrennte Flüssigkeit mit einer Auflösung des schwefelsauren Kupfers gemischt. Ein apfelgrüner Niederschlag, welcher, auf Kohlen erhitzt, Knoblauchsdämpfe ausstößt, verräth den Arsenikgehalt.

Arzneygebrauch.

Zum innerlichen Gebrauch, welcher stets die größte Vorsicht erheischt, ist die einfache wäßrige Auflösung allen übrigen Anwendungsarten vorzuziehen.

Hydrargyri muriatici corrosivi, *granum unum*,
solve in
Aquae destillatae, *unciam*.
S. Anfänglich dreißig Tropfen zweimal täglich.

Weniger zweckmäßig ist die Swietensche Auflösung des Sublimats in Weingeist, und am bedenklichsten die ätherische Auflösung des Sublimats, welche in einem hohen Grade reitzend wirkt.

Die Methode, den Sublimat in Pillen zu geben, steht der früher angeführten besonders deshalb nach, weil ein jeder Zusatz von vegetabilischen Stoffen den Sublimat zum Theil zersetzt und ihn in Kalomel umwandelt. Eine gute Pillenformel ist folgende:

Hydrargyr. muriat. corrosivi, *grana tria*,
solve exacte in aquae destill. quant. sat.
adde
Pulveris radicis althaeae, *drachm. duas.*

fiant pilulae numero sexaginta; S. Anfänglich zweimal täglich zwei Pillen.

In Pulvern darf der Sublimat durchaus nicht gegeben werden. Einen Zusatz von Opium erträgt er ziemlich gut. Auch kann er mit Salmiak verbunden werden.

Häufig wird dieses Quecksilbersalz äußerlich in Waschwassern, Augenwassern u. a. Formen angewendet.

Ein Augenwasser zum Ueberschlagen (Kollyrium) darf höchstens Einen Gran Sublimat auf vier Unzen enthalten. Ein Gurgelwasser muß noch schwächer seyn.

Mit Fett zusammengerieben, und zwar eine halbe Drachme Sublimat und eine Unze Fett (das Zusammenreiben muß wenigstens sechs Stunden fortgesetzt werden), erhält man eine, von Cirillo empfohlene Sublimatsalbe, welche bei eingewurzelter Lustseuche in die Fußsohlen eingerieben wird.

Nachtheilige und giftige Wirkungen.

Schon von der äußerlichen Anwendung des Sublimats sah man höchst bedenkliche, ja tödtliche Folgen. In einem solchen Falle erfolgte der Tod, nach Anschwellung des Halses und heftigem Speichelfluß, unter Konvulsionen. Als Kennzeichen des, in größeren Gaben innerlich genommenen, giftig wirkenden Sublimats werden Folgende angegeben: Brennende Hitze im Magen, Angst, funkelnde Augen, heftige Kolik, Würgen und Reißen in den Därmen bis zum Mastdarm hin, blutige Durchfälle, Ohnmachten, Purpurflecken über den ganzen Körper, Friesel, Konvulsionen und der Tod. Nach sehr großen Gaben erfolgen alsbald heftige Konvulsionen, gänzliche Fühllosigkeit, Stillestehen des Herzens, und nach wenigen Minuten ein schmerzloser Tod.

Nach dem Tode läßt sich die Schleimhaut des Magens und Darmkanals ungemein leicht abtrennen; auch findet man in den meisten Fällen die Eingeweide heftig entzündet.

Behandlung der Sublimatvergiftung.

Sobald man noch etwas von der Zersetzung des Giftes hoffen darf, ist, nach des trefflichen Orfila sorgfältig angestellten Versuchen, die schnellste Hülfe vom Eyweiß zu erwarten, denn diese thierische Substanz geht mit dem Sublimat unter den mannichfaltigsten Verhältnissen eine innige, gänzlich unauflösliche und durchaus milde Verbindung ein. Ein Eyweiß macht vier Gran Sublimat völlig unwirksam. Daher zerrührt man in einem Vergiftungsfalle alsbald das Weiße von mehreren Eyern mit lauem Wasser, und läßt dies reichlich, und so viel, als nur der Magen aufnehmen will, trinken.

Außerdem dienen Milch, schleimige Abkochungen, bis zur Ueberfüllung des Magens, durch welche allein, bei Vermeidung der Brechmittel, so wie durch Kitzeln des Zäpfchens, Erbrechen erregt werden darf. Ist bereits Magen- und Darmentzündung vorhanden, so muß diese nach den Regeln der Kunst behandelt werden.

Sollte kein Eyweiß in der Geschwindigkeit vorhanden seyn, so möchte, nach meinem Bedünken, frischgelassenes Blut irgend eines Thieres seine Stelle füglich vertreten können.

Um in zweifelhaften, oder gerichtlichen Fällen den Sublimatgehalt in verdächtigen Flüssigkeiten oder in dem Ausgebrochenen zu entdecken, dienen folgende Versuche:

1) Ist der Sublimat noch in Substanz vorhanden, oder entdeckt man ihn in fester Gestalt im Ausgebrochenen, so ist er theils durch seinen Geschmack, theils an seinen eben angeführten physikalischen und chemischen Eigenschaften zu erkennen. Fein gepülvert und auf glühende Kohlen gestreut, verflüchtigt er sich in Form eines weißen, scharfen Dampfs, welcher dem polirten Kupfer seinen Metallglanz raubt, und es mit metallischem Quecksilber überzieht.

2) Wenn ein Theil einer, des Sublimatgehalts verdächtigen Flüssigkeit aus einer langhalsigen Retorte überdestillirt wird, so enthält das Destillat etwas Sublimat??

3) Neutrales kohlenstoffsaures Kali bringt in einer sublimathaltigen Flüssigkeit einen ziegelrothen; Aetzkali, reichlich hinzugesetzt, einen gelbrothen, bei sehr verdünnter Auflösung einen weißen Niederschlag hervor. Kalkwasser fällt sie dunkelgelb; Aetzammonium grau; geschwefeltes Ammonium schwarz. Salpetersaures Silber bringt darin einen weißen, flockigen, am Lichte schwarzwerdenden Niederschlag hervor. Blausaures Eisenkali verursacht einen zuerst weißen, dann gelben und endlich hellbläulich werdenden Niederschlag.

Sollte die Farbe der sublimathaltigen Flüssigkeit die Erkennung jener Niederschläge verhindern, so kann man dieselbe entfärben, indem man entweder oxydirtsalzsaures Gas hindurchstreichen läßt oder flüssige oxydirte Salzsäure (aqua oxymuriatica) hinzumischt.

Ist das Gift in einer geringen Menge Flüssigkeit, welche sich nicht füglich entfärben läßt, z. B. in Kaffee oder dunkeln Wein, so kann man diese Flüssigkeit eine Zeitlang mit dem gleichen Volumen Schwefeläther schütteln, welcher den Sublimat in sich aufnimmt.

Besonders wichtig, und zu einer sichern Beweisführung in gerichtlichen Fällen unumgänglich nöthig ist aber die Darstellung des laufenden metallischen Quecksilbers, entweder aus der Flüssigkeit selbst oder aus den, durch Reagentien erhaltenen Niederschlägen.

Hat man sich vom Daseyn des Sublimats in einer verdächtigen Flüssigkeit überzeugt, so kann man dieselbe gerade zu vorsichtig bis zur Trockne abrauchen, und mit etwas Kali und Kohle gemischt, den Rückstand in einer kleinen, beschlagenen Glasretorte glühen, wo sich das metallische Quecksilber an die obere Wölbung der Retorte anlegt oder auch, wenn es in hinreichender Menge vorhanden, in die Vorlage übergeht. Dasselbe kann man auch mit den erhaltenen Niederschlägen vornehmen. Aus den Letzteren läßt sich schon durch Anfeuchtung und Reiben auf einer polirten Kupferplatte das metallische Quecksilber scheiden. Es entsteht auf der Kupferplatte ein silberweißer Fleck, welcher, bei starker Erhitzung derselben, wieder verschwindet.

5) Weinsteinsaures Quecksilberoxyd (hydrargyrum tartaricum, terra foliata mercurialis Pressavini, mercurius tartarisatus). Ein krystallinisches, weißes, glänzendes Salz, in schuppigen Krystallen erscheinend, etwas schwer auflöslich.

Bereitet wird es durch doppelte Wahlverwandtschaft aus der Vermischung einer Auflösung des weinsteinsauren Kali's mit einer salpetersauren Quecksilberauflösung.

Das Mittel ist gegenwärtig nicht mehr im Gebrauch.

6) Essigsaures Quecksilberoxyd (hydrargyr. aceticum, terra foliata mercurialis, mercurius acetatus). Ein silberglänzendes Salz, in dünnen, zarten Krystallen erscheinend, im Wasser schwer, im Weingeist leichter auflöslich.

Man bereitet es entweder gerade zu durch Auflösung des rothen Quecksilberoxyds in Essigsäure, oder durch doppelte Wahlverwandtschaft aus essigsaurem Kali und salpetersaurem Quecksilber.

Man giebt das Mittel in einer spirituösen Auflösung, oder in Pillen, wie den Sublimat, höchstens zu Einem Gran täglich.

7) Ammoniumhaltiges, salzsaures Quecksilberoxyd (hydrargyr. ammoniato-muriaticum, Hydrarg. muriat. praecipitatum, mercurius praecipitatus albus.) Eine dreifache Verbindung aus Quecksilberoxyd, (vollkommnem), Ammonium und Salzsäure, fast unauflöslich, nicht schwer von schwachem Metallgeschmack. Es wirkt ätzend, giftig. Vom Lichte wird es zersetzt.

Man bereitet es durch die Fällung einer Auflösung gleicher Theile Sublimat und Salmiak in Wasser vermittelst des kohlenstoffsauren Natrums.

Es wird nur äußerlich, besonders in Salben, Pflastern angewendet. Man nimmt gewöhnlich einen Skrupel, bis eine Drachme auf eine Unze Fett.

Nach Kopp bewirkt eine solche Salbe einen künstlichen Ausschlag, wie die Brechweinsteinsalbe, wenn man die Hautstelle nach der Einreibung mit Wachstaffent bedeckt.

Allgemeine Bemerkungen über den Gebrauch der Quecksilberpräparate.

In chemischer Rücksicht ist es am zweckmäßigsten, die Quecksilbermittel rein, und ohne Zusatz andrer, besonders salziger und saurer Mittel zu geben. Doch ertragen die meisten sehr gut die Verbindung mit Opium, und das Kalomel kann in gewissen Umständen sehr füglich mit China gegeben werden.

Ganz falsch ist es, wenn man den gleichzeitigen Gebrauch des Eisens mit Quecksilber fürchtet. Eben so wenig schaden in der Regel die Mineralsäuren, z. B. das Hallersche Sauer, wenn sie mit Kalomel gleichzeitig angewendet werden.

Unvollkommene Metalle.

Kupfer (cuprum, venus, ♀. Cu.).

Physikalische Eigenschaften.

Rothbraun, ziemlich zähe, hart, nicht schweißbar, einer bedeutenden Politur fähig, mäßig schwer, elastisch und klingend, schwerflüssig.

Chemische Eigenschaften.

Im bloßen Feuer oxydirbar, kann es ohne Zusatz von Brennbarem nicht reduzirt werden. Das Wasser und die Luft oxydiren es ebenfalls an seiner Oberfläche. Es tritt in zwei Verhältnissen mit dem Sauerstoff in Verbindung. Das Kupfer, und noch mehr, seine Oxyde sind in vielen Säuren und im Ammoniumliquor auflöslich. Mit Wasser gehen die Oxyde eine chemische Verbindung ein. (Kupferhydrat.).

Mit Gold, Silber und Zink ist das Kupfer leicht verbindbar, und stellt mit dem letzteren Metall das Messing dar. Mit Quecksilber ist es schwer zu verbinden.

Arzneygebrauch.

Die Kupferfeile (cuprum limatum), ein sehr altes Mittel, schon dem Aretaeus bekannt, wurde früher zu einigen Granen einigemal täglich gegeben, und war auch ein Bestandtheil der Maywurmlatwerge.

Kupfersalze.

1) Essigkohlenstoffsaures Kupferoxyd, Grünspan (aerugo, viride aeris). Eine schwer zerbrechliche, ungleichartige, in Wasser erweichbare Masse von schmutzig grüner Farbe, welche einen starken Essiggeruch aushaucht, und von Essig und andern Säuren unter Aufbrausen aufgelöst wird. Der Grünspan besteht aus essig- und kohlenstoffsaurem Kupferoxyd, mit Ueberschuß des Oxyds. Nach Proust soll er aus neutralem, essigsaurem Kupferoxyd, und aus Kupferhydrat bestehen.

Arzneygebrauch.

Durch Kochen des Grünspans mit Sauerhonig entsteht das sogenannte oxymel aegyptiacum, oxymel aeruginis, welches äußerlich und als ein Mundpinselsaft gebraucht wird. Der Grünspan selbst ist neuerdings zum innerlichen Gebrauch in der Gabe zu einem Viertel- bis ganzen Gran empfohlen worden.

Da dieses Metallsalz auch in fetten Oelen auflöslich ist, so macht es den färbenden Bestandtheil einiger Pflaster und Salben.

Wird der kohlenstoffsaure Antheil des Grünspans mit Essigsäure gesättigt (durch Auflösung in Essig), so schießt ein schönes, hellgrünes, in Wasser, Weingeist und Oelen auflösliches Salz an, das essigsaure Kupferoxyd (cuprum aceticum, aerugo crystallisata, flores viridis aeris); welches zum innerlichen Gebrauch den rohen Grünspan vorzuziehen seyn möchte.

2) Schwefelsaures Kupferoxyd, Kupfervitriol, blauer Vitriol (cuprum sulphuricum, vitriol. cupri, coeruleum, vitriolum de Cypro).

Ein Metallsalz, aus Kupferoxyd und Schwefelsäure

bestehend, in länglichten, blauen, durchsichtigen Rhomboidalkrystallen erscheinend, von strengem Geschmack, in Wasser leicht auflöslich.

Bereitung.

Zum medizinischen Gebrauch wird es durch Auflösung reinen Kupfers in starker Schwefelsäure bereitet.

Prüfung.

a) Den Eisengehalt dieses Metallsatzes verräth der Zusatz von Aetzammoniumliquor zu einer Auflösung desselben, in so reichlicher Menge, daß das anfänglich niedergeschlagene Kupferoxyd wiederum aufgelöst wird. Das Eisenoxyd bleibt dabei als ein schwärzliches Pulver zurück.

b) Zur Entdeckung einer Beimischung von Zink dient folgendes Verfahren. Man scheidet aus einer Kupfervitriolauflösung das Kupfer durch hineingestelltes metallisches Eisen. Die nun erhaltene Auflösung, aus schwefelsaurem Eisen, und, wenn Zink vorhanden war, auch aus schwefelsaurem Zink bestehend, wird mit Aetzammoniumliquor niedergeschlagen, und derselbe nachher im Ueberschuß hinzugesetzt, damit sich das niedergeschlagene Zinkoxyd wiederum darin auflöse. Dieser Auflösung wird, nachdem sie durch Filtriren vom niedergeschlagenen Eisenoxyd getrennt worden, Schwefelsäure hinzugesetzt, welche das Zinkoxyd, indem sie sich mit dem Ammonium verbindet, als ein weißes Präzipitat ausscheidet.

Arzneygebrauch.

Man bedient sich des Kupfervitriols als eines kräftigen und schnell wirkenden Brechmittels, in der Gabe von zwei bis höchstens zwanzig Granen, als Pulver mit Zucker, oder noch besser in einer wäßrigen Auflösung:

Cupri sulphurici crystallisati, *grana decem*,

Aquae destillatae simplicis, *uncias duas.*

Sowe S. Alle fünf Minuten einen Eßlöffel bis zur Wirkung.

Zwei Gran Brechweinstein und eben so viel Kupfervitriol mit einem Theelöffel Wasser bilden das sogenannte *Emeticum siccum* des Marijatt.

Duncan wendete bei Schwindsüchtigen folgende Mischung als Brechmittel an.

Cupri sulphurici crystallisat, *grana decem*,

Aquae destillatae, *uncias quinque*,

Acid. sulphurici deluti, *gtt. decem.*

Diese Mischung wird zu halben Unzen genommen bis Erbrechen erfolgt.

3) Schwefelsaures Ammonialkupfer, (cuprum sulphurico-ammoniatum, cuprum ammoniacale).

Ein dreifaches Salz, aus Schwefelsäure, Ammonium, und Kupferoxydhydrat bestehend. Es bildet lange, zum Theil prismatische Krystalle von schöner, dunkelkornblumenblauer Farbe, hat einen scharfen, alkalischen, strengen Metallgeschmack, ist in wenigem Wasser auflöslich, wird aber durch Auflösung in einer größeren Menge Wasser, so wie durch die Luft, seines Ammoniumgehaltes beraubt.

Darstellung.

Zu einer starken wäßrigen Auflösung des Kupfervitriols wird so lange Aetzammoniumliquor getröpfelt, bis ein anfänglich entstehender Niederschlag von Kupferoxyd wiederum aufgelöst worden. Die klare, dunkelblaue Flüssigkeit wird nun bis zum dritten Theil behutsam abgeraucht, und mit starkem Weingeist vermischt, welcher das

Salz durch Entziehung des Wassers zum Krystallisiren bringt.

Arzneygebrauch.

Man giebt das Mittel entweder in einer wäßrigen Auflösung, tropfenweise, oder in Pillen mit Altheepulver, anfänglich zu einem Viertel- oder halben Gran, bis zur Ekel erregenden Gabe steigend:

Cupri sulphurico-ammoniati, *grana quinque*,
solve in aquae destillatae quant. s.
Pulv. rad. althaeae, *drachm. dimidiam*.

Fiant pilul. Nro. *quindecim*, S. Anfänglich eine Pille zweimal täglich.

Eine einfache Auflösung des Kupfers in Ammonium ist die *tinct. veneris volatilis* Ph. Lond.

Cupri limati, ℨj.
Liq. ammon. caust. ℥jß.

Werden unter öfterem Umschütteln einige Tage digerirt. Die Gabe ist von 3 bis 24 Tropfen.

Zusammengesetzte Kupferpräparate.

a. **Beißer's Kupfersalmiakliquor**, ein, erst in neueren Zeiten bekannt gewordenes, höchst mildes Kupferpräparat, welches auch wegen seines geringen Metallgeschmacks leichter als andre Kupferzubereitungen zu nehmen ist. Es wird auf folgende Art bereitet:

Aus einer wäßrigen Auflösung des schwefelsauren Kupferoxyds scheidet man zuvörderst durch Fällung vermittelst einer Auflösung des kohlenstoffsauren Natrums ein **kohlenstoffsaures** Kupferoxyd, welches ausgewaschen und getrocknet wird.

Eine **halbe** Drachme dieses Oxyds löst man nun in Aetzammoniumliquor, so viel als dazu erforderlich, auf und setzt dann zu der dunkelblauen Flüssigkeit so lange

reine

reine Salzsäure, bis ein anfänglich entstehender Niederschlag sich wiederum vollkommen aufgelöst, und die Flüssigkeit eine blasse, meergrüne Farbe angenommen hat.

Zum Gebrauch werden zwei Drachmen dieser Flüssigkeit mit zehn Unzen destillirten Wassers verdünnt, und Erwachsenen davon zweimal täglich ein Eßlöffel voll gegeben.

Die milde Wirkung dieser Zubereitung, welche aus salzsaurem Kupfer und salzsaurem Ammonium besteht, scheint von der Eigenschaft des Salmiaks auszugehen, Metalloxyde zu subtilisiren; wie denn auch der Eisensalmiak ein sehr feines Eisenpräparat ist.

b. Wird in der, zum genannten Präparat hinzuzusetzenden Salzsäure vorher noch Ein Skrupel mildes, salzsaures Quecksilberoxydul (Kalomel) aufgelöst, so bekommt man einen quecksilberhaltigen Kupfersalmiakliquor (*liquor* cupri ammoniato-muriatici mercurialis), welcher in einer, dem Obigen gleichen Gabe angewendet wird.

c. Aether cupratus, aether cypriacus, kupferhaltiger Schwefeläther, ebenfalls ein subtiles Kupfermittel, wird folgendermaßen dargestellt. Ein Kupferoxyd, aus schwefelsaurem Kupfer durch Aetzkalilauge geschieden, wird in Salzsäure aufgelöst, welcher vorher der sechste Theil Salpetersäure beigemischt worden. Die, zur Trockne abgerauchte Auflösung stellt man in einem Keller zum Zerfließen hin, und digerirt die, auf eine solche Weise entstandene Flüssigkeit mit dem Dreifachen ihres Gewichts Schwefeläther.

Die Gabe dieses Kupferäthers ist von drei, fünf bis zu funfzehn Tropfen.

Nachtheilige und giftige Wirkungen des Kupfers.

Das metallische Kupfer wirkt, selbst feinzertheilt, kaum nachtheilig; auch scheinen die Dämpfe und der Staub des Kupfers keinen schädlichen Einfluß zu äußern, indem sich Kupferarbeiter im Ganzen wohl befinden, und meistens ein hohes Alter erreichen.

Die Kupferoxyde hingegen, und ihre Verbindungen mit Säuren, wirken alle mehr oder weniger giftig. Vorzüglich gilt dies vom Grünspan, und Grünspanvergiftungen möchten auch wohl am häufigsten vorkommen.

Als Kennzeichen der Kupfervergiftung giebt man folgende an: heftige Magen- und Darmschmerzen, rauhe und trockne Zunge, Grünspangeschmack, drückender Schmerz im Schildknorpel, starker Durst, blutiger Durchfall oder hartnäckige Verstopfung, Schwindel, Ohnmachten, Zuckungen und eine Reihe anderer Nervensymptome. Bei den Leichen findet man die Finger fest eingezogen.

Behandlung der Kupfervergiftung.

Sie besteht in reichlicher Anwendung des Eyweißes, und besonders bei Grünspanvergiftungen des Zuckers, aufgelöst und in fester Gestalt; der Milch, vorzüglich wenn fruchtloses Würgen und krampfhaftes Erbrechen statt findet. Außerdem dienen bisweilen Schwefelleber, und in vielen Fällen das Opium.

Entdeckung des Kupfers in Flüssigkeiten und in dem Ausgebrochenen.

Eine Grünspanauflösung, welche außerdem an dem eigenthümlichen Geschmack dieses Metallsalzes leicht zu erkennen ist, röthet das Lackmuspapier, wird durch Schwefelleberauflösung schwarz niedergeschlagen, nimmt beim überschüssigen Zusatz des Aetzammoniumliquors eine blaue Farbe an, läßt beim Zusatz einer Abkochung von weißem Arsenik einen apfelgrünen Niederschlag, (Scheelsches Grün) fallen, und wird vom blausauren Eisenkali kastanienbraun gefällt.

In sehr verdünnten Auflösungen des Kupfers bringt das blausaure Kali alsbald eine röthliche Färbung, und späterhin erst den kastanienbraunen Niederschlag hervor. Aetzammoniumliquor, überschüssig hinzugesetzt, erzeugt eine blaue Färbung, welche noch bei einer sehr starken Verdünnung deutlich zu erkennen ist. Ueberhaupt sind Aetzammoniumliquor und blausaures Eisenkali die empfindlichsten Reagentien für Kupfer.

Anmerkung. Die zufällige Kupfervergiftung durch Kochgeschirre und andre, aus diesem Metall verfertigte Gefäße hat von jeher die Aufmerksamkeit der medizinischen Polizei erregt. Erfahrungen und Versuche haben darüber Folgendes ausgewiesen.

Nahrungsmittel aller Art, wenn sie nur nicht eine freie Säure enthalten, können ohne Gefahr in blankgescheuertem Kupfergeschirr gekocht werden; dürfen aber nicht darin erkalten.

Die gesalzenen Speisen vermögen um so mehr, Kupfer aufzulösen, wenn sie in kupfernen Geschirren erkalten, auch selbst, wenn sie anhaltend darin gekocht werden; allein sobald sie nur Fleisch, Fleischbrühe, Fische oder Speck enthalten, geschieht das keineswegs, d. h. wenn sie nicht in solchen Geschirren erkalten. Da nun gesalzene Speisen wohl stets aus den genannten Dingen bestehen, so sind sie höchst selten mit Kupfer vergiftet.

Wein und Essig sind des Kupfergehalts verdächtig, wenn sie auf Fässern, mit messingnen Hähnen versehen, gelegen haben.

Unreine Kochgeschirre, deren innerer Fläche Oxyd

anhängt, veranlassen vorzüglich Kupfervergiftungen, wenn Speisen mit vieler Butter und mit Fett in ihnen zubereitet werden, weil das Kupferoxyd vom Fette sehr leicht aufgelöst wird.

Zinn (stannum, Jupiter, ♃. St.).

Physikalische Eigenschaften.

Fast silberweiß, weich, zähe, klanglos, beim Beugen knirschend, in zarte Blätter dehnbar, aber nicht leicht in Drath zu ziehen, leicht schmelzbar, an der Luft und im Wasser lange seinen Glanz behaltend.

Chemische Eigenschaften.

Geschmolzen geht es bei der Einwirkung der Luft bald eine Verbindung mit dem säurezeugenden Stoff ein, und verwandelt sich in ein graues Oxydul, welches, geglüht, noch mehr Sauerstoff aufnimmt, und dann als ein weißes Oxyd erscheint.

Prüfung.

Da das metallische Zinn zum innerlichen Gebrauch, und zinnerne Geschirre sehr häufig zu häuslichen und pharmaceutischen Zwecken angewendet werden, so ist es allerdings wichtig, von der Reinheit des Zinnes überzeugt zu seyn. Doch hat eine Beimischung von Bley, selbst wenn sie die Hälfte beträgt, rücksichtlich der Geschirre und Gefäße, keine Gefahr, weil das Zinn oxydirbarer ist, als das Bley, und daher eher angegriffen wird. Nur dürfen freilich keine Säuren in solchen bleihaltigen zinnernen Geschirren aufbewahrt oder gekocht werden.

Um sich von der Reinheit des Zinnes zu überzeugen kocht man es mit reiner, starker Salpetersäure, diese verwandelt es in ein vollkommnes, weißes Oxyd, welches, in der Salpetersäure unauflöslich, am Boden liegen bleibt.

Die filtrirte, klare Flüssigkeit wird nun folgendermaßen auf anderweitige Beimischung geprüft.

Läßt ein Theil derselben, mit vielem destillirten Wasser verdünnt, einen weißen Niederschlag fallen, so giebt sich dadurch ein Wißmuthgehalt zu erkennen.

Eine, durch schwefelsaures Natrum in der Flüssigkeit entstehende, weiße Fällung oder Trübung deutet auf Bley.

Ein grüner Niederschlag, durch Ammonialkupfer hervorgebracht, verräth Arsenik. Doch ist ein dergleichen Niederschlag noch weiter zu prüfen. (Siehe Arsenik.)

Nimmt die Flüssigkeit nach einem reichlichen Zusatz von Aetzammoniumliquor eine blaue Farbe an, so enthielt das Zinn Kupfer.

Arzneygebrauch.

Das granulirte oder gefeilte Zinn wird gegen den Bandwurm in steifen Latwergen zu einer halben bis ganzen Unze angewendet.

Stanni granulati, *unciam dimidiam*,
Radic. filicis pulverat. *drachm. tres*,
Syrup. simpl. q. s. ut fiat electuarium spissius.
S. Den Tag über theelöffelweise zu verbrauchen.

Neuerdings ist auch das weiße Zinnoxyd (stannum oxydatum album), zu einigen Granen auf die Gabe, in Darmkrämpfen empfohlen worden. (Horn.)

Nachtheilige und giftige Wirkungen.

Nach Orfila's Versuchen wirkten das Zinnoxydul und Zinnoxyd, wenigstens auf Thiere, nachtheilig, ja tödtlich.

Das salzsaure Zinn, ein den Färbern nöthiges

Material, möchte wohl bisweilen Gelegenheit zu Vergiftungen geben können. Es erregt in größeren Gaben heftige Koliken und Diarrhöen, Zusammenziehungen des Halses, etwas erschwerten Athem, Konvulsionen des Gesichts und der Extremitäten.

Eine, salzsaures Zinn haltende Flüssigkeit wird durch Gallustinktur hellgelb, durch salzsaures Gold purpurfarbig oder violett gefällt. Milch wird durch wenige Tropfen derselben entmischt.

Behandlung der Zinnvergiftung.

Man empfiehlt besonders Milch, reichlich, ferner Bouillon, laues Wasser, süße und schleimige Abkochungen.

Bley (plumbum, Saturnus, ♄. Pl.).

Physikalische Eigenschaften.

Blaugrau, zähe, klanglos, sehr weich, schwer, leicht schmelzbar.

Chemische Eigenschaften.

Mit Quecksilber, Zinn, Silber, Kupfer und andern Metallen verbindbar, hat es zum Schwefel eine große Verwandtschaft. An der Luft überzieht es sich leicht mit einem dunkelgrauen Oxyd. Es giebt vier Oxyde, nämlich ein graues (Bleyasche), gelbes (Mastikot), rothes (Mennige, minium) und braunes, welches letztere ein Uebermaß an säurezeugenden Stoff besitzt, und in Säuren unauflöslich ist. Diese Oxyde des Bleyes sind schmelzbar (Bleyglas), und gehen mit fetten Oelen eigenthümliche, chemische Verbindungen ein (Bleypflaster), wenn sie mit ihnen andauernd erhitzt werden. Während dieser Vereinigung erzeugt sich eine syrupsähnliche, klare, sehr süße Flüssigkeit, welche kein Bley enthält.

Bleypräparate.

a. **Silberglätte**, Bleyglätte, Goldglätte, ein halbverglastes Bleyoxyd der dritten Stufe, welches zufällig beim Abtreiben der edlen Metalle gewonnen wird, dient zu Pflastern, Salben u. dgl. m. Die **Mennige** (minium) unterscheidet sich nur wenig von der Bleyglätte, und dient zu demselben Behuf.

b. **Kohlenstoffsaures Bleyoxyd**, Bleyweiß (cerussa), Kremnitzerweiß, Schieferweiß, durch Einwirkung der Dunstförmigen Essigsäure auf Bleyplatten, wobei die Essigsäure zersetzt, und Kohlenstoffsäure erzeugt wird, im Großen bereitet. Ebenfalls nur zu Salben und Pflastern benutzt.

c. **Flüssiges, neutrales, essigsaures Bleyoxyd** (acetum saturninum, acetum lythargyri, extractum saturni), Bleyessig, Bleyextrakt. Bereitet durch Kochen der Bleyglätte oder der Mennige mit starkem Essig. Es dient zum äußerlichen Gebrauch, und stellt, mit Wasser verdünnt, das Bleywasser (aqua saturnina, aqua vegeto-mineralis *Goulardi*) dar.

d. **Saures, essigsaures Bley** (plumbum aceticum, sacoharum saturni), Bleyzucker, in eignen Fabriken durch Auflösung des Bleyweißes in Essig und nachherige Krystallisation bereitet. Weiße, undurchsichtige, spießige Krystalle, an der Luft zerfallend, von süßlichem, zusammenziehendem Geschmack, in Wasser und Weingeist auflöslich.

Prüfung.

Der, aus Fabriken erhaltene Bleyzucker kommt bisweilen mit einer Beimischung von salpetersaurem Bleyoxyd vor, welche durch eine, beim Glühen des Bleyzukkers statt findende Verfuffung leicht erkannt wird.

Arzneygebrauch.

Man giebt den Bleyzucker innerlich in Pulvern, mit Zucker abgerieben, zu einem Viertel-, halben, bis ganzen Gran. Ein Zusatz von Opium verhütet in vielen Fällen die üblen Wirkungen dieses Mittels.

Plumbi acetici crystallisati, *grana tria.*
Extr. opii aquosi, *grana quatuor.*
Sacohari, *drachmas duas.*
M. f. pulv. dividend. in *duodecim* parter aequales.
S. Täglich zwei Pulver.

Nachtheilige und giftige Wirkungen.

Das Bley und seine Präparate äußern sehr nachtheilige Wirkungen auf den Organismus, besonders aber dann, wenn der Staub der Bleyoxyde, oder der Dunst des geschmolzenen Metalles auf die Haut und die Lungen wirkt. In diesem Falle entsteht eine eigenthümliche Kolik (colica saturnina), deren Hauptsymptome hartnäckige Verstopfung, seltene, sparsame, dem Schaafkoth ähnliche Stuhlausleerungen, Anfallsweise eintretende, heftige Schmerzen, von einem krampfhaften Einziehen der Nabelgegend begleitet; wobei der Puls meistens langsam und hart ist. Heftige und andauernde Anfälle dieser Art führen bisweilen brandige Darmentzündung herbei; auch endigt die Krankheit, wenn sie langwierig wird, mit Abzehrung. Die Exkremente solcher Kranken enthalten, nach genauen Versuchen, nicht eine Spur von Bley.

Aber auch schon der äußerliche, und noch mehr der innerliche Gebrauch der Bleysalze bringt bisweilen Gefahr. Kopp sah nach der Anwendung der Bleysalbe auf eine Brandwunde bei einem Kinde den Tod unter Symptomen der Bleyvergiftung erfolgen. Der lange fortgesetzte Gebrauch des Bleyzuckers, besonders wenn man ihn nicht mit Opium verbindet, erzeugt bisweilen Bleykolik. Doch werden von dieser qualvollen Krankheit am häufigsten Arbeiter in Bleyweiß- und Schrotfabriken, Farbenreiber, Anstreicher und Schriftgießer befallen.

Behandlung der Bleykolik.

Da die Schwefelsäure zunächst der Salzsäure eine große Verwandtschaft zu den Bleyoxyden hat, und damit eine unauflösliche Verbindung eingeht; welches auch beim Schwefel statt findet, so hat man in dieser Krankheit als chemische Gegenmittel Alaun, Kochsalz und Schwefelblumen empfohlen. Allein sicherer weicht diese Krankheit, welche offenbar eine krampfhafte ist, dem Gebrauch des Opiums mit Oelen (Rizinusöl) und abführenden Salzen, (Bittersalz). Auch dienen wiederholte, öligte Klystiere und Einreibungen.

Prüfungsmittel auf Bleygehalt.

Ehedem (jetzt mag der Fall wohl höchst selten vorkommen) wurden herbe Weine durch einen Zusatz von Bleyglätte ihrer Säure beraubt, aber dadurch zugleich vergiftet. Um den Bleygehalt der Weine zu entdecken, bedient man sich der Hahnemannschen Weinprobe, barbarisch genug liquor probatorius genannt, in welcher das Schwefelwasserstoffgas, welches eine große Verwandtschaft zu den Bleyoxyden hat, und mit ihnen als ein schwärzlicher Niederschlag zu Boden fällt, der eigentlich wirksame Bestandtheil ist. Da aber auch unschuldige Metalle, namentlich das Eisen, durch Schwefelwasserstoffgas gefällt werden, so enthält die verbesserte Hahnemannsche Weinprobe etwas freie Säure, welche alle andre Schwefelwasserstoff- und Metallverbindungen, mit Ausnahme des Schwefelbleyes, auflöst.

Die Hahnemannsche Weinprobe wird folgendermaßen bereitet. Man löst gleiche Theile Kalkschwefelleber und Weinsteinsäure in Wasser auf, und sondert die schwefelwasserstoffhaltige Flüssigkeit durch Filtriren von dem entstandenen, unauflöslichen, weinsteinsauren Kalk. Zu diesem Schwefelwasserstoffwasser setzt man nun noch einen Theil Weinsteinsäure.

Wenige Tropfen dieser Weinprobe, in einen verdächtigen Wein getröpfelt, verrathen den Bleygehalt durch einen schwarzen Niederschlag.

Außerdem dienen zur Entdeckung des Bleygehalts in Flüssigkeiten folgende Reagentien:

a. Schwefelsäure, ein sehr empfindliches Reagens, bringt einen weißen Niederschlag hervor.

b. Chromsaures Kali oder Natrum fällt die Bleyoxyde schön goldgelb.

c. Salzsäure und alle salzsauren Salze fällen die Bleyauflösungen weiß. Der Niederschlag, für sich geschmolzen, nimmt eine hornartige Beschaffenheit an. (Saturnus cornuus, Hornbley, salzsaures Bley.) Alle erhaltenen Niederschläge liefern, mit Kohle geschmolzen, ein Bleykorn.

Anmerkung. Außer den Weinen findet man bisweilen das Bier bleyhaltig, wenn es in bleyernen Pfannen abgekühlt worden; auch das Trinkwasser, welches durch bleyerne Röhren geleitet worden. Selbst im Brodte, und in verschiedenen Oelen hat man Bleygehalt entdeckt.

Eisen (ferrum, Mars ♂. Fe.).

Physikalische Eigenschaften.

Ein, ungemein reichlich in der Natur verbreitetes, bläulichweißliches, sehr dehnbares und zähes Metall von mäßiger Härte und Schwere; in der Hitze erweichbar und schweißbar, aber ohne Zusatz in der stärksten Hitze der Porzellan- und Hochöfen nicht schmelzbar. Es gehorcht dem Magnete, und kann selbst magnetisch werden.

Chemische Eigenschaften.

Zum Schwefel hat es eine große Verwandtschaft. Mit Kohlenstoff in verschiedenen Verhältnissen verbunden, stellt es den Stahl und Graphit (Reißbley) dar. Den Sauerstoff entzieht es gern der feuchten Luft und dem Wasser, indem es das letztere dabei zersetzt. Wir kennen zwei Oxydationsstufen.

Das Eisen ist in allen Säuren auflöslich. Bei der Auflösung in einigen derselben oxydirt es sich auf Kosten des Wassers. Selbst die Kohlenstoffsäure greift es an. Durch die Gallussäure und den Gerbestoff wird es mit schwarzblauer und schwarzbrauner Farbe niedergeschlagen. Mit der Blausäure bildet das Eisenoxyd eine schöne blaue Farbe, das Berliner, Diesbacher oder Preußische Blau.

Auch haben die Eisenoxyde eine große Verwandtschaft zur Benzoësäure, und werden davon mit brauner Farbe niedergeschlagen.

Eisenpräparate und eisenhaltige Mittel.

a. Eisenfeile, gepulvertes Eisen (limatura martis praeparata, ferrum pulveratum).

Feilspäne von reinem, kupferfreiem Eisen werden in einem eisernen Mörser zerrieben und durchgebeutelt. Das Präparat muß einigen Metallglanz haben und nicht rostig seyn.

Prüfung.

Den Kupfergehalt der Eisenfeile entdeckt man sehr leicht, wenn damit digerirter Aetzammoniumliquor eine blaue Farbe annimmt.

Arzneygebrauch.

Man giebt es in Pulvern, Pillen, oder als Bissen (bolus.) mit Gewürzen, besonders mit Zimmt, zu Einem, fünf bis zehn Granen einigemal täglich.

Es pflegt ein übelriechendes Aufstoßen zu erregen, weil es sich im Magen, die wäßrige Feuchtigkeit zersetzend, oxydirt, und daher Wasserstoffgas entbunden wird. In größern Gaben und anhaltend gebraucht, vermehrt es die Stuhlgänge und färbt die Exkremente schwarz.

Gölis bedient sich bei rhachitischen Kindern folgender Mischung:

Ferri pulverat. ℨj.
Conchar. ppt. ℥ß.
Sachar. ℨij.

S. Dreimal täglich einen halben bis ganzen Theelöffel.

b. Graphit, Reißbley (graphites). Eine Verbindung aus Einem Theil Eisen mit neun Theilen Kohle; ein metallischglänzendes, fettig anzufühlendes und abfärbendes Mineral, welches neuerdings zum Arzneygebrauch empfohlen worden. Es darf nicht mit dem Wasserbley (Molybdaen.) verwechselt werden.

Eisenoxyde.

c. Ferrum oxydulatum nigrum, aethiops martialis, schwarzes Eisenoxydul, Eisenmohr.

Ein dunkelschwarzes, dem Magnete noch gehorchendes Pulver, welches in allen Säuren leicht aufgelöst wird. Seine vorgeschriebene Bereitung ist folgende: Aus einer Vitriolauflösung schlägt man durch kohlenstoffsaures Kali das Oxyd nieder, welches durch Glühen mit Oel in Oxydul verwandelt wird. Das auf diese Art dargestellte Oxydul enthält aber stets Kohle beigemischt, und ist nicht als ein reines Präparat zu betrachten. Daher kann man sich entweder des reinen, zerriebenen Eisenhammerschlags, oder eines Oxyduls bedienen, welches nach einer alten Methode, durch Uebergießen der Eisenfeile mit Wasser, wobei sich das Eisen auf Kosten des Wassers oxydulirt, bereitet worden ist.

Arzneygebrauch.

Das Eisenoxydul, welches leichter verdaut wird, als das metallische Eisen, bewirkt auch nicht das unangenehme Aufstoßen von Wasserstoffgas.

Man giebt es in derselben Form und Gabe, wie das Eisenpulver.

d. Braunes Eisenoxyd (ferrum oxydatum fuscum, crocus martis), Eisensafran.

Dargestellt durch anhaltendes Glühen der Eisenfeile (crocus martis adstringens), oder bereitet durch Fällung des Eisenoxyds aus Vitriol (crocus martis aperitivus).

Ein rothbraunes, nur in starker Salz-, Salpeter- und Essigsäure auflösliches Oxyd, welches ehedem, zu einigen Granen auf die Gabe, angewendet wurde.

Eisensalze.

e. Apfelsaures Eisenoxydul (extr. ferri pomatum, extract. martis cum succo pomorum), durch Kochen des Safts, oder Erwärmen eines Breies von Aepfeln mit Eisenfeile, und nachheriges Abdampfen bereitet.

Dieses Extrakt, ein mildes, angenehmes Eisenmittel, wird zu fünf Gran und drüber in Pillen oder als Elixir gegeben. In Zimmetwasser aufgelöst, bildet es die tinctura ferri pomata.

f. Essigsaures Eisenoxyd.

α. Eisenextrakt (extractum martis cum aceto),

durch Kochen starken Essigs mit Eisenfeile bereitet. Es wird wie das vorige angewendet, ist aber weniger angenehm.

β. Tinctura *Martis Zwelferi.* Eigentlich eine Auflösung des essigsauren Eisens in Weingeist. Eine Mischung aus essigsaurem Kali (Blättererde) und Eisenvitriol (schwefelsaurem Eisen) wird mit Weingeist digerirt.

Ein mildes, mit Unrecht vergessenes Eisenmittel, zu zwanzig bis dreißig Tropfen und mehr auf die Gabe anzuwenden.

Das vollkommne essigsaure Eisenoxyd mit Essigäther und Weingeist bildet die Klaprothsche Eisenkultur (tinctura ferri acetici aetherea, spiritus acetico-aethereus martiatus), ein rohes, schwer verdauliches Eisenmittel, welches zu zehn bis zwanzig Tropfen angewendet wird.

g. Weinsteinsaures Eisenoxydul.

Ein reines weinsteinsaures Eisensalz ist nicht offizinell, wohl aber eine Verbindung des sauren weinsteinsauren Kali's (Weinstein) mit Eisenoxydul.

α. Globuli tartari martiati, globuli martiales, Eisenkugeln, Stahlkugeln. Eisenfeile und gepulverter roher Weinstein werden mit Wasser zu einem Brei angerührt, und anhaltend gelinde erwärmt. Das Eisen oxydulirt sich dabei auf Kosten der Feuchtigkeit (daher unter Entweichung von Wasserstoffgas) und löst sich dann in der freien Säure des Weinsteins auf. Man bildet aus dem Brei Kugeln, und bedient sich derselben, gepulvert, zu Bädern. Auf ein Bad werden eine bis zwei Unzen genommen, und in einem Theil des Badewassers durch Kochen vorher aufgelöst.

β. Kali tartaricum martiatum, tartarus chalybeatus Angeli Salae, mars solubilis, ferrum potabile *Willisii*, vom Vorigen nur durch größere Reinheit verschieden, wird durch Kochen gereinigten Weinsteins mit Eisenfeile bereitet. Dieses Salz zerfließt leicht an der Luft und ist nicht krystallisirbar.

Man giebt es zu einem Skrupel, am Besten in Auflösung.

Zu den Mitteln, welche weinsteinsaures Eisen enthalten, gehört auch einigermaßen der Stahlwein (vinum martiatum, tinctura ferri vinosa), durch Digestion eines herben Weins mit Eisenfeile bereitet. Man giebt ihn eßlöffelweise.

h. Schwefelsaures Eisenoxydul (ferrum sulphuricum, vitriolum martis), grüner Vitriol, Kupferwasser.

Die Schwefelsäure geht mit beiden Eisenoxyden Verbindungen ein, und bildet mit dem Oxydul ein grünes, krystallisirbares, mit dem Oxyd ein braunes Salz.

Der käufliche grüne Vitriol enthält meistens Kupfer und Eisen, daher muß dieses Salz zum Arzneygebrauch durch Auflösung reiner Eisenfeile in verdünnter Schwefelsäure bereitet werden.

Es bildet hellgrüne Krystalle von einem süßlichen und stark zusammenziehenden Dintengeschmack, welche an der Luft zu einem weißlichen Pulver zerfallen, in Wasser leicht auflöslich sind, und länger der Luft ausgesetzt, allmählig braun werden, wobei das Eisenoxydul in Oxyd umgewandelt wird. Dasselbe geschieht auch, wenn dieses Salz geglüht wird.

Prüfung.

Ein Kupfergehalt wird durch den überschüssigen Zusatz des Aetzammoniumliquors zu einer Auflösung des Eisenvitriols erkannt, indem dabei anfänglich das Eisenoxyd schwarz gefällt, und nachher die überstehende Flüssigkeit blau gefärbt wird.

Arzneygebrauch.

Man giebt den Eisenvitriol in Pulvern, Pillen und Latwergen zu zwei bis zehn Gran, Erwachsenen zu einem Skrupel und drüber.

i. Salzsaures Eisen (ferrum muriaticum).

Das grüne salzsaure Eisenoxydul, durch Auflösung der Eisenfeile in Salzsäure dargestellt, bildet grüne Krystalle, welche in Wasser und Weingeist auflöslich sind, und an der Luft zerfließen.

In Weingeist aufgelöst, bildet es die salzsaure Eisentinktur (tinctura ferri muriatici), welche von fünf bis zu zehn Tropfen gegeben wird.

Durch Zusatz von Salpetersäure zu einer salzsauren Eisenoxydulauflösung entsteht salzsaures Eisenoxyd, welches eine braune Farbe hat, und nicht krystallisirt. Es zerfließt an der Luft zu einer braunen Feuchtigkeit. (Oleum martis.)

Diese Feuchtigkeit, mit Schwefeläther geschüttelt, giebt ihr Eisensalz an diesen ab, und es entsteht ein eisenhaltiger Aether, welcher, mit Weingeist gemischt, den *spiritus sulphurico-aethereus martiatus*, liquor anodynus martialis, tinctura tonico-neruina *Bestuscheff.*, die sogenannten Lamotteschen Tropfen darstellt.

Diese ätherische Auflösung des salzsauren Eisenoxyds verliert, den Sonnenstrahlen ausgesetzt, ihre schöne goldgelbe Farbe gänzlich; dieselbe kehrt aber im Schatten wieder zurück.

Man giebt dieses feine Eisenmittel zu fünf bis dreißig Tropfen, auf Zucker, in Wasser oder Wein, einigemal täglich.

Mit

Mit salzsaurem Ammonium verbunden, bildet das salzsaure Eisenoxyd den

Eisensalmiak, (ammonium muriaticum martiatum, flores salis ammoniaci martiales). Dieses Salz wird theils durch Vermischung des salzsauren Eisenoxydliquors mit Salmiak und nachheriger Inspissation, theils durch Sublimation des Salmiaks mit Eisenfeile bereitet, und auf die letztere Weise ein feineres und milderes Präparat gewonnen. Ein goldgelbes Salz von zusammenziehendem Geschmack und saffranartigem Geruch, welches an der Luft allmählig zerfließt.

Man giebt es zu zwei bis funfzehn Gran, am Besten in einer Auflösung, oder auch in Pillen.

Durch Digestion dieses Salzes mit Weingeist wird die tinctura martis aperitiva zubereitet.

Von den eisenhaltigen Mineralwassern.

Das Eisen macht einen wichtigen Bestandtheil vieler heilkräftigen Mineralwasser aus. Gewöhnlich befindet es sich in diesen Wassern in einem oxydulirten Zustande, und in den meisten mit Kohlenstoffsäure verbunden (als kohlenstoffsaures Eisenoxydul) eine Verbindung, welche von der Kunst keinesweges so innig und dauerhaft, als sie die Natur bereitet, nachgeahmt werden kann. Auch ist diese Verbindung höchst subtilisirt, und für den menschlichen Organismus aufnehmbar. Außerdem ist das Eisen in einigen Mineralwassern auch noch mit Schwefel- oder Salzsäure verbunden. Die wichtigsten Eisenwasser sind Folgende:

1) Spaawasser. Von angenehmen, geistig-eisenartigem Geschmack, und sehr klar.

Es enthält außer kohlenstoffsaurem Natrum und Kalk noch etwas Kochsalz, und ziemlich reichlich kohlenstoffsaures Eisenoxydul.

Man läßt es mit Milch oder auch mit Wein, am Besten aber rein trinken, zu einem bis vier Pfunden täglich.

2) Fachinger Wasser.

Außer den Bestandtheilen des Spaawassers enthält es noch etwas kohlenstoffsaure Magnesie und schwefelsauren Kalk.

Es wird wie das Vorige getrunken.

3) Kudowawasser.

Sehr reich an Eisen, enthält es außerdem noch kohlenstoffsaure Magnesie, kohlenstoffsauren Kalk, schwefelsaures und salzsaures Natrum und sehr viel Kohlenstoffsäure.

Man läßt ein bis höchstens drei Pfund täglich trinken.

4) Schwalbacher Wasser.

Hat fast die Bestandtheile des Kudowawassers, ist aber um Vieles schwächer.

5) Pyrmonter Wasser.

Der Trinkbrunnen enthält ziemlich viel kohlenstoffsaures Eisenoxydul, in nicht geringer Menge schwefel- und salzsaures Natrum, kohlenstoff-, schwefel- und salzsaure Magnesie, kohlenstoffsauren Kalk.

Er ist sehr klar, und von angenehmen, weinsäuerlichem Geschmack.

Man trinkt ihn, mit einem Pfund anfangend, bis zu vier und mehreren Pfunden täglich.

6) Driburger Wasser.

Von säuerlichem, adstringirendem Geschmack, reich an kohlenstoffsaurem Eisen, besonders aber an Glaubersalz, enthält es außerdem noch schwefel-, salz- und kohlenstoffsaure Magnesie, kohlenstoff- und salzsauren Kalk, und reichlich Kohlenstoffsäure.

7) Egerwasser.

Sehr klar, von säuerlichem, stechendem Geschmack. Seine Hauptbestandtheile sind kohlenstoffsaures Eisen, reichlich Glaubersalz, salz- und kohlenstoffsaures Natrum, und kohlenstoffsaurer Kalk.

Man trinkt es zu zwei bis vier Pfunden täglich.

Spießglanz, (stibium, antimonium.).

Physikalische Eigenschaften.

Zinnfarbig, sehr zerbrechlich, leicht schmelzbar und flüchtig.

Chemische Eigenschaften.

Mit Zinn, Zink, Kupfer, Quecksilber und andern Metallen verbindbar, verwandelt es sich im offenen Feuer, mit schwacher, röthlicher Flamme brennend, erst in ein braunes, zu Glas schmelzbares Oxydul, und dann in ein weißes Oxyd, welches die Natur einer Säure besitzt, feuerbeständig und in Säuren unauflöslich ist.

Darstellung.

Das Spießglanzmetall wird aus rohem Schwefelspießglanz (siehe unten) dargestellt, den man mit Salpeter und rohem Weinstein detonirt, und lange in Fluß erhält.

Aus diesem Metall goß man ehemals Becher (sogenannte Brechbecher, pocula vomitoria). Ein säuerlicher Wein, welchen man einige Zeit in solchen Bechern hatte stehen lassen, löste etwas von dem Metall auf, und bekam dadurch eine Brechen erregende Eigenschaft.

Auch verfertigte man Pillen daraus (pilulae aeternae), welche eine ähnliche Eigenschaft hatten.

Spießglanzoxyde und Bereitungen.

a. Spießglanzmetall mit Schwefel. (Stibium sulphuratum nigrum, antimonium crudum), rohes Spießglanz. Es wird durch bloßes Ausschmelzen der Spießglanzerze dargestellt.

Eine bleyfarbige, innerlich metallisch-glänzende, strahlenförmig krystallinische, abfärbende, zerreibliche Masse, welche im mäßigen Feuer schmilzt, und in verschlossenen Gefäßen sublimirbar ist.

Prüfung.

Das rohe Spießglanz enthält bisweilen Bley, auch wohl gar Arsenik.

Das Arsenik verräth sich zum Theil schon durch seinen Knoblauchsgeruch, wenn man ein wenig von dem verdächtigen Spießglanz auf Kohlen verflüchtigt; auch erzeugen die Dämpfe des arsenikhaltigen Spießglanzes auf einer polierten, darübergehaltenen Kupferplatte einen weißen Fleck. Allein sicherer ist folgende Methode. Man löst das Spießglanz durch Kochen reiner Salpetersäure auf, neutralisirt die Auflösung mit Kali, und wendet nun die im Abschnitte, welcher vom Arsenik handelt, angegebenen Reagentien an.

Das Bley bleibt zurück, wenn man das rohe Spießglanz in verschlossenen Gefäßen sublimirt.

Weniger schädlich sind die Beymischungen von Eisen und Manganoxyd.

Das Eisen giebt sich durch eine gelbliche, das Manganoxyd durch eine grünliche Farbe zu erkennen, wenn man das rohe Spießglanz durch Detonation mit vielem Salpeter in weißes Oxyd (Antimonsäure) verwandelt.

Arzneygebrauch.

Man giebt das rohe Spießglanz, auf dem Präparirstein fein zerrieben (antimon. crud. laevigatum), in Pulvern, Pillen oder Morsellen (morsul. restaurantes *Kunkel.*) zu fünf bis zehn Granen. Man muß dabei den Gebrauch der Säuren vermeiden, und verbindet daher sehr zweckmäßig, um etwa vorhandene Magensäure zu tilgen, dasselbe mit absorbirenden Mitteln, z. B. Magnesia, Krebssteinen.

Eine sehr zweckmäßige Zubereitung des rohen Spießglanzes ist die Spießglanztinktur (tinctura antimon.) der österreichischen Pharmakopöe. Aus einem Theil rohen Schwefelspießglanz und zwei Theilen kohlenstoffsauren Kali wird durch Schmelzen eine Spießglanzschwefelleber bereitet, und in der doppelten Menge Weingeist aufgelöst. Man giebt sie als auflösendes Mittel zu fünf bis zwanzig Tropfen, als Brechmittel in größeren Gaben.

b. Braunes Spießglanzoxyd (stibium oxydatum, stibium oxydulatum fuscum, crocus antimonii, crocus metallorum).

Nach der vorgeschriebenen Bereitung (durch Detonation mit Salpeter) enthält dieses Oxyd noch Schwefel, und ist daher nur zum Theil in Säuren auflöslich.

Es hat heftige und unsichere, Brechen erregende und giftige Eigenschaften, und wird daher jetzt nur zur Bereitung des Brechweinsteins angewendet.

Geschmolzen stellt es das vitrum antimonii, ein röthlichbraunes, kaum durchscheinendes Glas dar, welches dieselben Eigenschaften hat.

Das alte vinum antimoniatum *Huxhami* ward durch Digestion eines sauren Weins mit diesem Glase bereitet.

Ehedem rührte man das feingepulverte Spießglanzglas in geschmolzenes Wachs (vitrum antimonii ceratum) und wähnte dadurch seine heftigen Wirkungen gleichsam einzuhüllen.

c. Spießglanzsäure, unvollkomnne (acidum antimoniosum), weißes, vollkommnes Spießglanzoxyd (stibium oxydatum album, antimonium diaphoreticum, cerussa antimonii, materia perlata).

Eine weiße, schwere Substanz, gewöhnlich noch etwas Kali enthaltend, weil es durch Verpuffung einer Mischung aus einem Theil Schwefelspießglanz und drei Theilen Salpeter dargestellt wird. Ehedem ward auch das unausgesüßte Produkt dieser Detonation (antimonium diaphoreticum non ablutum) gebraucht.

Spießglanzsalze.

d. Salzsaures Spießglanzoxydul, oder vielmehr Oxyd, in flüssiger Form unter dem Namen Spießglanzbutter (butyrum antimonii, liquor stibii muriatici) offizinell, wird folgendermaßen bereitet:

Zwei Unzen braunes Spießglanzoxyd werden mit sechs Unzen getrockneten Kochsalzes gemischt, und in einer Glasretorte vier Unzen starke Schwefelsäure, mit zwei Unzen Wasser verdünnt, hinzugegossen. Die Salzsäure des Kochsalzes, durch die Schwefelsäure vom Natrum geschieden, verbindet sich mit dem Spießglanzoxyd, und geht damit in die Vorlage über.

Durch Verdünnung mit Wasser läßt die Spießglanzbutter ein basisches, salzsaures Spießglanzoxydul in Gestalt eines weißen Pulvers (*pulvis Algarothi*, mercurius vitae) fallen, welches jedoch ein höchst unsicheres, mit Recht vergessenes Arzneymittel ist.

Die Spießglanzbutter wird nur äußerlich, als ein heftiges Aetzmittel angewendet.

e. Weinsteinsaures Spießglanzoxyd.

Offizinell ist ein dreifaches Salz, bestehend aus Kali, Weinsteinsäure und Spießglanzoxyd, unter den Namen Brechweinstein (*kali tartaricum stibiatum*, tartarus stibiatus, *tartarus emeticus*), Brechsalz. Dieses

Trpelsalz erscheint in fast achteckigen, weißen, glänzenden, halbdurchsichtigen Krystallen, von scharfem Metallgeschmack, an der Luft zerfallend, in vierzehn Theilen Wasser bei der mittleren Temperatur auflöslich. Seine Auflösung röthet das Lackmuspapier.

Bereitung.

Gleiche Theile gepulverter, gereinigter Weinstein und braunes Spießglanzoxyd, werden in einem gläsernen oder Porzellangefäß eine Stunde hindurch und länger mit einer hinreichenden Menge destillirten Wassers gekocht, noch heiß filtrirt, zum Krystallisationspunkt abgedampft, und der Krystallisation überlassen. Die zurückgebliebene Lauge wird noch einmal bis zum Krystallpunkte abgedampft. Alle Krystalle werden gesammelt, und in einem steinernen Mörser zerrieben.

Prüfung.

Dieses wichtige Arzneymittel kann verschiedene, seine Wirkung hemmende, ändernde, oder gar nachtheilige Beimischungen enthalten, und ist daher einer sorgfältigen Prüfung zu unterwerfen.

1) Einen Eisengehalt dieses Salzes erkennt man schon an der grünlichen Farbe desselben, noch mehr aber durch einen grünlichen Niederschlag, welchen die Gallustinktur in einer Auflösung hervorbringt.

2) Das Kupfer verräth sich durch blaue Farbe, wenn Aetzammoniumliquor im Ueberschuß einer Auflösung des Brechweinsteins beigemischt wird; oder noch besser durch Glühen desselben und nachheriger Digestion des Rückstandes mit Aetzammoniumliquor.

3) Salzsäure (wenn Algarothpulver zur Bereitung des Brechweinsteins genommen ward) erkennt man durch einen weißen, am Lichte schwarzwerdenden Niederschlag,

welchen schwefelsaures Silber in einer Auflösung hervorbringt.

4) Weinsteinsauren Kalk entdeckt man durch folgendes Verfahren. Ein Theil Brechweinstein wird in funfzig Theilen destillirten Wassers aufgelöst. Ein entstehender Niederschlag wird mit schwacher Salzsäure behandelt, und was sich darin nicht auflösen will geglüht. Es giebt, wenn das Salz weinsteinsauren Kalk enthielt, kohlenstoffsauren Kalk.

5) Weinsteinsaures Kali verräth sich schon durch das Feuchtwerden des Brechsalzes, noch sicherer aber, wenn ein Theil Brechweinstein mit zwei Theilen Wasser geschüttelt, filtrirt, und der klaren Flüssigkeit der achte Theil Essigsäure zugemischt wird, wo Weinstein (tartarus depuratus) niederfällt.

Arzneygebrauch.

Man wendet den Brechweinstein entweder als Brechmittel, oder in kleineren Gaben (per epicrasin) zu andern Zwecken an.

Als Brechmittel, wo er auch zugleich den Stuhlgang vermehrt, giebt man ihn allmählig zu drei bis vier Granen.

Tartari stibiati, *grana tria*,

Aquae destillatae simplicis, *uncias duas*.

Solo. S. Alle acht Minuten eßlöffelweise bis zur Wirkung.

Im andern Falle löst man zwei, drei bis vier in acht bis zwölf Unzen Wasser auf, und läßt davon zwei- bis dreistündlich eßlöffelweise nehmen.

Die Anhänger des Contrastimulus geben ihn täglich zu acht bis funfzehn Granen und drüber. Er soll nur in den ersten Tagen Erbrechen und Laxiren erregen, nachher aber keine heftigen Wirkungen mehr äußern. Auch setzt man den Brechweinstein in kleinen Gaben andern Mitteln zu, z. B. einigen sogenannten auflösenden Pillenkompositionen. Sehr gut vertragen sich diese kleinen Zusätze mit Auflösungen von Glaubersalz, Salpeter, essigsaurem Kali und Ammonium, weinsteinsaurem und zitronensaurem Kali.

Zwei Gran Brechweinstein, in einer Unze Wein aufgelöst, geben den Brechwein (vinum stibiatum, emeticum), welcher besonders Kindern theelöffelweise als Brechmittel gegeben wird.

Aber auch äußerlich wird der Brechweinstein als wäßrige Auflösung, Salbe oder Pflaster angewendet, um einen eigenthümlichen, pustulösen Hautausschlag hervorzubringen. Die wäßrige Auflösung muß in der Unze von zehn Gran bis zu einer halben Drachme enthalten; zu einer Salbe (ungt. rosatum) oder einem Pflaster (ceratum resinae pini) rechnet man auf eine Unze eine halbe bis zwei Drachmen.

Als Klystier wendet man den Brechweinstein, in doppelter Gabe in Wasser aufgelöst, ebenfalls an. Alle Alkalien, Pflanzenstoffe, und besonders die adstringirenden und gallussäurehaltigen zersetzen den Brechweinstein, und müssen bei seinem Gebrauch vermieden werden.

Nachtheilige und giftige Wirkungen.

Das Spießglanz gehört zu den stärker wirkenden Metallen. Selbst im regulinischen Zustande in den Magen gebracht, wird es von den Säften angegriffen, und äußert Brechen erregende Wirkungen, wie die ewigen Pillen beweisen.

Spießglanzdämpfe erregen Erstickungszufälle und selbst Blutsturz.

Der Brechweinstein würde, innerlich gegeben, wohl höchst nachtheilige Wirkungen in größern Gaben erzeugen, wenn er nicht zugleich auf Brechen und Stuhlgang wirkte, und dadurch alsbald ausgeleert würde. Geschieht dies nicht, so bringt er eine, oft sogar tödtliche Vergiftung hervor, welche sich durch folgende Kennzeichen charakterisirt, und schon bei Gaben von sechs bis zehn Granen beobachtet worden ist.

Heftige und andauernde Zusammenziehungen des Schlundes, welche eben das heilsame Erbrechen unmöglich machen, herber Geschmack, Schluchsen (singultus), gänzliches Unvermögen zu schlucken, häufige Stuhlgänge, heftige Magenschmerzen, Schwindel, Ohnmachten, Beklemmungen, Konvulsionen, Schmerzen in den Beinen, Magenentzündung und Tod.

Nach Magendie wirkt der Brechweinstein, in größeren Gaben sowohl innerlich angewendet, als in die Venen injizirt, besonders nachtheilig auf die Lungen. Man findet nach dem Tode das Lungengewebe hepatisirt, mit Blut überfüllt, von orangegelber oder veilchenblauer Farbe, zusammengezogen und nicht knisternd.

Behandlung der Brechweinsteinvergiftung.

Ist noch kein Erbrechen erfolgt, so befördere man dasselbe durch reichliches laues Wasser, Butterwasser, Wasser mit Oel, Kitzeln des Zäpfchens. Gegen den Schlundkrampf, welcher das Erbrechen oft unmöglich macht, hat sich, außer antispasmodischen Einreibungen, in mehreren Fällen das Anlegen von Blutegeln sehr hülfreich bewiesen.

Wenn der Kranke dennoch nicht bricht, so gebe man ihm reichlich eine verdünnte Abkochung der gelben China, welche vermöge ihres eigenthümlichen Prinzips den Brechweinstein zersetzt und unwirksam macht. Zu demselben Zwecke dient auch eine dünne Abkochung der Eichenrinde, der Galläpfel.

Bei heftigem und übermäßigem Brechdurchfall dient das Opium. Im nöthigen Falle muß antiphlogistische Behandlung eintreten.

Hat bereits viel Erbrechen statt gefunden, und fehlen heftige Schmerzen im Schlunde und Unterleibe, so ist oft laues Wasser, reichlich getrunken, hinreichend, alle üblen Folgen zu beseitigen.

Entdeckung des Brechweinsteins in Flüssigkeiten und in dem Ausgebrochenen.

Die Gallussäure verräth am sichersten den Brechweinsteingehalt durch einen schmutzigweißen, gelieferten Niederschlag, welcher, mit Salpetersäure behandelt, Salpetergas entwickelt, und Antimonsäure (weißes Spießglanzoxyd) zurückläßt.

Schwefelwasserstoffwasser in geringer Menge zugesetzt, fällt einen Goldschwefel, in größerer Menge einen dunkelbraunrothen Kermes. Dasselbe leisten die Schwefelalkalien.

Kalkwasser bringt einen reichlichen weißen Niederschlag hervor, aus weinsteinsaurem Kalk mit weinsteinsaurem Spießglanzoxyd bestehend.

In rothem Wein gelöst, giebt der Brechweinstein mit Schwefelammonium einen gelbrothen Niederschlag, welcher grün ausfällt, wenn man das Schwefelammonium im Ueberschuß hinzusetzt. Gallustinktur erzeugt in einer solchen Auflösung ein violettes Präzipitat. In Thee aufgelöst, vermag die Gallustinktur nicht, den Brechweinstein zu entdecken, das Schwefelammonium aber schlägt ihn dunkelroth nieder.

Am sichersten beweist zuletzt die Reduktion dieser Niederschläge das Daseyn des Spießglanzes.

f. Hydrothionsaures Spießglanzoxyd, Schwefelwasserstoffspießglanzoxyd (stibium hydrothionicum, sulphur stibiatum rubrum, kermes minerale, pulvis Carthusianorum.

Ein feines, weiches, braunrothes Pulver, im Feuer vollkommen flüchtig, in reiner Aetzlauge vollkommen auflöslich, durch Licht und Luft zersetzbar, indem der Wasserstoff entweicht, der Schwefel zurückbleibt, und das Spießglanzoxyd sich in Antimonsäure umwandelt. Mit Säuren übergossen, entwickelt es Schwefelwasserstoffgas. Es besteht aus Spießglanzoxyd, Hydrothionsäure (Schwefelwasserstoff) und etwas Schwefel.

Bereitung.

Zwei Theile rohes Schwefelspießglanz werden mit einen Theil kohlenstoffsauren Natrum zusammengeschmolzen, die dadurch entstandene Masse in dem Achtfachen ihres Gewichts Wasser aufgelöst, und noch heiß filtrirt. Beim Erkalten sondert sich daraus der Kermes ab.

Arzneygebrauch.

Das Mittel wird in Pulvern und Pillen zu dem achten Theil eines Grans, bis zum ganzen Gran verschrieben. Säuren und säuerliche Salze müssen vermieden werden. Auch darf es nicht in einer Schüttelmixtur mit Zuckersaften verschrieben werden, weil diese leicht säuern, und dann Schwefelwasserstoffgas aus dem Kermes entwickeln.

Mit Kalomel verträgt sich der Kermes recht gut. In größeren Gaben erregt er Erbrechen und Durchfall, und wirkt giftig.

Geschwefeltes hydrothionsaures Spießglanzoxyd (stibium hydrothionicum sulphuratum, sulphur stibiatum aurantiacum, sulphur auratum antimonii) Goldschwefel.

Dieses Präparat besteht aus Spießglanzoxyd, Hydrothionsäure und Schwefel in größerer Menge. Es hat eine schöne Orangefarbe, ist leicht, zart, geschmack- und geruchlos, im Feuer vollkommen flüchtig, nicht vollkommen in Aetzlauge auflöslich.

Bereitung.

Gleiche Theile rohes Schwefelspießglanz und Schwefelblumen werden in Aetzlauge durch Kochen aufgelöst, und aus dieser Auflösung durch verdünnte Schwefelsäure niedergeschlagen.

Arzneygebrauch.

Man giebt den Goldschwefel in Pulvern und Pillen, und unter denselben Vorsichtsmaaßregeln, wie den Kermes, von einem Viertel-Gran bis zu drei Granen.

Der andauernde Gebrauch, sowohl des Kermes als des Goldschwefels, erzeugt bisweilen eine plötzliche Schwäche, welche sich besonders im Nervensystem und seinen Verrichtungen zu erkennen giebt.

Die Spießglanzseife (sapo stibiatus), deren Grundlage ebenfalls Goldschwefel ist, wird folgendermaßen bereitet. Ein Theil Goldschwefel wird mit drei Theilen Aetznatrum und sechszehn Theilen Wasser bis zur Auflösung gekocht, und dann aus dieser Auflösung durch Zusatz von drei Theilen Mandelöl und gelindes Abrauchen eine Seife gebildet. Auch kann man zu der Auflösung in Aetzlauge medizinische Seife hinzusetzen.

Diese Seife wird in Pillen von sechs bis zu zwölf Granen gegeben.

Durch Auflösung derselben in tinctura kalina und destillirtem Wasser entsteht der liquor saponis stabiati (tinctura antimonii *Jacobi*), welche zu funfzehn bis zwanzig Tropfen gegeben wird.

h. Schwefelkalk mit hydrothionsaurem

Spießglanzoxyd (calcarea sulphurato-stibiata, calx antimonii cum sulphure), Schwefelspießglanzkalk, spießglanzhaltige Kalkschwefelleber.

Ein wirksames Präparat von unangenehmen, scharfem Geschmack und Schwefelgeruch, in Wasser durch Kochen auflöslich, und durch alle Säuren, selbst Kohlenstoffsäure, zersetzbar.

Seine Bereitung ist folgende: Frischgebrannter, reiner Kalk (am besten gebrannte Austerschalen) eine und eine halbe Unze, Goldschwefel eine halbe Unze, werden in kochendem Wasser aufgelöst und zur Trockne abgedampft. Die trockne und gepulverte Masse wird in kleinen wohl verstopften Gläsern aufbewahrt.

Arzneygebrauch.

Am zweckmäßigsten bedient man sich dieses Mittels in Form einer Auflösung. Eine Drachme desselben wird in einem verdeckten irdenen Topfe mit fünf Pfunden Wasser gekocht, bis vier Pfund übrig bleiben. Diese Abkochung bewahrt man in gut verstopften Flaschen, und läßt anfänglich täglich ein Pfund, allmählig mehr, bis zu vier und fünf Pfunden nehmen. Man läßt schleimiges Getränk nachtrinken. Auch geben es einige Aerzte in Pillen und Pulvern, zu zwei bis sechs Granen.

Zu Bädern bedient man sich einer halben bis ganzen Unze.

Zink, (zincum), Spiauter (♂. Zi.).

Physikalische und chemische Eigenschaften.

Blauweiß, von krystallinischem Gefüge, in mittler und höherer Temperatur spröde, in mittler Hitze dehnbar, kann in verschlossenen Gefäßen sublimirt werden, ist leichtflüssig, brennt im offenen Feuer mit heller, weißer, blendender Flamme, wobei es sich in ein weißes, feuerbeständiges Oxyd umwandelt.

Es ist in den meisten Säuren leicht auflöslich, und oxydirt sich dabei in vielen Fällen auf Kosten des Wassers.

Prüfung.

Das aus den Hüttenwerken gelieferte Zink ist selten rein, und muß zum medizinischen Gebrauch auf folgende Weise gereinigt werden. Man läßt es bei mäßigem Feuer im Tiegel fließen, und wirft, unter beständigem Umrühren mit einem eisernen Stabe, Stückchen Schwefel hinein. Es bilden sich aus den beigemischten Metallen und dem Schwefel, welcher mit dem metallischen Zink keine Verbindung eingeht, Schlacken. Diese werden entfernt, und man wirft aufs Neue Schwefelstückchen hinein, bis keine Schlackenbildung mehr statt findet.

Den Bleygehalt des Zinks erkennt man an einem weißen Niederschlage, welcher bei der Auflösung desselben in Schwefelsäure, oder beim Zusatz dieser Säure zu einer salpetersauren Zinkauflösung entsteht.

Die andern Beimischungen werden sicherer im Zinkoxyd erkannt, wo ich auch das zu diesem Zwecke nöthige Verfahren angegeben habe.

a. Weißes Zinkoxyd (Zincum oxydatum album, flores zinci, luna fixata *Ludemanni*, lana philosophica), Zinkblumen.

Ein weißes, geschmack- und geruchloses, in fast allen Säuren leicht auflösliches Oxyd des Zinks.

Es wird entweder durch Verbrennen des Zinks in einem offnen Tiegel, oder durch Auflösung desselben in einer Säure, und Niederschlagung mit Kali oder Natrum bereitet. Das auf die letzte Weise dargestellte Zinkoxyd enthält Kohlenstoffsäure, welche durch Glühen desselben entfernt werden muß.

Prüfung.

Die Methode, einen Bleygehalt im Zink zu entdecken, habe ich bereits oben angegeben.

Eisen verräth sich durch eine bleibende gelbe Farbe des Zinkoxyds nach dem Glühen; noch mehr aber durch einen blauen Niederschlag, oder durch eine bläuliche Trübung, welche blausaures Kali in einer salpetersauren Zinkoxydauflösung erzeugt.

Kupfer entdeckt man durch ueberschüssige Zumischung des Aetzammoniumliquors zu einer schwefelsauren Auflösung des Zinkoxyds, welches übrigens selbst in Aetzammoniumliquor auflöslich ist. Die Auflösung wird, im Falle daß Kupfer vorhanden ist, blau.

In der neuesten Zeit hat man im schlesischen Zink ein neues Metall entdeckt, das Kadmium, welches, ehe man es erkannte, zu der Besorgniß eines Arsenikgehalts des genannten Zinks Veranlassung gab.

Das kadmiumhaltige Zinkoxyd hat eine etwas gelbliche Farbe. Aus einer schwefelsauren Auflösung präzipitirt Schwefelwasserstoffwasser, oder Hahnemannsche Weinprobe, einen gelben, dem Arsenikpräzipitat vollkommen ähnlichen Niederschlag, welcher sich indessen durch seine Feuerbeständigkeit leicht vom Schwefelarsenik unterscheiden läßt. Genaue Versuche haben gelehrt, daß das Kadmium keine nachtheiligen Wirkungen besitzt.

Die sogenannte Tutia und das Nihil album sind unreine Zinkoxyde, welche äußerlich angewendet werden.

Arzneygebrauch.

Das Zinkoxyd wird in Pulvern, mit Zucker, bei Kindern von einem halben Gran bis zu zwei Granen und drüber gegeben.

Auch bereitet man daraus, indem man es durch

Gummi

Gummi in einer Auflösung schwebend erhält, ein Augenwasser.

Es äußert durchaus keine giftigen Wirkungen auf den Organismus, und erregt in größern Gaben höchstens Uebelkeiten, Erbrechen, etwas Leibschmerzen und Durchfall.

b. Schwefelsaures Zinkoxyd (zincum sulphuricum, vitriolum zinci, vitriolum album).

Weiße, säulenförmige Krystalle, an der Luft zerfallend, von strengem, säuerlichem Geschmack. In Wasser sehr leicht, in Weingeist nicht auflöslich. Das Salz wird durch Alkalien, Schwefelverbindungen und Neutralsalze, so wie durch Gerbestoff zersetzt.

Bereitung.

Reines Zink wird in wässriger Schwefelsäure aufgelöst, und die Auflösung zum Krystallpunkte abgeraucht.

Arzneygebrauch.

Als Brechmittel giebt man es von fünf Granen bis zu einem Skrupel in einer wässrigen Auflösung, als krampfstillendes Mittel zu dem achten Theil eines Grans bis zu einem ganzen Gran, in Auflösung, Pulver und Pillen. Z. B. in asthenischen Krämpfen, selbst in Epilepsie bei schwachen Kranken in folgender Form:

Zinc. sulphur. crystall. *scrupul. dimid.*
Extr. cort. peruvian. frig. parat. *drach. unam.*
f. pilul. *vinginti.*

Die Gabe ist zwei bis drei Mal zwei bis vier Pillen täglich.

Nachtheilige Wirkungen.

Zu den eigentlichen Giften kann dieses Metallsalz nicht gezählt werden. Doch wirkt es in übermäßigen Gaben nachtheilig durch allzuheftige Anstrengung des Magens.

Man sucht in einem solchen Falle das Erbrechen durch reichliches Trinken von Milch zu erleichtern, und giebt auch wohl, um das Salz zu zersetzen, Kali, oder Krebssteine.

Der Zinkvitriol wird auch äußerlich als Waschwasser, und sehr häufig als Augenwasser (zu fünf bis zehn Granen auf sechs Unzen destillirten Wassers) angewendet.

Der käufliche, weiße Vitriol ist sehr unrein, und kann nur zum äußerlichen Gebrauch benutzt werden.

Neuerdings hat man das blausaure Zinkoxyd im Magenkrampf empfohlen. Das *zincum hydrocyanicum* wird durch Vermischung einer Auflösung des blausauren Eisenkali's und schwefelsauren Zinks dargestellt. Hufeland empfiehlt es zu ein bis vier Gran, zwei bis drei Mal täglich. Es erregt leicht Uebelkeit.

Wismuth (bismuthum, marcasita, ♉.).

Ein röthliches Metall von blättrigem Gefüge, sehr leicht flüssig, in verschlossenen Gefäßen sublimirbar, im offnen Feuer mit röthlicher Flamme verbrennend, mit Quecksilber, Zinn, Blei und Zink verbindbar.

a. Salpetersaures Wismuthoxyd (bismuthum subnitricum, bismuthum nitricum praecipitatum, magisterium marcasitae, Blaue d'Espagne, sonst bismuthum oxydatum album).

Eine basische Verbindung des Wismuthoxydes mit Salpetersäure, in Wasser kaum löslich, vom Lichte gelblich, von Schwefel- und Phosphordämpfen braun und schwärzlich werdend.

Bereitung.

Reines Wismuthmetall wird in Salpetersäure aufgelöst, und die Auflösung mit vielem destillirten Wasser verdünnt. Das basische salpetersaure Wismuth fällt als ein zartes, krystallinisches, blendend weißes Pulver nieder.

Prüfung.

Es kommt bisweilen mit Bleiweiß vermischt im Handel vor. Mit starkem Essig digerirt, erzeugt Schwefelwasserstoffwasser, wenn Blei vorhanden war, einen schwärzlichen Niederschlag in den abfiltrirten Essig.

Arzneygebrauch.

Es wird in Pulvern, mit etwas Gewürz (Muskatblüthe), zu einem bis vier Gran täglich, gegeben. Mit drei Theilen Fett gemischt, bildet es eine gute Salbe, in psorischen Hautkrankheiten anwendbar.

Nachtheilige Wirkungen.

Das salpetersaure Wismuth äußert in größeren Gaben allerdings nachtheilige Wirkungen, und hat sich, bei Thieren, nach damit angestellten Versuchen, in nicht geringem Grade giftig bewiesen. Es verursacht Beängstigungen, Beklemmungen, Ekel, Erbrechen, Diarrhöe oder Verstopfung, das Gefühl von Hitze auf der Brust, Zittern, Schwindel, Schlafsucht.

Gegenmittel.

Besonders empfiehlt man Milch, und reichlich süße und schleimige Getränke.

Braunsteinmetall (manganium ♂.).

Ein grauweißes, glänzendes, glasartig brüchiges Metall, nicht flüchtig, in drei Verhältnissen mit dem Sauerstoff verbindbar.

a. Schwarzes Braunsteinoxyd (manganium oxydatum nigrum, magnesia vitriariorum).

Ein Oxyd, mit dem Maximum von Sauerstoff verbunden, in Säuren nur nach Entziehung eines Theils Sauerstoff auflöslich. Erhitzt, haucht es reichlich säurezeugendes Gas aus, und wird, weil es zugleich ein wohlfeiles, sehr häufig vorkommendes Mineral ist, zur Darstellung des Sauerstoffgases (siehe säurezeugenden Stoff) benutzt.

Arzneygebrauch.

Man giebt es innerlich zu fünf bis zwanzig Gran und drüber, in Pulvern und Pillen.

Auch sind in neueren Zeiten das phosphorsaure, salzsaure und essigsaure Manganoxyd, in der Gabe von fünf bis zehn Granen, empfohlen worden.

Es sind größtentheils krystallisirbare Salze, welche durch Auflösung des schwarzen Manganoxyds in den genannten Säuren bereitet werden. Diese Auflösung gelingt aber nur bei dem Zusatz eines brennbaren Stoffes, z. B. des Zuckers.

Arsenik (arsenicum, regulus arsenici, o-o.).

Physikalische und chemische Eigenschaften.

Ein bleifarbiges, sehr zerbrechliches Metall, welches an der Luft bald schwarz wird, in verschlossenen Gefäßen sublimirt werden kann, im offnen Feuer aber oxydirt wird, und als ein dicker, weißer, stark nach Knoblauch riechender Dampf entweicht. Dieser Dampf legt sich an kältere Körper als ein weißer Staub an.

Das Arsenik hat eine starke Verwandtschaft zum säurezeugenden Stoff, und ist dreier Oxydationsstufen fähig.

Erste Stufe. Schwarzes Arsenikoxydul. (Fliegenpulver oder Kobolt ist ein solches unreines Oxyd.)

Es zerfällt, bei der Auflösung in Salzsäure, in Arsenikmetall und weißes Arsenikoxyd, welches letztere sich eigentlich nur in der Salzsäure auflöst.

Zweite Stufe. Weißes Arsenikoxyd, arsenigte Säure (acidum arsenicosum).

Eine feste, schwere, milchweiße, glasartig glänzende Substanz, von scharfem, süßlichem Nachgeschmack, in der Hitze, doch nur beim Zusatz von etwas Brennbarem, daher auf Kohlen, mit Knoblauchsgeruch sich verflüchtigend, schmelzbar.

In der mittleren Temperatur ist es ungefähr in achtzig Theilen Wasser löslich; doch hat man bisher darüber noch nichts Gewisses ausmitteln können. Auch lösen es die ätherischen und fetten Oele auf. Mit Säuren bildet es metallische Mittelsalze, und verhält sich dabei wie jedes andre Metalloxyd. Mit Kalien hingegen geht es ebenfalls salzartige Verbindungen ein, und tritt dabei in den Rang einer Säure.

Arzneygebrauch.

Der weiße Arsenik sowohl, als seine Verbindungen mit Kalien, werden als innerliches und äußerliches Arzneymittel angewendet, obgleich sein Gebrauch wohl nur in verzweifelten Fällen, und in Krankheiten, welche, jedem andern Arzneymittel trotzend, gewissen Tod drohen, oder von, auf keine andre Weise zu lindernden Qualen begleitet werden, zu billigen ist.

Nur aus dem Leichtsinn unsers Zeitalters kann es erklärt werden, daß manche Aerzte dieses fürchterliche, jede Lebensregung, selbst das Pflanzenleben anfeindende Gift, in jedem Wechselfieber, selbst in leichteren Krampfkrankheiten (z. B. in Veitstanz) anzuwenden wagen. Es mag wahr seyn, daß bei einer vorsichtigen Anwendung des

Arseniks nur selten alsobald üble Folgen bemerkbar werden. Aber wer vermag zu bestimmen, wie lange die Nachwirkung eines Giftes dauert, dessen Natur wir erst in neuern Zeiten durch genaue Versuche recht kennen gelernt haben; wer vermag zu bestimmen, um wie viel die Einwirkung eines solchen Mittels die, dem Individuum bestimmte Lebensdauer verkürzt?

Das Arsenik darf nur in Auflösungen, nie in andrer Form gegeben werden, und zwar so, daß möglichst kleine Gaben gereicht werden können. Es giebt dazu verschiedene Formeln, deren Vorzüglichere ich hier anführen will.

1. Fowler's Arseniksolution, nach Brera:
Weißes Arsenikoxyd, dreißig Gran *(grana triginti)*, *(gr. XXX.)*,
destillirtes Wasser, sechs Unzen,
halbkohlenstoffsaures Kali *(kali carbonic. sal tartari)* eine halbe Drachme,
einfaches Zimmtwasser, zwei Unzen,
werden zusammen einige Tage lang im Sandbade bei mäßiger Wärme digerirt und alsdann filtrirt.

Die Gabe ist vier, sechs bis funfzehn Tropfen in einer halben Tasse destillirten Wassers, zwei bis höchstens vier Mal täglich.

2. Harleß *liquor antipyreticus:*
Weißes Arsenikoxyd, dreißig Gran *(grana trigint.)*, *(gr. XXX.)*
werden in sechs Unzen destillirten Wassers einen Tag lang digerirt, und dann hinzugesetzt kohlenstoffsaures Natrum, eine halbe Drachme in zwei Unzen einfachen Zimmtwassers gelöst.

Das Ganze wird einige Stunden digerirt, durch

feine Leinewand geseiht, und so viel Zimmtwasser hinzugesetzt, daß sein Gewicht acht Unzen beträgt.

Die Gabe ist wie beim Obigen. Zehn Tropfen enthalten den zehnten Theil eines Grans arsenigtsauren Natrums.

3. Lefebure's Arseniksolution zum innerlichen Gebrauch beim Krebs:

Weißes Arsenikoxyd, vier Gran *(grana quatuor)*, *(gr. IV.)*

werden durch Kochen in zwei und dreißig Unzen destillirten Wassers gelöst, und das verdunstete Wasser wiederum ersetzt.

Davon nimmt der Kranke alle Morgen einen Eßlöffel mit eben so viel Milch, und mit einer halben Unze syrupus diacodion. Er bekommt also auf die Gabe (den Eßlöffel zu einer halben Unze gerechnet) den sechszehnten Theil eines Grans. Nach acht Tagen nimmt er zwei Eßlöffel, und auf diese Weise bis höchstens zu sechs Eßlöffeln (d. i. drei achttheile eines Grans) gesteigert werden.

Zum äußerlichen Gebrauch empfiehlt Baumann im Krebs folgende Formel:

weißes Arsenikoxyd,
Salpeter,
kohlenstoffsaures Kali,
gepulverte Arumwurzel,
von Jedem gleiche Theile,
Glanzruß, so viel als nöthig zur grauen Farbe.

In diesem Pulver wird ein Plümaceau aus Baumwolle, mit Speichel befeuchtet, umhergewälzt, und alsdann aufgelegt. Nachdem Entzündung und Schmerz den höchsten Grad erreicht haben, entsteht gemeiniglich eine tiefe Furche im Geschwür, welche mit einem Liniment aus

Eygelb und Terbenthin verbunden wird. Bei der chirurgischen Behandlung sind alle metallene Instrumente zu vermeiden.

Praktische Kautelen beim Arsenikgebrauch.

Da der Gebrauch des Arseniks mit so großer Gefahr verbunden ist, wenn man nicht die höchste Vorsicht dabei anwendet; so glaube ich mich zu einer kleinen Abschweifung von dem Zwecke dieses Handbuches, durch Anführung dessen, was der treffliche Hartmann in seiner dynamischen Pharmakologie beim Gebrauch des Arseniks anführt, einigermaßen berechtigt.

Der Arsenik darf nur in den schwersten, keinem andern bekannten Mittel weichenden Krankheiten gegeben werden.

Die Gaben dieses Mittels sind mit der größten Vorsicht einzutheilen, und nur in längern Zwischenräumen zu geben, damit nicht die folgende Gabe die Wirkung der vorhergehenden steigere.

Sobald verdächtige Symptome, z. B. Erbrechen, Leibschmerzen, Gliederzittern, entstehen, muß das Mittel alsbald ausgesetzt werden. Man giebt Milch, Emulsionen, Opium, bei dringendern Symptomen selbst milde Brechmittel, Kali, Schwefelleber? Seife.

Die Lebenskraft muß beim Gebrauch des Arseniks durch tonische, bittre und inzitirende Mittel unterstützt werden. Der Kranke muß eine leichte, gelind ernährende Diät führen. Wein und alle starken Gewürze, so wie Säuren, sind sorgfältig zu vermeiden.

Giftige Wirkungen des Arseniks.

Der Arsenik, in allen Formen und Verbindungen, ist Gift im engsten Sinne des Wortes. Seine tödtende Einwirkung dehnt sich auf Alles aus, was da lebt, selbst auf die niedrigsten Thiere, auf alle Pflanzen, und selbst auf die, in den Saamenkörnern schlummernden Keime.

Auf den menschlichen Organismus wirkt es nicht blos als ein ätzendes, sondern als ein, die Lebenskraft in ihrem innersten Wesen zerstörendes Gift. In kleineren Gaben, zu dem sechsten oder vierten Theile eines Grans einige Zeit fortgegeben, bewirkt es eine ungemein große Schwäche, Auflösung des Blutes, örtliche Lähmungen, Anästhesie, hektisches Fieber, Kachexie und tödtliche Abzehrung.

In Gaben von einem bis fünf Gran, tödtet es mehr oder weniger schnell.

Die häufigsten Symptome der Arsenikvergiftung sind: herber Geschmack, stinkender Athem, Brennen und Hitze in den Präkordien, Schlundkrampf, Speichelfluß, Schluchsen, Erbrechen einer braunen Materie, große Angst, Ohnmachten, blaue Ringe um die Augen. Der Magen stößt Alles wieder aus, ein Gefühl unerträglicher Hitze verbreitet sich über den ganzen Körper, das Gesicht verfällt, es stellen sich Delirien und Konvulsionen ein, und endlich erfolgt ein, oft qualvoller Tod. Am Körper findet man Brandflecke, besonders am Hodensacke. Oft fallen Haare und Nägel aus.

Sehr große Gaben Arsenik tödten in wenigen Minuten. Aehnliche Wirkungen äußert, auch äußerlich unvorsichtig angewendet, der Arsenik. Man hat einige Beispiele von Arsenikvergiftung durch Einbringung einer beträchtlichen Menge Arsenik in den Muttergang bei Weibern. Der Tod dieser Unglücklichen erfolgte unter den gewöhnlichen Erscheinungen der Arsenikvergiftung, zu welchen sich aber noch die Symptome der Gebärmutterentzündung gesellten.

Der Dunst des Arseniks erzeugt, eingeathmet, große

Trockenheit des Mundes und Halses, erregt Niesen und verursacht Engbrüstigkeit, trocknen Husten, Erbrechen, Schwindel, Kopfweh, Gliederzittern und tödtliche Lungenschwindsucht.

Behandlung der Arsenikvergiftung.

Ist das Arsenik noch im Magen zu vermuthen, so muß sich der Arzt bestreben, durch reichliches Trinken lauer Milch, oder des Honigwassers, bis zur Ueberfüllung des Magens, durch Kitzeln des Zäpfchens, Erbrechen zu erregen. Ferner dient reichliches schleimiges Getränk, Zuckerwasser, laues Wasser mit Honig.

Schwefelalkalien wirken theils zu reitzend auf den, ohnedies meistens entzündeten Magen, theils sind sie nicht im Stande, den Arsenik, der gewöhnlich in fester Gestalt, als Pulver genommen worden ist, unschädlich zu machen. Eben so wenig ist dies vom Schwefelwasserstoffwasser (flüssige Hydriothionsäure) zu vermuthen, und genaue Versuche haben dargethan, daß diese Mittel keineswegen das leisten, was man sich ehemals von ihnen versprach. Der Gebrauch der Oele und fettigen Mittel ist durchaus zu vermeiden, weil sie das Arsenikoxyd aufzulösen vermögen.

Ward eine Auflösung des Arseniks genommen, dann möchte vom Schwefelwasserstoffwasser etwas zu hoffen seyn.

Zur Nachkur, und besonders wenn keine Entzündung vorhanden, dienen Opium, eisenhaltige Kalischwefelleber, Eisenvitriol, Kohle, isländisch Moos, vor Allen aber natürliche Schwefelwasser, innerlich und zum Bade angewendet, z. B. das Wasser zu Warmbrunn. In Ermangelung der natürlichen sind künstliche Schwefelwasser anzuwenden.

Einige Aerzte empfehlen auch das ätherische Anisöl, innerlich angewendet und in den Unterleib eingerieben.

Ein stärkendes Verfahren, der Gebrauch bittrer Extrakte, der Chinarinde und zuletzt des Eisens, muß noch lange nachher fortgesetzt werden.

Prüfung arsenikhaltiger Flüssigkeiten, des Ausgebrochenen und des Inhalts des Magens und Darmkanals nach dem Tode.

Findet sich noch ein Ueberrest des Giftes in Substanz vor, als Pulver, so wird derselbe leicht an den oben angegebenen chemischen Eigenschaften des Arsenikoxyds, besonders an den weißen Dämpfen und dem Knoblauchsgeruch, welche es, auf glühende Kohlen geworfen, verbreitet, erkannt.

Um ganz sicher zu gehen, kann man jedoch etwas von dem vorgefundenen Pulver mit Kohlenpulver und Borax vermengen, und der Reduktion unterwerfen.

Sind Flüssigkeiten des Arsenikgehalts verdächtig, so bedient man sich der unten angegebenen Reagentien. Im Falle, daß die Flüssigkeiten allzu dunkel gefärbt sind, wie z. B. rother Wein, Bier, um die Farbe der Niederschläge gehörig zu erkennen, ist es nöthig, dieselben vorher zu entfärben. Dies geschieht entweder durch Vermischung mit flüssiger oxydirter Salzsäure, oder, indem man oxydirt salzsaures Gas hindurch streichen läßt. In einigen Fällen entsteht bei dieser Behandlung ein gelber Niederschlag von den, durch die oxydirte Salzsäure ausgeschiedenen und oxydirten färbenden Stoffen. Dieser muß vorher durch Filtriren entfärbt werden.

Nun vertheilt man die zu prüfende Flüssigkeit in mehreren Portionen, und behandelt diese einzeln mit folgenden Prüfungsmitteln, deren einzelne Anzeigen, zusammentreffend, einen hohen Grad der Wahrscheinlichkeit rücksichtlich des Arsenikgehalts geben.

a. Schwefelsaures Ammonialkupfer (*cuprum sulphurico-ammoniatum*). Eine mäßig starke Auflösung desselben, in die verdächtige Flüssigkeit getröpfelt, erzeugt einen apfelgrünen Niederschlag. (Scheelsches Grün, Kupferoxyd mit arsenigter Säure.)

Dasselbe thut in vielen Fällen auch eine Auflösung des schwefelsauren Kupfers. Schweflichte Säure bringt, nach Kerner, einen ähnlichen Niederschlag hervor.

Anmerkungen. Wenn die zu prüfende Flüssigkeit Gallerte enthält, z. B. Fleischbrüche, so fällt das Ammonialkupfer keinen grünen, sondern erst später und langsam einen blaulichweißen Niederschlag.

Kupfervitriolauflösung in ein Zwiebeldekokt getröpfelt, bringt einen grünen, dem Scheelschen Grün vollkommen ähnlichen Niederschlag hervor, der aber sein Nichtbestehen aus Arsenik bei der Reduktionsprobe zu erkennen giebt.

b. Schwefelwasserstoffammonium (*ammonium hydrosulphuratum*) bewirkt einen gelben Niederschlag. (Operment.)

Anmerkung. Schwefelkali giebt anfänglich einen weißen Niederschlag, der erst beim überschüssigen Zusatz desselben röthlich erscheint.

c. Salpetersaures Silber präzipitirt gelb, (arsenigtsaures Silberoxyd). Der Niederschlag wird am Lichte schwarzgrau; Salpetersäure löst ihn leicht auf. Im offnen Feuer entweicht der Arsenik (d. h. auf Kohlen) mit Knoblauchsgeruch, und regulinisches Silber bleibt zurück.

Marcet empfiehlt folgendes Verfahren: Die Oberfläche der zu prüfenden Flüssigkeit wird mit zwei Glasstäbchen berührt, deren eines mit Aetzammoniumliquor, das andre mit einer starken Auflösung von salpetersaurem Silber befeuchtet ist. In dem Augenblick, wo sich beide Glasstäbchen berühren, entsteht ein gelber, in Aetzammonium löslicher Niederschlag.

Anmerkung. Ich habe mich von dem Erfolge dieses Versuchs überzeugt, aber auch bemerkt, daß nur in sehr klaren und fast wasserhellen Flüssigkeiten die kleine gelbe Wolke, welche der Niederschlag bildet, erkannt werden kann. Sollte diese Erscheinung nicht erfolgen, so hat man das eine Glasstäbchen zu reichlich mit Ammonium benetzt, und der wirklich entstehende Niederschlag wird alsbald vom Aetzammoniumliquor aufgelöst. Sobald man aber das andre Stäbchen reichlicher mit Höllensteinauflösung befeuchtet, wird der Versuch gelingen.

d. Kalkwasser verursacht in der Regel einen weißen Niederschlag (arsenigtsaures Kalk), welcher in einem Uebgrschuß von Arsenikauflösung wiederum aufgelöst wird.

Nachdem nun die genannten Reagentien angewendet worden, und einstimmig Anzeigen für die Gegenwart des Arseniks gegeben haben, präzipitirt man denjenigen Theil der Flüssigkeit, aus welchem der Arsenikgehalt noch nicht gefällt worden ist, vollends mit Kalkwasser, sammelt alle Niederschläge, und stellt daraus durch die, unten näher beschriebene Reduktion, metallischen Arsenik dar.

Doch kann man auch vorher noch mit einem Theil der Flüssigkeit einen Versuch machen, durch welchen selbst der kleinste Gehalt an Arsenik dargethan wird. Man bringt die beiden (goldnen) Poldräthe einer mäßig starken, galvanischen Säule in die zu untersuchende Flüssigkeit. Enthielt sie Arsenik, so bekömmt der negative Drath einen schwarzen Ueberzug von metallischem Arsenik, welcher sich bei Erhitzung des Golddraths durch seinen Knoblauchsgeruch zu erkennen giebt.

Die Untersuchung des Ausgebrochenen erfordert, daß man die Flüssigkeit sich absetzen lasse, und dann behutsam abgieße, um mit der Lupe im Bodensatz die etwa vorhandenen, glasartig glänzenden, Splitterchen substantiellen Arseniks zu erkennen. Die abgegossene Flüssigkeit wird mit destillirtem Wasser gekocht, filtrirt, im nöthigen Falle durch oxydirte Salzsäure entfärbt, und dann mit den obengenannten Reagentien behandelt.

Zur Entdeckung des im Magen und Darmkanal enthaltenen Arseniks, verdient Valentin Rose's Verfahren als das vorzüglichste angegeben zu werden.

Der Inhalt des Magens und Darmkanals, so wie diese Theile selbst, in kleine Stücke zerschnitten, werden mit einer hinlänglichen Menge destillirten Wassers, welchem eine oder einige Drachmen Aetzkali zugesetzt worden, eine Viertelstunde lang aufgekocht. Die durchgeseihte, fürs erste noch trübe Flüssigkeit, erhitzt man nun abermals bis zum Kochen, und mischt während des Kochens so lange Salpetersäure hinzu, bis sie eine hellgelbe Farbe angenommen hat, und einigermaßen klar geworden ist. Dies geschieht, um das Fett zu oxydiren und abzusondern. Zu der wiederum filtrirten, und ins Sieden gebrachten Flüssigkeit mischt man jetzt reichlich kochendes Kalkwasser. Es entsteht ein weißer Niederschlag, welcher gesammelt, getrocknet und der Reduktion unterworfen wird.

Schrader's Verfahren weicht von dem Rose'schen darin ab, daß der Mageninhalt und die zerschnittenen Theile, mit Hinweglassung des Aetzkali's; in Wasser gekocht, und alsbald mit Salpetersäure behandelt werden.

Wenn nur wenig Arsenik zu vermuthen ist, so bedient man sich zur Fällung zweckmäßiger statt, des Kalkwassers, des Schwefelwasserstoffammoniums im Ueberschuß, welches, besonders wenn noch etwas Salzsäure hinzugesetzt wird, vermögend ist, auch aus sehr verdünnten Flüssigkeiten allen Arsenikgehalt zu fällen.

Orfila läßt den Inhalt des Magens und der Gedärme, wie auch das Ausgebrochene, geradezu bis zur Trockne abdampfen, mischt dann denn Rückstand mit Kali, und unterwirft ihn der Reduktion.

Die Reduktion ist der letzte entscheidende Beweis für das Vorhandenseyn des Arseniks. Die erhaltenen getrockneten Niederschläge, oder (nach Orfila) der Rückstand von der Abdunstung, werden in einer kleinen Retorte oder Glasröhre mit Kali oder Borax und Kohle erhitzt. Beim stärkeren Glühen dieses Gemisches, legt sich das Arsenikmetall als ein Metallspiegel an die Wölbung der Retorte, oder an den obern Theil der Glasröhre, und kann nun gesammelt und gewogen werden. Sollte so wenig Arsenik vorhanden seyn, daß bei der Reduktion in der Wölbung der Retorte oder im obern Theil der Glasröhre nur ein schwacher grauer Anflug statt des Metallspiegels sich zeigt, so reibt man diesen mit einem Stückchen feinen weißen Papiers vorsichtig vom Glase ab. Die grau geschmutzten Stellen dieses Papiers, mit einem polirten Metalle gerieben, bekommen Metallglanz.

In einigen Fällen hat man in den Leichen erwiesen mit Arsenik Vergifteter, wenn sie bereits Monate lang begraben gelegen, vergeblich nach Arsenik geforscht, und daher angenommen, daß das, bei der Verwesung sich entwickelnde Wasserstoffgas den Arsenik aufgelöst habe. Daher soll man in dergleichen Fällen zuvörderst das im Magen und Darmkanal enthaltene Gas auffangen und mit Salpetersäure in Berührung setzen, welche den Arsenik auszuscheiden vermag. Welper hat zuerst auf das mumienartige Austrocknen der Leichen nach Arsenikvergiftung aufmerksam gemacht. Andre (Jäger, Otto) fanden diese Austrocknung nicht.

Dritte Oxydationsstufe des Arseniks.

Arseniksäure (acidum arsenicicum). Von strengem, saurem Geschmack, in hohem Grade giftig, auf Kohlen, nachdem sie ihres Sauerstoffs beraubt ist, mit weißen Knoblauchsdämpfen entweichend, sonst nur vor dem Knallgebläse und im Porzellanofen zu verflüchtigen, trocken und glasartig darstellbar, in Wasser auflöslich, mit Weingeist einen Aether bildend, welcher sich ganz wie Schwefeläther verhält. Das salpetersaure Silber erzeugt in der flüssigen Arseniksäure einen dunkelziegelrothen Niederschlag. Kalk und Baryt werden davon aus ihren Verbindungen gefällt.

Man bereitet die Arseniksäure durch Kochen des weißen Arseniks mit Salpetersäure.

Schwefelverbindungen des Arseniks.

Wir kennen zwei, als Mineral vorkommende Verbindungen des Arseniks mit Schwefel, nämlich das Operment, gelben Schwefelarsenik (*auripigmentum*), und den rothen Arsenik (arsenicum rubrum, realgar). Man kann diese Verbindungen auch künstlich darstellen, doch wirken diese als heftige Gifte, welches bei den natürlichen nur in einem geringen Grade der Fall ist. Doch fand Smith sie allerdings auch giftig. Daher empfiehlt Klaproth das Operment zum innerlichen Gebrauch statt des weißen Arseniks.

Durch Verbindung des Aetzkalks mit Operment zu einer arsenikhaltigen Schwefelleber, entsteht die sogenannte türkische Salbe, deren man sich zum Wegbeitzen der Haare, nicht ohne Gefahr bedient.

Me=

Metalloide.

Kalium, Kalimetalloid (kalium).

Es hat einen Silberglanz, schmilzt schon von der Wärme der Hand, und oxydirt sich sehr bald an der Luft. Es ist leichter als Wasser, und entzündet sich auf demselben mit heller Flamme. Mit Quecksilber bildet es ein Amalgam.

Man stellt es dar, indem man möglichst trockenes Aetzkali zwischen die Poldräthe einer galvanischen Batterie von beträchtlicher Stärke bringt, wo es sich am negativen Drath sammelt. Auch gewinnt man es durch Glühen des Aetzkali's mit Kohle, in der stärksten Glühhitze, vor dem Knallgebläse, im Porzellänfeuer.

a. Kaliumoxydhydrat (oxydum kalii hydratum, Hydras kalicus, $\ddot{\text{H}} + 2$ aq., kali purum, kali causticum, alkali vegetabile causticum), Aetzkali, das Oxyd des Kalimetalloids, mit Wasser in chemischer Verbindung.

Physikalische und chemische Eigenschaften.

Nicht krystallisirbar, von feurigem, ätzendem Geschmack und Laugengeruch, zerstörend, vorzüglich auf thierische Substanzen wirkend, an der Luft zerfließend, in Wasser und Weingeist auflöslich. Mit Säuren geht es Salzverbindungen ein, mit Schwefel bildet es Schwefelleber, mit fetten Oelen und Harzen weiche Seifen, mit Kieselerde Glas, welches, bei einem größern Gehalt an Kali, in Wasser auflöslich ist. (Kieselfeuchtigkeit.)

Darstellung.

Eine Auflösung des halbkohlenstoffsauren Kali's mit reinem, ätzendem Kalk gekocht, wird von diesem seines Gehalts an Kohlenstoffsaure beraubt. Die abgeklärte

Flüssigkeit (Aetzlauge, lixivium causticum, liquor kali caustici) bis zur Trockne abgedunstet, geschmolzen und in Formen gegossen, stellt das trockne und geschmolzene Aetzkali dar (kali causticum siccum, fusum, lapis causticus chirurgorum).

Durch Digestion und Auflösung des reinen Kali's in Weingeist, entsteht die sogenannte tinctura kalina, tinctura antimonii acris sonst genannt.

Prüfung.

Das Aetzkali wird mit Salzsäure übersättigt, bis zur Trockne abgedunstet, und wiederum in destillirtem Wasser aufgelöst. Ein zurückbleibendes, rauh anzufühlendes Pulver, verräth den Gehalt an Kieselerde.

Durch Uebersättigung dieser Auflösung mit Ammonium, erkennt man an einem flockigen Niederschlag den Gehalt an Thonerde.

Setzt man zu der wiederum filtrirten Flüssigkeit etwas halbkohlenstoffsaures Kali, so offenbart sich ein Gehalt an Kalkerde durch einen weißen Niederschlag.

Enthielt das Aetzkali schwefelsaures Kali, so giebt salzsaures Baryt mit der Auflösung einen weißen, unauflöslichen Niederschlag.

Einen weißen, am Lichte schwarzwerdenden Niederschlag, bringt salpetersaures Silber in der Auflösung hervor, wenn das Kali salzsaures Kali enthielt.

Arzneygebrauch.

Zum innerlichen Gebrauch bedient man sich des liquor kali caustici in der Gabe von zwei bis fünf Tropfen, mit einer schleimigen Flüssigkeit verdünnt. Als Aetzmittel dient das geschmolzene Aetzkali selbst, oder seine starke Auflösung. Als ein äußerliches Reitzmittel läßt man einen bis zehn Gran desselben in einer Unze Wasser auflösen.

zum Auswaschen der Wunde nach dem Bisse eines wasserscheuen Thieres, muß die Auflösung eine halbe Drachme Aetzkali in der Unze Wasser enthalten.

Die Gabe der tinctura kalina ist anfänglich zehn Tropfen in einer Unze destillirten Wassers.

Giftige Wirkungen.

Das reine Kali ist, wegen seiner schnellzerstörenden Wirkung, in größeren Gaben ein, bald tödtlich wirkendes Gift. Doch wird es nicht leicht zu Vergiftungen angewendet, weil sein heftig brennender Geschmack das Niederschlucken desselben fast unmöglich macht. Als Gegenmittel empfiehlt man Essig und reichliches schleimiges Getränk.

Verbindungen des Kali's.

Kali mit Schwefel (kali sulphuratum, hepar sulphuris salinum).

Trocknes Kali mit trocknem Schwefel zusammengeschmolzen, giebt eine Verbindung, welche nur aus Kali und Schwefel besteht. Sobald sie aber mit Feuchtigkeit in Berührung kommt, oder in Wasser aufgelöst wird, bildet sich durch Zersetzung des Wassers, auf dessen Kosten sich ein kleiner Theil des Schwefels in Salpetersäure verwandelt, Hydrothionsäure (Schwefelwasserstoff), und also eine dreifache Verbindung aus Kali, Schwefel und Hydrothionsäure.

Das Schwefelkali erscheint als eine leberfarbige, nach faulen Eyern riechende, an der Luft bald zerfließende und in Wasser leicht auflösliche Masse, welche durch eine längere Einwirkung der Luft zersetzt wird, indem, unter Absorbtion von Sauerstoffgas, sich schwefelsaures Kali bildet, und Schwefel ausgeschieden wird. Der Zusatz einer jeden Säure zerlegt dieselbe ebenfalls durch Ausscheidung des Schwefels und der Hydrothionsäure.

Bereitet wird die Schwefelleber gewöhnlich durch Zusammenschmelzen zweier Theile halbkohlenstoffsauren Kali's mit einem Theil Schwefel.

Arzneygebrauch.

Man giebt die Schwefelleber in Form einer wässrigen Auflösung, zu fünf bis zehn Granen drei Mal täglich.

Kali sulphurati, *drachmam.*

Aquae destillatae, *uncias sex.*

Solve S. Drei Mal täglich einen Eßlöffel mit Haferschleim.

Auf ein Schwefelbad rechnet man eine Unze Schwefelleber. Auch wendet man eine wässrige Auflösung äußerlich an. Eine Auflösung der Schwefelleber in ätherischem Wachholderbeerenöl bildet das Elixir antigoutteux der Franzosen. Hierher gehören auch Garnett's antipthisische Pillen; aus gleichen Theilen Kardobenedikten-Extrakt und Schwefelleber und zwei Theilen Kohlenpulver bestehend. Von zwei Gran Pillen werden vier Mal täglich 15 bis 20 gegeben.

Mit fetten Oelen bildet das Kali weiche Seifen, z. B. den Fischthran.

Auch war ehedem eine Harzseife, nämlich aus Kali und dem Harze des Terbenthinöls bestehend, unter dem Namen des sapo Starkayanus offizinell.

Kalisalze.

a. Kali mit Schwefelsäure (kali sulphuricum, sulphas kalici, tartarus vitriolatus, arcanum duplicatum, sal polychrestes Glaseri, sal de duobus).

Ein krystallisirbares, festes Salz, an der Luft unveränderlich, von salzigbitterm Geschmack, in sechszehn Theilen kalten, und fünf Theilen siedenden Wassers auflöslich, in Weingeist unauflöslich.

Es wird gelegentlich bei der Trennung der Salpetersäure aus dem Salpeter durch Schwefelsäure gewonnen. Durch Kalk, Barytsalze und Weinsteinsäure wird es zersetzt.

Arzneygebrauch.

Als Purgiermittel giebt man es zu zwei bis sechs Drachmen, sonst zu zehn bis dreißig Granen als Pulver mit Zucker, oder in einer wässrigen Auflösung. Die Schwefelsäure geht auch im Ueberschuß eine Salzverbindung mit dem Kali ein (kali sulphuricum acidum, bisulphas kalici), welche krystallisirbar ist, und stark sauer reagirt und schmeckt. Sie wird nur zum technischen und pharmazeutischen Gebrauch angewendet.

a. Kali mit Salpetersäure (kali nitricum, nitras kalici, nitrum, nitrum prismaticum, ⦶.).

Lange, prismatische, glänzende, halbdurchsichtige Krystalle, welche an der Luft unverändert bleiben, und wenn sie erhitzt werden, gern in der Mitte entzwei springen, von bitterem, salzigem, kühlendem Geschmack, in gleichen Theilen heißen, und im siebenfachen Gewicht kalten Wassers auflöslich. In Weingeist unauflöslich. Mit brennbaren Körpern gemischt und entzündet, verpufft der Salpeter. Er wird durch Schwefel- und Phosphorsäure zersetzt.

Prüfung.

Glaubersalz entdeckt man durch einen weißen Niederschlag, welcher salzsaures Baryt in einer Salpeterauflösung hervorbringt.

Magnesie verräth sich durch eine Trübung beim Zusatz von halbkohlenstoffsaurem Kali.

Kochsalz wird sehr leicht durch Zusatz einer Auflösung von salpetersaurem Silber entdeckt, welches einen weißen, am Lichte schwarzwerdenden Niederschlag erzeugt. Hundert Gran eines solchen Niederschlags beweisen einen Gehalt von zweiundvierzig Gran Kochsalz.

Arzneygebrauch.

Man giebt den Salpeter in Pulvern mit Zucker, in wässrigen Auflösungen oder in Emulsionen, am zweckmäßigsten mit einem Zusatz von arabischem Gummi, zu fünf, zehn bis funfzehn Granen. Ein Zusatz von Brechweinstein veranlaßt keine Zersetzung.

Giftige Wirkungen.

In größern Gaben, zu einigen Drachmen bis einer Unze, wirkt der Salpeter gleich einem tödtlichen Gifte, erregt heftiges Magenweh, fürchterliche Angst, höchst mühsames Erbrechen, Blutbrechen und Purgieren, Konvulsionen, Aphonie, allgemeine Todtenkälte und oft schon in wenigen Minuten den Tod.

Als Gegenmittel dient Ueberfüllung des Magens mit lauen Flüssigkeiten bis zum Erbrechen, und reichliches schleimiges Getränk.

c. Kali mit Salzsäure (kali muriaticum, murias kalici, sal digestivus, sal febrifugus).

Ein auflösliches, salzigschmeckendes, krystallisirbares Salz, jetzt außer Gebrauch. Das oxydirtsalzsaure Kali (kali muriaticum hyperoxygenatum, chloras kalici), (siehe unten oxygenirte Salzsäure) welches bereitet wird, indem man oxygenirt salzsaures Gas durch eine Auflösung von kali carbonicum streichen läßt, ist in neueren Zeiten als Arzneymittel angewendet worden. So empfiehlt es z. B. Rust zu 5 bis 10 Granen im Schleimfluß der Blase.

d. Kali mit Essigsäure (kali aceticum, acetas kalici, terra foliata tartari, $\overline{\nabla}$).

Nicht krystallisirbar, an der Luft zerfließend, von warmen, stechendsalzigem Geschmack, in Wasser und Weingeist auflöslich.

Bereitet wird es durch Sättigung gereinigten kohlenstoffsauren Kali's mit destillirtem Essig und gelinder Abdunstung bis zur Trockne.

Da es leicht zerfließt, so bewahrt man es am zweckmäßigsten in flüssiger Form (liquor kali acetici), entstanden durch Auflösung eines Theils in zwei Theilen Wasser.

Prüfung.

Einen Bleygehalt, welcher möglich ist, wenn das Salz in Fabriken durch doppelte Wahlverwandtschaft aus Bleyzucker bereitet ward, entdeckt die Hahnemannsche Weinprobe durch einen schwärzlichen Niederschlag.

Arzneygebrauch.

Man giebt dieses Salz in wässriger Auflösung zu zehn Gran bis zwei Scrupel. Auch wird eine Auflösung desselben in Weingeist (zwei Drachmen in einer Unze), zu dreißig bis vierzig Tropfen, als ein gelindes harntreibendes Mittel angewendet. Berends wendet es bei Wassersuchten gern in folgender Form an:

kali acetici, *drachm. duas.*
Spiritus vini rectif., *unc. unam.*

Solve digerendo. Die Gabe ist dreißig bis vierzig Tropfen.

Ein, schleimige Theile enthaltendes essigsaures Kali ist Boerhave's Digestivliquor, bereitet durch Sättigung des halbkohlenstoffsauren Kali's mit rohem Essig.

Kali carbonici depur., *drachmas duas*,
satur. aceti vini crudi, *q. S.*
adde
aquae destillatae, *uncias duas.*

S. Zweistündlich einen Eßlöffel.

e. **Kali mit Weinsteinsäure.**

Das Kali besitzt eine starke Neigung, mit Säuren, außer der neutralen, noch eine andre Verbindung mit Ueberschuß der Säure einzugehen. Dies gilt besonders in Beziehung auf die Weinsteinsäure.

α. Neutrales weinsteinsaures Kali (kali tartaricum, tartras kalici, tartarus tartarisatus).

Ein leicht auflösliches, an der Luft zerfließendes, etwas scharf salzig schmeckendes Salz. Sobald es mit freier Weinsteinsäure, oder auch nur mit andern Säuren in Berührung kommt, welche einen Theil seiner Basis, des Kali's, zu sättigen vermögen, wird es in saures, weinsteinsaures Kali (Weinstein) umgewandelt.

Man bereitet es, indem man die freie Säure des sauren weinsteinsauren Kali's (gereinigten Weinsteins) mit Kali sättigt, und die Salzlauge zur Trockne abdunstet.

Prüfung.

Einen Kupfergehalt, welchen das Salz von den Gefäßen, in welchen es bereitet ward, angenommen haben könnte, entdeckt man durch eine blaue Färbung, sichtbar werdend bei dem Zusammenschütteln mit Aetzammoniumliquor.

Arzneygebrauch.

Als Purgiermittel wendet man es zu einer halben bis ganzen Unze an, sonst zu zehn Granen bis einer Drachme, am besten in wässriger Auflösung.

β. Saures weinsteinsaures Kali (kali tartaricum acidum, bitartras kalici, tartarus depuratus, crystalli tartari, cremor tartari, ♀.).

Es schießt als unreines Salz in den Weinfässern an (tartarus crudus, albus et ruber), und wird durch Auflösung und Krystallisation gereinigt. Es erscheint in unregelmäßigen Krystallen, oder setzt sich beim Abdunsten als Salzhäutchen ab. (Cremor tartari) hat einen angenehm sauren Geschmack, ist in kaltem Wasser schwer auflöslich, und erfordert vierzehn Theile kochenden Wassers zu seiner Auflösung.

Prüfung.

Kupfer entdeckt man durch Aetzammoniumliquor. Ein Gehalt von schwefelsaurem Kali wird an einem weißen, in Salpetersäure unauflöslichen Niederschlag erkannt, welcher Bleyessig in einer Auflösung des Weinsteins erzeugt.

Alaun giebt beim Zusatz von kohlenstoffsaurem Kali einen gallertartigen Niederschlag.

Arzneygebrauch.

Man giebt den gereinigten Weinstein in Pulverform, mit Zucker, zu einem Scrupel und darüber, oder läßt ihn, mit Wasser abgekocht, eine bis zwei Drachmen auf das Quart, zum gewöhnlichen Getränk trinken. Sehr zweckmäßig wird er schleimigen Getränken, Abkochungen von Hafergrütze oder Altheewurzel hinzugesetzt.

Dreifache Salze.

Weinsteinsaures Kalinatrum (kali tartaricum natronatum, kalinatrum tartaricum, tartras natrici et kalici, tartarus natronatus, sal de Seignette, sal rochellensis seu rupellensis).

Aus Kali, Natrum und Weinsteinsäure bestehend, bildet dieses Salz große vieleckige Krystalle von mild salzigbitterm Geschmack, welche an der Luft weiß werden, und leicht in Wasser, doch nicht in Weingeist auflöslich sind.

Dieses Salz wird durch jede Säure, auch durch Bittersalz zerlegt.

Bereitet wird es durch Sättigung der freien Säure des Weinsteins mit Natrum.

Arzneygebrauch.

Man giebt es in Pulvern und in Auflösung, als Purgiermittel zu einer halben bis zwei Unzen, sehr zweckmäßig in Fleischbrühe. Als kühlendes und auflösendes Mittel beträgt die Gabe einen Scrupel bis zu einer Drachme.

Weinsteinsaures Kaliammonium (kali ammonium tartaricum, tartarus ammoniatus, tartarus solubilis).

Besteht aus Kali, Ammonium und Weinsteinsäure, ist kristallisirbar, und hat einen scharfen bitterlichen Geschmack. An der Luft werden die Krystalle bald weiß, und das Salz verliert seinen Gehalt am Ammonium.

Bereitet wird es durch Sättigung des Weinsteins mit kohlenstoffsaurem Ammonium. Sein Arzneygebrauch ist dem des Seignettsalzes gleich.

Vierfaches Salz.

Weinsteinboraxsaures Kalinatrum (kalinatrum tartarico-boracicum, tartarus boraxatus, cremor tartari solubilis).

Aus Kali, Natrum, Borax- und Weinsteinsäure bestehend, sehr leicht auflöslich, eine gummiartige, an der Luft zerfließende Masse darstellend, von herbem, saurem Geschmack. Es reagirt auch stark sauer.

Man bereitet es durch Sättigung der freien Säure des Weinsteins mit Borax, und der saure Geschmack, so wie die saure Reaction dieses Salzes, sind schwer zu erklären.

Man giebt dieses Salz wie das weinsteinsaure Kali. Es hat eine kräftige, purgierende Wirkung.

f. Kali mit Kleesäure, saures kleesaures Kali,

Kleesalz (kali oxalicum acidum, oxalium, sal acetosellae).

Auch die Kleesäure besitzt eine große Neigung, sich mit dem Kali im Ueberschuß zu verbinden, und so ein säuerliches Salz, welches im Saft der rumex acetosa und der oxalis acetosella enthalten ist, darzustellen.

Dieses Salz ist schwer in Wasser, noch schwerer in Weingeist auflöslich. Es wird jetzt nicht zum Arzneygebrauch angewendet.

In größern Gaben, zu zwei Drachmen bis einer halben Unze, wirkt es wie ein tödtliches Gift, und erzeugt brandige Magenentzündung. Als Gegenmittel empfiehlt man Kreide oder Kalk, mit Wasser angerührt.

g. Kali mit Zitronensäure (kali citricum). Eine unreine Salzverbindung des Kali's und Zitronensafts ist unter dem Namen Kali citratum, sal absynthii citratum offizinell. Eine bräunliche, an der Luft zerfließende Masse von sehr unangenehmen Geschmack, an deren Stelle weit besser eine frisch bereitete Sättigung des Kali's mit Zitronensaft angewendet wird.

Kali carbonici depur., *drachmas duas*,
satura succi citri recens expressi, *q. s.*
adde
Aquae destillatae, *uncias duas.*

S. Alle 2 Stunden einen Eßlöffel voll.

Soll diese Sättigung keine freie Kohlenstoffsäure enthalten, so darf sie nur eine kurze Zeit hindurch erwärmt werden.

h. Kali mit Kohlenstoffsäure.

Es giebt zwei Verbindungen der Kohlenstoffsäure mit dem Kali, eine basische, mit vorherrschendem Kali, und eine neutrale. Die erstere ist die dauerhaftere.

α. Basisches kohlenstoffsaures Kali (kali

subcarbonicum, subcarbonas kalicus, kali carbonicum depuratum, sal alcali vegetabilis, sal tartari, cineres clavellati, sal absinthii, etc.).

Ein nicht krystallisirbares, an der Luft zerfließendes, laugenartig scharf schmeckendes, alkalisch reagirendes Salz, in Wasser und in geringerem Grade auch in Weingeist auflöslich.

Man gewinnt es im Großen durch Einäscherung und Auslaugung des Holzes und andrer Pflanzentheile, zum pharmazeutischen Gebrauch durch Glühen und Auslaugen des rohen Weinsteins (sal tartari). Es wird durch wiederholtes Auflösen gereinigt.

Arzneygebrauch.

Man giebt es in wässriger Auflösung (ein Theil Kali in zwei Theilen Wasser bildet den liquor kali tartarici, oleum tartari per deliquium) zu fünf bis funfzehn Granen.

In großen Gaben, z. B. zu einer halben Unze, äußert es giftige, tödtliche Wirkungen.

β. Neutrales, kohlenstoffsaures Kali (kali carbonicum persecte saturatum, acidulum).

Ein mildes, krystallisirbares, an der Luft nicht zerfließendes Salz, in Weingeist unauflöslich, wohl aber in vier Theilen kalten Wassers auflöslich. Es reagirt weder alkalisch noch sauer.

Bereitet wird es durch Auflösung des halbkohlenstoffsauren Kali's in kohlenstoffsäurehaltigem Wasser, oder, indem man durch eine Auflösung des halbkohlenstoffsauren Kali's kohlenstoffsaures Gas streichen läßt.

Arzneygebrauch.

Mit Weinsteinsäure bildet es das sogenannte Brausepulver (pulvis aërophorus).

Kali carbonic. perfect. *grana octo*,
Acid. tartarici, *grana quinque*,
Sacohari, *grana decem*.

S. In einem Löffel mit Wasser unter dem Aufbrausen einzunehmen.

Die sogenannte aqua mephitica alcalina ist eine Auflösung des neutralen kohlenstoffsauren Kali's in kohlenstoffsäurehaltigem Wasser, z. B. in Selterwasser.

Sodium, Natrummetalloid (sodium).

Dieses Metalloid hat fast dieselben Eigenschaften, als das Kalimetalloid, ist aber etwas schwerer darzustellen.

a. Sodiumoxydhydrat (hydras sodicus, Natrum, Minerallaugensalz, natrum, alcali minerale). Das reine Natrum (natrum causticum) wird wie das Aetzkali bereitet, und zeigt auch rücksichtlich seiner Eigenschaften große Aehnlichkeit mit dem Kali. Doch ist es krystallisirbar und zerfließt nicht an der Luft. Mit vielen Säuren bildet es basische Salze, d. h. Salze mit vorherrschendem Natrum, welche alle an der Luft trocken bleiben, oder gar ihr Krystallwasser verlieren und zerfallen. Mit Oelen stellt es feste Seifen dar. Es ist in einigen Seen und Quellen, und in vielen Pflanzen enthalten, welche am Strande des Meers wachsen.

Natrum mit Oel, medizinische Seife (sapo medicatus).

Jede feste Seife, und also auch die gewöhnliche Hausseife ist eine Natrumseife. Die medizinische Seife wird durch Vermischung einer starken Aetznatrumlauge mit frischem Oliven- oder Mandelöl bereitet.

Wenn man diese, in Wasser und Weingeist auflösliche Verbindung durch Säuren zersetzt, so wird das Oel zwar ausgeschieden, aber in einem veränderten, oxydirten Zustande.

Auch erzeugt sich in allen Seifen stets Fettsäure (acidum sebacicum), welche mit einem Theil des Kali's oder Natrums der Seife ein fettsaures Salz bildet.

Arzneygebrauch.

Man giebt die Seife am Besten in Pillenform, zu fünf bis zehn Gran.

Zu einem Bade nimmt man zwei bis drei Unzen. Auf ein Klystier werden eine bis zwei Drachmen gerechnet.

a. Natrum mit Phosphorsäure (natrum phosphoricum, soda phosphorata), phosphorsaures Natrum. Große Rhomboidalkrystalle von angenehm salzigem Geschmack, an der Luft zerfallend, im Feuer schmelzbar, im Wasser leicht auflöslich. Das Salz hat einen kleinen Ueberschuß an Natrum.

Man bereitet es durch Sättigung des kohlenstoffsauren Natrums mit Phosphorsäure. Es wird durch Kalisalze zersetzt.

Arzneygebrauch.

Man giebt es als gelindes Purgiermittel in Auflösung von zwei Drachmen bis zu einer halben Unze. In Fleischbrühe wird es, wegen seines, dem Kochsalze ähnlichen Geschmacks, von den Kranken beim Einnehmen fast gar nicht wahrgenommen.

b. Natrum mit Schwefelsäure (sulphas natrici, natrum sulphuricum, soda vitriolata, sal mirabilis Glauberi), schwefelsaures Natrum, Glaubersalz.

Große, weiße, prismatische, halbdurchsichtige Krystalle, von kühlendem, bittersalzigem Geschmack, an der Luft zerfallend (natrum sulphuricum siccum) und dabei die Hälfte am Gewicht verlierend. Drei Theile kaltes Wasser lösen es auf; in Weingeist ist es unauflöslich.

Es wird bei der Ausscheidung der Salzsäure aus Kochsalz durch Schwefelsäure gewonnen.

Prüfung.

Hahnemannsche Steinprobe, in eine Glaubersalzauflösung getröpfelt, verräth durch einen schwärzlichen Niederschlag einen Bleygehalt.

Kupfer wird durch einen reichlichen Zusatz von Aetzammoniumliquor erkannt.

Arzneygebrauch.

Als Purgiermittel giebt man es zu einer halben bis zwei Unzen, in wässriger Auflösung. Sehr angenehm nimmt es sich in Limonadenform.

Aquae purae fontanae, *uncias quatuordecim.*
Natri sulphurici crystallisati, *unciam,*
Succi citri recentis, *Unciam dimid.*
Sacch. alb., olei citri italic. *gt. tribur.*
triti, *q. s. ad saporem gratum.*

S. In wenigen Stunden zu verbrauchen.

Das trockne Glaubersalz kann man, in halber Gabe, als Pulver mit Zucker geben.

Das Glaubersalz verträgt recht gut einen Zusatz von Brechweinstein.

Nur wenig vom Glaubersalz verschieden ist das sogenannte Karlsbadersalz (sal thermarum carolinarum), durch Abdunsten des Quellwassers zu Karlsbad gewonnen. Im Allgemeinen läßt sich über den Gebrauch des Karlsbader Wassers an der Quelle Folgendes bestimmen: Man fängt mit vier bis fünf Bechern an, geht zwischen jedem Becher 10 bis 15 Minuten spazieren, und steigt bis zu

12—15) auch wohl 20 Bechern. Meistens trinkt man anfänglich Mühlbrunnen, dann Neubrunnen und zuletzt den Sprudel.

Zu einem künstlichen Karlsbader Wasser giebt Klaproth folgende Vorschrift:

In einen über zwei Berliner Quart haltenden irdenen Brunnenkrug (sogenannte Kruke, irdene Flasche) schüttet man:

191 Gran krystallisirtes Glaubersalz,

192 Gran krystallisirtes, kohlenstoffsaures Natrum,

39 Gran Kochsalz;

alsdann Ein Quart kochendes Wasser und ein Quart Selterwasser. Der Krug wird, wohl verstopft, in ein Gefäß mit heißem Wasser gestellt.

c. Natrum mit Salpetersäure (natrum nitricum, nitrum cubicum) Würfelsalpeter.

Das Salz unterscheidet sich nur durch seine Rhomboidalkrystalle vom gewöhnlichen Salpeter und wird für milder als dieser gehalten.

d. Natrum mit Salzsäure (natrum muriaticum, murias natrici, soda salita, sal communis, sal culinaris).

Dieses reichlich in der Natur verbreitete, und uns als Gewürz unentbehrlich gewordene Salz von angenehmen Geschmack, krystallisirt in Würfeln, welche sich unter günstigen Umständen in der Form der Pyramiden oder Mühltrichter über einander häufen, wird vom Wasser leicht, vom Weingeist gar nicht aufgelöst, und verliert in der Hitze sein Krystallwasser, indem es in ein gröbliches Pulver zerspringt (Abknisterung, Decrepitation des Kochsalzes).

Es ist in großen, bisweilen zu Tage ausgehenden Lagern als Steinsalz, in Quellwassern (Soolen) und im

Welt-

Weltmeere und seinen Busen (mit salzsaurer und schwefelsaurer Magnesie verbunden) reichlich vorhanden.

Prüfung.

Das Kochsalz, da es so allgemein als Gewürz fast aller Speisen genossen wird, verdient wohl eine genaue Prüfung.

Gypshaltiges Kochsalz giebt eine trübe Auflösung, in welcher salzsaures Baryt einen weißen, unauflöslichen Niederschlag hervorbringt.

Derselbe Niederschlag verräth in einem Salze, welches sich klar auflöst, einen Gehalt an Glaubersalz. Bittersalz verräth sich durch einen weißen, leichten Niederschlag bei hinzugesetzter Kaliauflösung. Salz, welches salzsaure Magnesie oder salzsauren Kalk enthält, wird an der Luft feucht. Mit kohlenstoffsaurem Natrum gesotten, läßt es Magnesie oder Kalk fallen.

Eisen verräth Gallustinktur durch eine schwärzliche, Kupfer Ammoniumliquor durch eine blaue Färbung. Bley wird von Hahnemannscher Weinprobe schwärzlich gefärbt.

Das Salz, welches viel salzsaures Kalk enthält, kann nicht zum Einsalzen derjenigen Nahrungsmittel angewendet werden, welche nachher geräuchert werden sollen, weil diese stets Feuchtigkeit anziehen.

e. Natrum mit Essigsäure (natrum aceticum, terra foliata tartari crystallisata, alcali minerale acetatum) unterscheidet sich vom essigsauren Kali durch sein Nichtzerfließen an der Luft, durch seine lange, ährenförmige Krystalle, und durch sein Zerfallen an der Luft. Es ist ungemein leicht in Wasser und Weingeist auflöslich (vier Theile Wasser lösen drei Theile dieses Salzes auf), hat einen stechenden, angenehmen Geschmack, und wird durch Kali und viele Säuren zersetzt.

Arzneygebrauch.

Es wird wie das essigsaure Kali, und weil es trocken bleibt, auch als Pulver angewendet.

f. **Natrum mit Boraxsäure** (natrum boracicum natronatum, borax).

Der rohe Borax, Tinkal, ist ein Salz, welches aus Natrum mit überschüssiger Boraxsäure besteht. Dieses wird beim Raffiniren mit Natrum übersättigt, und so entsteht unser Borax; ein, in sechsseitigen, prismatischen, weißen, halbdurchsichtigen Krystallen erscheinendes Salz, welches Natrum im Ueberschuß enthält, und daher alkalisch schmeckt und reagirt. Es ist in fünf Theilen heißen, und zwölf Theilen kalten Wassers löslich, wird von den meisten Säuren zersetzt, und schmilzt vor dem Löthrohre zu einer Glasperle; befördert auch den Fluß vieler andern Körper.

Prüfung.

Der Borax ist bisweilen mit Alaun vermischt. Ein solcher Borax reagirt mehr oder weniger sauer.

Mit Salzsäure gesättigt, bewirkt salzsaures Baryt darin einen unauflöslichen Niederschlag.

Arzneygebrauch.

Man giebt ihn in Pulver und Auflösung zu zehn Granen bis zu einer halben Drachme. Als Pinselsaft bedient man sich der Auflösung einer Drachme in einer Unze Rosenhonig.

g. **Natrum mit Kohlenstoffsäure** (natrum carbonicum, soda).

Auch das Natrum bildet mit der Kohlenstoffsäure eine basische und eine neutrale Verbindung. Die gewöhnliche Soda (natrum subcarbonicum) wird unter andern auch durch Einäschern der Meerpflanzen gewonnen.

Die käufliche ist bisweilen bleyhaltig, welches sich leicht zu erkennen giebt, wenn dieselbe mit Essig gesättigt, und dann mit Weinprobe geprüft wird. Die neutrale Verbindung verhält sich wie das gesättigt kohlenstoffsaure Kali. Beide Verbindungen sind krystallisirbar, und zerfallen an der Luft. Ihr Arzneygebrauch weicht von dem des kohlenstoffsauren Kali's nicht wesentlich ab.

Kalkmetalloid (Calcium).

Das Oxyd dieses Metalloids, das reine Kalk (calcareum, oxydum calcicum, calx, calcarea), sonst Kalkerde, unterscheidet sich von den früher angeführten Alkalien nur dadurch, daß es mit vielen Säuren unauflösliche und geschmacklose Salze bildet.

Das reine Kalk ist, wiewohl in geringerm Grade, in Wasser löslich, reagirt alkalisch, wirkt ätzend, saugt aus der Luft begierig Feuchtigkeit und Kohlenstoffsäure ein, verdichtet, mit Wasser in Berührung gebracht, dasselbe unter starker Wärmeentwickelung zu Krystallwasser, geht mit Phosphor, Schwefel, mit Oelen Verbindungen ein, und bildet mit Schwefelsäure den Gips, mit Phosphorsäure die Knochenerde. In Wasser aufgelöst, stellt es das Kalkwasser, aqua calcariae ustae, dar.

Zum medizinischen Gebrauch soll das reine Kalk durch Glühen des weißen Marmors oder der Austerschalen dargestellt werden (calx viva, calcaria usta).

Arzneygebrauch.

Das Kalkwasser wird innerlich zu einer bis zwei Unzen, mit Milch oder schleimiger Abkochung, auch zum äußerlichen Gebrauch angewendet.

Kalk mit Schwefel, Schwefelkalk, Kalkschwefelleber (calcarium sulphuratum, hepar sulphuris calcareum). Verhält sich fast wie Schwefelkali, wird durch Glühen des Marmors mit Schwefel, oder durch Kochen des Aetzkalks mit demselben bereitet, und besonders zu Bädern angewendet.

a. Kalk mit Salzsäure (calcarium muriaticum sal ammoniacum fixum, calx salita). Erscheint in prismatischen, vierseitigen Krystallen, welche an der Luft zerfließen (oleum calsis) und im Augenblick ihrer Entstehung bedeutende Wärme in der Lauge entwickeln. Dieses Salz hat einen scharfen, herben, fast metallischen Geschmack, ist leicht in Wasser, und auch in Weingeist auflöslich.

Man gewinnt es beiläufig bei der Bereitung des kohlenstoffsauren Ammoniums, oder bereitet es durch Sättigung reinen Marmors mit Salzsäure.

Arzneygebrauch.

Es wird in wäßriger oder geistiger Auflösung zu dem Vierten Theil eines Granes, bis zwei Gran gegeben. In größeren Gaben äußert es giftähnliche Wirkungen.

b Kalk mit Kohlenstoffsäure (calcarium carbonicum). Ihn liefert die Natur als Kreide, Marmor, rohen Kalk, in den Gehäusen der Schalthiere mit Gallerte verbunden.

Man bedient sich desselben als innerliches Arzneymittel zu zehn bis zwanzig Gran.

Eigentliche Vergiftung mit Kalk kommt wohl nicht vor. Doch will Weickardt üble Folgen vom übermäßigen Genuß des Kalks bei Chlorotischen, welche oft eine unüberwindliche Neigung zum Genießen dieser fremdartigen Substanz besitzen, beobachtet haben. Er sah gänzliche Appetitlosigkeit und hartnäckige Verstopfung, fast wie bei der Bleykolik, danach entstehen. Als Gegenmittel empfiehlt er Ipekakuanha mit Meerzwiebelsauerhonig, Oel, und saure Molken.

Barytmetalloid (baryum).

Das Oxyd dieses Metalloids (barytum, hydras baryticus, baryta, terra ponderosa) sonst Schwererde, verhält sich fast wie Kalk, hat aber eine auffallend große spezifische Schwere und eine große Verwandtschaft zur Schwefelsäure.

a. Baryt mit Salzsäure (barytum muriaticum, murias barytici, terra ponderosa salita).

Helle, tafelförmige, lange oder schuppige Krystalle, durch ihre Form leicht von den ihnen beigemischten, spießigen Krystallen des salzsauren Strontions zu unterscheiden, an der Luft und im Feuer unveränderlich, in sechs Theilen kalten Wassers auflöslich, in Weingeist unauflöslich, von scharfem, bitterlichem, sehr unangenehmen Geschmack.

Dieses Salz wird durch Alkalien, Salpetersäure, besonders aber durch Schwefelsäure und schwefelsaure Salze zerlegt.

Bereitung.

Durch Kochen halbkohlenstoffsauren Kali's mit natürlichem, schwefelsaurem Baryt (barytum sulphuricum, spathum ponderosum, Schwerspath) wird kohlenstoffsaures Baryt (Witherit) dargestellt, dieses mit Salzsäure gesättigt und krystallisirt. Die Krystalle werden dann stark ausgeglüht, um das in ihnen enthaltene Eisen vollkommen zu oxydiren, und dadurch unauflöslich zu machen. Nach abermaliger Auflösung und Filtrirung läßt man das Salz krystallisiren.

Arzneygebrauch.

Das salzsaure Baryt wird in Auflösung, tropfenweise, in destillirtem Wasser, weniger zweckmäßig in Pulvern und Pillen gegeben. Man fängt mit dem vierten Theil eines Gran, drei bis viermal täglich an, und steigt bis zu drei und fünf Gran auf die Gabe.

Giftige Wirkungen.

In größeren Gaben wirkt dieses Salz höchst giftig, erregt Erbrechen, Durchfall, Engbrüstigkeit, Schwindel, Zuckungen, große Unruhe und selbst den Tod.

Andauernd angewendet erzeugt es Störungen der Verdauung, Zittern, große Schwäche und endlich einen kolliquativen Zustand.

Als zersetzende Gegenmittel empfiehlt man schwefelsaure Salze, Glaubersalz, Bittersalz. Bei kürzlich genommenen größeren Gaben erregt man Erbrechen durch Magenüberfüllung und Kitzeln des Zäpfchens. Gegen die Wirkungen eines anhaltenden Gebrauchs dienen tonische, bittre Mittel.

Metalloide, deren Oxyde als Erden erschienen, Magnesium, Magnesiametalloid (magnesium).

Sein Oxyd ist die Talkerde, Magnesie, Bittererde, (magnesia, talcum).

Eine geschmacklose, weiße, zarte, in Säuren leicht auflösliche Erde. Mit starker Schwefelsäure erhitzt sie sich unter Funkensprühen.

Gebrannte Magnesie, reine Magnesie (pura, usta, calcinata) durch Glühen der kohlenstoffsauren Magnesie. Sollte sie Kalk enthalten, so erkennt man diese Beimischung schon an der Erhitzung der kalkhaltigen, gebrannten Magnesie mit Wasser. Auch sondert die kalkhaltige Magnesie aus einer Sublimatauflösung gelbes Quecksilberoxyd, welches die reine Magnesie nicht thut.

Arzneygebrauch.

Die gebrannte Magnesie wird in Pulvern mit Zucker zu fünf bis funfzehn Gran angewendet.

a. Kohlenstoffsaure Magnesie (magnesia carbonica, magnesia salis amari).

Sie braust mit Säuren auf, ist sehr locker, weiß und leicht.

Bereitung.

Zu einer Auflösung der schwefelsauren Magnesie wird eine Auflösung von halbkohlenstoffsaurem Kali gemischt. Die Schwefelsäure des Bittersalzes verbindet sich mit dem Kali zu schwefelsaurem Kali, welches aufgelöst bleibt, während die Magnesie, mit Kohlenstoffsäure verbunden, als ein lockerer weißer Niederschlag zu Boden fällt.

Prüfung.

Um Kalk zu entdecken, werden vier und zwanzig Gran Magnesie in reinem destillirten Essig gelöst, so daß die Säure vorherrscht, die Auflösung mit sechszehn Unzen destillirten Wassers verdünnt, und nun mit einer Drachme kohlenstoffsauren Natrum vermischt. Eine entstehende Trübung oder Fällung deutet auf Kalkgehalt.

Stärkemehl giebt sich durch seinen brenzlichen Geruch beim Glühen der Magnesie zu erkennen.

Arzneygebrauch.

Die kohlenstoffsaure Magnesie wird von fünf bis zwanzig Gran in Pulverform oder als Schüttelmixtur angewendet. Acht bis zehn Gran mit fünf Gran Weinsteinsäure geben ein Brausepulver.

b. Magnesie mit Zitronensaft (magnesia citrata), ein gelindes antiphlogistisches Mittel, ist zwar nicht offizinell, wird aber nach folgender Formel verschrieben:

Magnesiae carbonicae, *drachmam*,
satur. succ. citri recens express. *q. s.*
adde
Aq. destillatae simplii. *uncias duas.*

c. Magnesie mit Schwefelsäure (magnesia sulphurica, sal amarus, sal anglicus, catharcticus), Bittersalz, Epsomsalz, Seidschützer Salz.

Das Bittersalz wird aus einigen natürlichen Quellen und aus der Lauge gewonnen, welche nach der Krystallisation des Kochsalzes aus der Soole zurückbleibt. Bei ruhiger Krystallisation bildet sie große, lange, vierseitige Krystalle von kühlendem, bitterlichem Geschmack. Das Salz ist leicht in Wasser auflöslich, zerfällt in der Wärme, und wird durch Alkalien zersetzt.

Prüfung.

Feucht werdendes Bittersalz enthält salzsaure Magnesie.

Glaubersalz giebt sich bei folgendem Verfahren zu erkennen. Man kocht gleiche Theile Bittersalz und gebrannten Kalk in zwölf Theilen Wasser, filtrirt die Flüssigkeit und dunstet sie gelinde ab.

Das Glaubersalz erscheint in seinen eigenthümlichen Krystallen.

Arzneygebrauch.

Als Purgiermittel giebt man dieses Salz zu einer halben bis zwei Unzen in Pulver mit Zucker, in Auflösung, Emulsionen. Es kann sehr füglich mit etwas Brechweinstein verbunden werden.

Thonerde, Alaunerde (alumina, argilla).

Das Oxyd eines Metalloids, welches frisch gefällt eine klare zitternde Gallerte, getrocknet eine weiche, sich sanft anfühlende Erde darstellt. Im Feuer erhärtet sie, ist auch dann nicht mehr, wie im frischen Zustande, in mehreren Säuren auflöslich.

Eine unreine, Eisen und andre fremdartige Dinge, z. B. Kieselerde, enthaltende Thonerde, ist der sogenannte Bolus (bolus armena, bolus alba, rubra, terra sigillata).

Reine Thonerde, welche neuerdings wiederum zum Arzneygebrauch empfohlen worden, fällt man aus einer Auflösung des Alauns durch Kali.

a. Alaun (alumina sulphurica kalina, sulphas acidul. aluminae et kali, alumen).

Ein dreifaches, aus Thonerde, Schwefelsäure und Kali (auch Natrum und Ammonium können seine Stelle vertreten) bestehendes, sauer reagirendes Salz, in großen achteckigen durchscheinenden Krystallen erscheinend. Diese Krystalle haben einen stark zusammenziehenden Geschmack mit deutlicher Säure, und werden an der Luft etwas undurchsichtig. Erhitzt schmelzen sie im eignen Krystallwasser, und lassen dies endlich entweichen. Sie stellen dann eine leichte, poröse Masse dar. (Alumen ustum).

Der Alaun ist in vier und dreißig Theilen kalten, in anderthalb heißen Wassers auflöslich, und wird durch Alkalien, Kalkwasser, salzsauren Kalk und Baryt zersetzt.

Prüfung.

Kupfer verräth sich durch die blaue Farbe, welche eine mit Aetzammonium übersättigte Alaunauflösung annimmt.

Arzneygebrauch.

Die Gabe dieses Salzes ist von einem bis zu fünf Gran und darüber, einigemal täglich, in Pulver und Auflösung. Zum Gurgelwasser läßt man eine Drachme in sechs Unzen Wasser auflösen.

Den gebrannten Alaun wendet man äußerlich als Aetzmittel an, indem man ihn als Pulver aufstreut.

Ammonium (ammonium, ammonia, alcali volatile).

Das Ammonium, eine Verbindung des Stickstoffs mit wasserzeugendem Stoff, steht als eine eigenthümliche Substanz in seinen Eigenschaften den Alkalien am nächsten, unterscheidet sich aber von ihnen durch seine Bestandtheile und durch seine Flüchtigkeit. Sein Bestehen aus Wasserstoff und Stickstoff läßt sich sowohl analytisch, als synthetisch darthun.

Bei der trocknen Destillation des salpetersauren Ammoniums (nitrum flammans) in einem pneumatischen Apparat, erhält man Wasser und Stickstoffgas, und das Salz wird vollkommen vernichtet. Denn der säurezeugende Stoff der Salpetersäure geht mit dem Wasserstoff des Stickstoffes bei der höhern Temperatur in Verbindung, und bildet Wasser, während sowohl der Stickstoff, welcher den andern Bestandtheil des Ammoniums ausmachte, als der Stickstoff, welcher die Basis der Salpetersäure war, als Gas erscheinen.

Wenn Zinn in Salpetersäure aufgelöst, und damit eine zeitlang digerirt wird, so bildet und entwickelt sich beim Zusatz von Aetzkali, Ammonium.

Das Ammonium ist in einigen Thierprodukten, z. B. dem Harn der Thiere gebildet enthalten, und erzeugt sich bei der trocknen Destillation thierischer Stoffe.

Reines Ammonium erscheint in Gasform, wird aber begierig vom Wasser absorbirt. Das Ammoniumgas ist leichter als atmosphärische Luft, hat einen scharfen, Niesen und Husten erregenden Geruch und ätzenden Geschmack, ist brennbar, bildet mit atmosphärischer Luft und Sauerstoffgas eine Knallluft. Mit kohlensaurem Gas, oder mit den Dämpfen der Salzsäure und Essigsäure verbindet es sich, seine Gasform verlierend, zu konkretem Salpeter. Es geht mit allen Säuren neutrale Verbindungen ein, und löst einige Metalle auf. Die Auflösung des Kupfers in Ammonium hat eine schöne dunkelblaue Farbe.

Das flüssige Ammonium (liquor ammonii caustici, spiritus salis ammoniaci causticus, s. cum calce viva paratus) wird durch Destillation eines Gemisches aus Salmiak und Aetzkalk bereitet.

Prüfung.

Kohlensäuregehalt verräth sich durch Aufbrausen des Salmiakgeistes mit Säuren.

Einen Gehalt von salzsaurem Kalk (vom Uebersteigen der Mischung beim Destilliren) entdeckt man durch den Zusatz einer Auflösung des kleesauren Kali's, zu einer vollkommenen Sättigung des Aetzammoniumliquors mit Salzsäure, durch einen Niederschlag von kleesaurem Kalk.

Zinnoxyd verräth sich durch einen bräunlichen Niederschlag, welcher in einer übersäuerten, salzsauren Sättigung des Ammoniumliquors durch einen Zusatz von Schwefelwasserstoffammonium entsteht.

Arzneygebrauch.

Innerlich giebt man den Aetzammoniumliquor zu fünf bis funfzehn Tropfen, mit einer schleimigen Abkochung verdünnt; in Klystieren zu zehn bis zwanzig Tropfen mit Hafergrütze.

Man wendet ihn ferner als Riechmittel an. Das sogenannte englische Riechsalz ist ein Gemisch aus Salmiak und halbkohlenstoffsaurem Kali, welches Ammoniumgas entwickelt.

Auch dient er äußerlich als rothmachendes Mittel. Mit Oelen zusammengeschüttelt (ein Theil Ammoniumliquor auf zwei bis drei Theile Oel), bildet er eine dickflüssige, seifenartige Verbindung. (Linimentum ammoniatum, linimentum volatile.)

Nachtheilige Wirkungen.

In größeren Gaben wirkt der Ammoniumliquor wie ein ätzendes Gift. Weinessig, mit Wasser verdünnt, wird als Gegenmittel empfohlen.

a. Ammonium mit Kohlenstoffsäure (ammonium carbonicum).

Die neutrale Verbindung des Ammoniums mit der Kohlenstoffsäure, ein mildes, geruchloses Salz, ist nicht offizinell.

Eine andre, mit vorherrschendem Ammonium (ammonium carbonicum, subcarbonicum, sal volatile salis ammoniaci), riecht stark nach freiem Ammonium, riecht und schmeckt alkalisch und scharf, ist in Wasser löslich, aber nicht, wie das reine gasförmige Ammonium, in Weingeist, sondern wird durch diesen aus seiner wässrigen Auflösung ausgeschieden.

Es wird durch Sublimation des Salmiaks mit Kreide bereitet. Die Salzsäure des Salmiaks verbindet sich dabei mit dem Kalk der Kreide, und diese Verbindung bleibt als salzsaurer Kalk zurück. Das Ammonium des Salmiaks, zum Theil mit der Kohlenstoffsäure der Kreide verbunden, geht als konkretes Salz in die Vorlage über.

Prüfung.

Salzsäure entdeckt man durch folgendes Verfahren: Das Ammonium wird mit Salpetersäure gesättigt und zu der Sättigung eine Auflösung von salpetersaurem Silber getröpfelt. Ein weißer, flockiger, am Lichte schwarzwerdender Niederschlag (salzsaures Silber) deutet auf Salzsäure.

Kochsalz bleibt bei der Verflüchtigung zurück.

Arzneygebrauch.

Das kohlenstoffsaure Ammonium wird bis zu fünf Granen in Pulverform gegeben.

Eine wässrige Auflösung desselben stellt den liquor ammonii carbonici, spiritus salis ammoniasi aquosus dar, welcher auch durch Destillation der Pottasche mit Salmiak bereitet wird. Man wendet ihn in einer Gabe von einer halben Drachme und darüber an.

Das brandigölige kohlenstoffsaure Ammonium (ammonium carbonicum pyro-oleosum, sal cornucervi), Hirschhornsalz, und seine Auflösung (liquor ammonii carbonici pyro-oleosus, spiritus cornu cervi), werden durch trockne Destillation thierischer Substanzen, z. B. des Hirschhorns, der Knochen dargestellt, und in der Gabe wie die Vorigen angewendet.

b. Ammonium mit Schwefelsäure (ammonium sulphuricum, sal ammoniacus secretus glauberi) ist jetzt in Vergessenheit gerathen.

c. Ammonium mit Salpetersäure (ammonium nitricum, nitrum flammans), ein ebenfalls, jedoch mit Unrecht vergessenes Salz, erscheint in langen, nadelförmigen, biegsamen Krystallen, von stechendem Geschmack, in Wasser leicht auflöslich. Erhitzt, verpufft dieses Salz ohne einen Zusatz von Brennbarem. Durch Alkalien und Erden wird es zerlegt, und Ammonium daraus entwickelt.

Man bereitet es durch eine Sättigung des kohlenstoffsauren Ammoniums mit reiner Salpetersäure, zum Arzneygebrauch am Besten jedesmal frisch, nach folgender Formel:

ammonii carbonici, *drachman*,
satur. acidi nitrici puri, *q. s.*
adde
aquae destillatae, *uncias tres*,
syrupi althaeae, *unciam.*

S. Alle zwei Stunden einen Eßlöffel.

Auch kann man es dem Getränk zumischen lassen.

d. Ammonium mit Salzsäure (ammonium muriaticum, sal ammoniacus), Salmiak.

Federartige Krystalle von scharfem, stechendem Geschmack, in Wasser leicht auflöslich, und bei der Auflösung Kälte erzeugend, im Feuer sublimirbar, an der Luft etwas feucht werdend. Es wird durch Alkalien, Kalk und Baryt zersetzt.

Bereitung.

Im Großen wird der Salmiak auf folgende Weise bereitet: Man stellt aus thierischen Stoffen, durch trockne Destillation, brandigöligtes kohlenstoffsaures Ammonium dar. Dieses wird mit Schwefelsäure gesättigt, und das schwefelsaure Ammonium mit Kochsalz sublimirt. Die Schwefelsäure des schwefelsauren Ammoniums bleibt, mit dem Natrum des Kochsalzes verbunden, als Glaubersalz zurück, während das Ammonium mit der Salzsäure des Kochsalzes als Sublimat aufsteigt.

Prüfuug.

Kochsalz bleibt bei der Verflüchtigung des Salmiaks zurück.

Kupfer verräth sich durch eine blaue Farbe beim

Zusatz des Aetzammoniumliquors zu einer Auflösung des Salmiaks.

Bley wird durch Hahnemannsche Weinprobe schwärzlich gefällt.

Arzneygebrauch.

Innerlich giebt man den Salmiak in Auflösung, mit einhüllenden Dingen, z. B. arabischem Gummi, Süßholzwurzelsaft, zu fünf, zehn bis funfzehn Granen, oder als Pulver mit Zucker.

Aeußerlich bedient man sich desselben zu kälteerzeugenden Umschlägen.

e. **Ammonium mit Bernsteinsäure** (ammonium succinium).

Nur eine empyreumatischöligte Verbindung des Ammoniums mit Bernsteinsäure (liquor ammonii succinici, liquor cornu cervi succinatus), ist offizinell, und wird durch Auflösung des Hirschhornsalzes in sechs Theilen Wasser, und Sättigung mit Bernsteinsäure bereitet.

Arzneygebrauch.

Die Gabe ist fünf, zwanzig bis dreißig Tropfen, mit Wasser, Thee, oder als Zusatz zu andern Arzneyen.

f. **Ammonium mit Essigsäure** (ammonium aceticum).

In zarten Nadeln krystallisirend, in Wasser und Weingeist leicht auflöslich, im Feuer zum Theil zersetzbar, zum Theil unzersetzt flüchtig.

Das gewöhnliche, flüssige essigsaure Ammonium (liquor ammonii acetici), bereitet durch Sättigung dreier Theile kohlenstoffsauren Ammoniums mit konzentrirtem Essig und Gewichtsvermehrung mit destillirtem Wasser bis zu vier und zwanzig Theilen, hat einen milden, salzigen

Geschmack und wird in offnen Gefäßen, weil Essigsäure entweicht, bald ammoniakalisch.

Arzneygebrauch.

Die Gabe ist von einem Skrupel bis zu einer Drachme, mit Wasser oder Thee. Man kann ihn recht füglich den Auflösungen des Salpeters, Salmiaks und essigsauren Kali's zusetzen. Auch kann er mit Brechweinstein verbunden werden.

g. Ammonium mit Hydrothionsäure und Schwefel (ammonium hydrothionicum sulphuratum, hydrosulphuratum, spititus fumans Boyle).

Eine flüssige Verbindung des Ammoniums mit Hydrothionsäure und Schwefel, von dunkelgelbbrauner Farbe, und äußerst unangenehmen Geruch.

Bereitung.

Vier Theile gebrannter Marmor (Aetzkalk), zwei Theile Salmiak, und ein Theil Schwefel werden mit Wasser aus einer Retorte, in welcher sich ein Viertel des Gemenges destillirtes Wasser vorgeschlagen befindet, bis zum Glühen des Retortenbodens überdestillirt.

Diese Verbindung, ein wichtiges Reagens, wird auch als Arzneymittel gebraucht. Man giebt sie zu einem bis fünf Tropfen täglich, in einer schleimigen Abkochung. Ihr Gebrauch erfordert indessen große Vorsicht, weil sie nicht blos korrodirend, sondern auch, besonders wenn sie anhaltend angewendet wird, höchst nachtheilig auf das Nervensystem und auf die Lebenskraft überhaupt wirkt.

Von den Säuren.

Die Säuren bestehen größtentheils aus einer oder mehreren brennbaren Grundlagen, mit säurezeugendem Stoff ver-

verbunden (doch ist dies bei der Salzsäure, Boraxsäure, Flußsäure noch nicht dargethan, und findet bei der Blausäure und Hydrothionsäure offenbar nicht statt), haben einen mehr oder weniger sauren Geschmack (Boraxsäure, Benzoesäure, Hydrothion- und Blausäure ausgenommen), röthen blaue Pflanzenfarben, und sind theils feuerbeständig, theils flüchtig.

Fast alle sind mehr oder weniger in Wasser, einige auch in Weingeist auflöslich. Die meisten haben im konzentrirten Zustande ätzende Eigenschaften, und setzen ihren säurezeugenden Stoff gern an brennbare Körper ab. Doch dehnt sich ihre zerstörende Kraft mehr auf vegetabilische Körper und Produkte aus; wogegen die Aetzkalien (d. h. die reinen Alkalien) mehr auf thierische Stoffe zerstörend einwirken. Mit Kalien, Erden und Metalloxyden, bilden die Säuren Salzverbindungen, und geben dabei die Eigenschaften einer Säure auf.

Es giebt Säuren mit einer, zwei, drei und mehreren Grundlagen. Rücksichtlich ihres Ursprungs unterscheidet man:

1. Mineralische Säuren. Dergleichen sind Schwefelsäure, Salzsäure, Flußsäure u. d. m.
2. Vegetabilische Säuren, als Essigsäure, Weinsteinsäure, Kleesäure, Zitronensäure u. s. w.
3. Animalische Säuren, als Phosphorsäure, Blausäure, Milchzuckersäure u. s. w.

Doch ist leicht einzusehen, wie unvollkommen diese Eintheilung ist, da oft eine Säure allen drei Reichen angehört, oder wenigstens in allen vorkommt. Daher werde ich die Säuren nach ihrer Verwandtschaftsmächtigkeit, im Allgemeinen geordnet, anführen.

Phosphorsäure (acidum phosphoricum, Ph. O.[5]).

Phosphoroxyd, phosphorigte und vollkommne Phosphorsäure, heißen die drei Verhältnisse, in welchen der Phosphor sich mit dem säurezeugenden Stoff zu verbinden fähig ist. Die vollkommne Phosphorsäure ist farben- und geruchlos, von angenehmen, rein saurem Geschmack, trocken zu einer glasartigen Masse schmelzbar, feuerbeständig, im Wasser auflöslich, greift selbst Glas und Kieselerde an, und bildet mit Weingeist einen Aether.

Bereitet wird sie durch Verbrennung des Phosphors unter einer Glasglocke, durch allmähliges Zerfließen desselben an der Luft in einem feuchten Keller, und endlich durch Kochen des Phosphors mit reiner Salpetersäure, wobei die letztere ihren säurezeugenden Stoff an den Phosphor abgiebt, und gänzlich zerstört wird.

Eine unreinere Phosphorsäure (acid. phosphoricum ex ossibus) scheidet man durch Schwefelsäure aus den Knochen. Sie enthält sauren, phosphorsauren Kalk, und schmilzt zu einem unauflöslichen Glase.

Prüfung.

Einen Gehalt an Schwefelsäure erkennt man an einem weißen Niederschlage, erzeugt durch hinzugesetzte, salzsaure Barytauflösung.

Salpetersäure giebt sich durch ihren Geruch bei der Erhitzung der Phosphorsäure zu erkennen.

Arzneygebrauch.

Man giebt die flüssige Phosphorsäure (acidum phosphoricum purum) zu zehn bis dreißig Tropfen, mit Wasser verdünnt. Die glasigte, trockne, kann man zu fünf bis zwanzig Gran in Pillen geben. Auch wendet man die Phosphorsäure äußerlich im Beinfraß an.

Schwefelsäure (acidum sulphuricum, S.O.³).

Schwefeloxyd, schweflichte und Schwefelsäure.

a. Die schweflichte Säure (acidum sulphurosum, spiritus sulphuris per campanam) erscheint in Gasform, wird aber leicht vom Wasser absorbirt, besitzt einen stechenden, erstickenden Geruch und schwachsäuerlichen Geschmack. Sie zerstört die meisten Pflanzenfarben, die vollkommne Schwefelsäure absorbirt dieselbe gern. Sie geht mit Alkalien, Erden und Metalloxyden Verbindungen ein, aus denen sie durch die Schwefelsäure und durch die meisten andern Säuren getrennt wird.

Bereitung.

Ehedem ward sie durch Verbrennung des Schwefels unter einer, mit Wasser befeuchteten Glasglocke dargestellt; jetzt bereitet man sie zweckmäßiger durch Destillation der starken, vollkommnen Schwefelsäure mit metallischem Quecksilber, wobei das sich entwickelnde, schweflichtsaure Gas in Wasser aufgefangen wird.

Ihre Anwendung als Arzneymittel ist absolet geworden, jedoch mit Unrecht. Die Gabe richtet sich nach ihrer Stärke.

b. **Vollkommne Schwefelsäure** (acidum sulphuricum concentratum, oleum vitrioli).

Die reine starke Schwefelsäure ist schwer, farben- und geruchlos, von ätzendem, stark saurem Geschmack, erst bei 546° F. siedend, in der Kälte zu platten, sechsseitigen Prismen anschließend.

Sie hat eine große Neigung, Wasser anzuziehen, ist, rücksichtlich ihrer zersetzenden Einwirkung auf die Salzverbindungen andrer Säuren, eine der stärksten, hat die stärkste Verwandtschaft zum Baryt, und bildet mit Weingeist einen schönen Aether.

Bereitung.

Im Großen wird sie jetzt größtentheils durch Verbrennung des Schwefels, unter Zulassung von Wasserdämpfen, und nachherige Abdunstung der gewonnenen verdünnten Schwefelsäure, dargestellt. Dies ist die weiße, nicht rauchende, sogenannte englische Schwefelsäure.

In Nordhausen und einigen andern Orten, bereitet man sie auch durch Destillation des, seines Krystallwassers beraubten (gebrannten) Eisenvitriols. (Nordhauser rauchende Schwefelsäure, Vitriolöl, oleum vitrioli, auch schlechthin oleum genannt.)

Die rauchende Schwefelsäure stößt an der Luft weißgraue Dämpfe aus, und gerinnt schon bei geringer Kälte. Diese Eigenschaften gehen von einer eigenthümlichen Modification der Schwefelsäure aus, welche dem Vitriolöl beigemischt ist, und durch Destillation davon getrennt werden kann; nämlich von einer chemischen Verbindung der Schwefelsäure mit Wasser. (Schwefelsäurehydrat.)

Prüfung.

Reine Schwefelsäure muß, mit Wasser verdünnt und mit Kali gesättigt, keinen Niederschlag geben.

Bley (in der englischen Schwefelsäure nicht selten enthalten) verräth sich, bei der Sättigung mit Kali, durch einen Niederschlag, welcher durch Salpetersäure nicht aufgelöst wird.

Eisen. Ein durch Sättigung der Säure mit Kali entstandener, und in Salpetersäure aufgelöster Niederschlag, wird beim Zusatz von blausaurem Kalk blau gefällt.

Kupfer. Der obenerwähnte Niederschlag, mit Aetzammoniumliquor digerirt, giebt eine blaugefärbte Flüssigkeit.

Salpetersäure geht bei der Destillation der Schwefelsäure in die Vorlage über, und giebt, mit Kali gesättigt, ein auf Kohlen verpuffendes Salz.

Arsenik (in der englischen Schwefelsäure). Eine Sättigung der Schwefelsäure mit Kali, wird mit Ammonialkupfer, Weinprobe und den genannten Reagentien auf Arsenik geprüft.

Arzneygebrauch.

Zum innerlichen Gebrauch bedient man sich der, mit fünf Theilen Wasser verdünnten Schwefelsäure (acidum sulphuricum dilutum, spiritus vitrioli), zu zehn, funfzehn bis zwanzig Tropfen, in schleimigem Getränk. Mixtura sulphurico-acida, aus einem Theil Schwefelsäure und drei Theilen Weingeist bestehend, wird in der Gabe von fünf bis zehn Tropfen angewendet.

Nachtheilige und giftige Wirkungen.

Die starke Schwefelsäure wirkt gleich einem heftigen, ätzenden Gifte, und erzeugt Entzündungen des Mundes, der Speiseröhre und des Halses. Am meisten zu fürchten aber ist eine Verschwellung und Entzündung der Stimmritze und des Kehlkopfs, wenn zufällig, bei dem konvulsivischen Niederschlucken, etwas Säure diese Theile berührt hat, oder gar in die Luftröhre selbst gekommen ist.

Gleich nach verschluckter Säure dient reichliches Trinken einer ziemlich starken Seifenauflösung am sichersten zur Neutralisirung der Säure. Auch bedient man sich der Kreide, oder der gebrannten Magnesie zu diesem Zwecke, jedoch hat die Seife wegen ihres Fettgehalts den Vorzug.

Salpetersäure, Stickstoffsäure (acidum nitricum).

Der Stickstoff geht mit dem säurezeugenden Stoff in vier Verhältnissen Verbindungen ein.

1) Das oxydulirte Stickstoffgas ist nicht brennbar, bildet mit Wasserstoffgas eine Knallluft, ist nicht

respirabel und wird vom Wasser absorbirt. Ein glimmendes Licht entzündet sich darin hell flammend, brennender Phosphor, Schwefel verlöschen darinnen. Eingeathmet erregt es eine Art Rausch.

Man stellt es durch Auflösung des Eisens oder Zinks in sehr verdünnter Salpetersäure dar. Ferner erhält man es durch trockne Destillation des, mit dem dreifachen seines Gewichts Sand gemischten, salpetersauren Ammoniums; auch, wenn oxydirtes Stickgas über Eisenfeile oder Schwefelleber gesperrt wird.

2) Oxydirtes Stickstoffgas, salpeterhalbsaures Gas, ist farbenlos, nicht mit Wasser mischbar, vermag weder das Verbrennen noch das Athmen zu unterhalten, und verwandelt sich, wenn es mit der atmosphärischen Luft in Berührung kommt, in salpetrigtsaure rothgelbe Dämpfe.

3) Salpetrigte Säure, hat eine gelbe Farbe, erscheint in rothen Dämpfen, wird vom Wasser und von der vollkommnen Salpetersäure absorbirt. Die letzte verwandelt sie in rauchende Salpetersäure (spiritus nitri fumans).

Dargestellt wird sie durch Destillation der vollkommnen Salpetersäure mit brennbaren Stoffen. Auch die Einwirkung des Lichtes verwandelt die vollkommne in salpetrigte Säure.

4) Vollkommne Salpetersäure (acidum nitricum, acidum zooticum, spiritus nitri).

Wenn drei Theile Stickstoffgas und sieben Theile Sauerstoffgas über Aetzkalilauge gesperrt, und elektrische Funken hindurch geschlagen werden, so bildet sich in der Lauge Salpeter.

Die vollkommne, reine Salpetersäure ist farbenlos, stößt im höchst konzentrirten Zustande weiße Dämpfe aus, schmeckt stark sauer, und ist ziemlich schwer. Sie ist flüchtiger als Schwefelsäure, zerstört Pflanzen- und Thierstoffe, färbt letztere gelb, bildet mit Alkalien, Erden und Metalloxyden Salze, welche auf Kohlen und mit brennbaren Substanzen verpuffen, und geglüht, Sauerstoffgas aushauchen. Mit den schwereren ätherischen Oelen entzündet sie sich, und verwandelt dieselben in Harze. (Das Harz, welches sie aus dem rektifizirten Bernsteinöl bildet, hat wegen seines Geruchs den Namen künstlicher Moschus, moschus artificialis, bekommen.)

Mit Weingeist bildet sie einen eigenthümlichen Aether. (Siehe unten.)

Bereitung.

Trockner Salpeter wird mit starker Schwefelsäure einer Destillation unterworfen. Diese Säure verbindet sich mit dem Kali des Salpeters, und die ausgeschiedene Salpetersäure geht in die Vorlage über.

Eine schwächere Salpetersäure ist das Scheidewasser (acidum nitricum dilutum, aqua fortis).

Prüfung.

Schwefelsäure wird durch einen weißen Niederschlag entdeckt, welcher salz- oder salpetersaures Baryt in der Salpetersäure hervorbringt. Doch muß die Salpetersäure mit vielem destillirten Wasser verdünnt werden.

Salzsäure giebt ein weißer, am Lichte schwarzwerdender Niederschlag zu erkennen, welchen salpetersaures Silber erzeugt. Wird dieses so lange zugesetzt, als noch ein Niederschlag entsteht, die Salpetersäure dann abgegossen und destillirt, so bekommt sie den Namen: gefälltes Scheidewasser (aqua fortis praecipitata).

Eisen wird durch folgendes Verfahren entdeckt. Man sättigt die verdünnte Salpetersäure mit Ammonium, doch so, daß die Säure noch schwach prädominirt, und setzt nun blausaures Kali hinzu, welches den Eisengehalt durch einen blauen Niederschlag anzeigt.

Arzneygebrauch.

Innerlich giebt man von der, nach der Preußischen Pharmakopoe bereiteten, reinen Salpetersäure fünf, zehn bis funfzehn Tropfen in einer schleimigen Abkochung.

Acid. nitric. puri ℨiß.
Dicoct. hord. ℥Xij.
Syrupi. ℥ij.

Täglich drei bis viermal einen Eßlöffel.

Zu den, in neuern Zeiten empfohlnen salpeter salzsauren Fuß- und Halbbädern, setzt man so viel Salpeter- und Salzsäure zum Wasser, bis dieses einen schwachen Essiggeschmack angenommen. Sie werden Morgens und Abends zwanzig Minuten lang angewendet.

Der Dämpfe, welche durch Schwefelsäure aus dem Salpeter entwickelt werden, bedient man sich zu luftreinigenden Räucherungen. Sie sind den Räucherungen mit oxygenirtsalzsauren Dämpfen vorzuziehen, weil sie nicht in dem Grade, wie diese, die Lungen angreifen.

Der starken, sowohl rauchenden als weißen Salpetersäure, bedient man sich auch äußerlich als Aetzmittel.

Nachtheilige und giftige Wirkungen.

In großen Gaben, zu einigen Drachmen und darüber, erzeugt die Salpetersäure heftige und oft tödtliche Wirkungen. Die Zeichen der Vergiftung mit Salpetersäure, oder auch nur mit Scheidewasser, sind folgende: heftiger Schmerz beim Niederschlucken, brennende Hitze im Munde, Schlunde und Magen, Aufstoßen, Uebelkeit, Erbrechen, Schluchsen, heftige Schmerzen im Magen und Darmkanal. Das Ausgebrochene riecht nach Salpetersäure und ist meistens gelblich gefärbt. Später erfolgen Meteorismus, Zeichen von Entzündung des Darmkanals, Drang zum Harnlassen, Stuhlzwang, blutige Durchfälle, und eine große Kälte der äußern Theile, welche ein besonderes Merkmal der Vergiftung mit Salpetersäure ist.

Gaben von einigen Unzen erregen oft wenige Schmerzen und tödten auf eine, wenig qualvolle Weise.

Sterben die Kranken nicht bald an der Vergiftung, so bleiben sie doch meistens ihr ganzes Leben hindurch kränklich, sind anhaltend, oft Monate lang, verstopft, und es gehen ihnen lange noch Stücke von der zerstörten, stinkenden Schleimhaut des Darmkanals ab.

In den Leichen der, an Vergiftung mit Salpetersäure Gestorbenen findet man die innere Fläche des Magens und Darmkanals gelb gefärbt.

Behandlung der Vergiftung mit Salpetersäure.

Man giebt, um die Säure zu neutralisiren, Seifenwasser, Magnesie, Oel, reichlich, welches häufiges und sehr heilsames Erbrechen verursacht, späterhin Rizinusöl, Zuckerwasser.

Salzsäure (acidum muriaticum, $\overline{M.O.^2}$).

Die Zusammensetzung dieser Säure ist noch unbekannt; sie besteht jedoch wohl aus säurezeugendem Stoff und einer säurungsfähigen Grundlage. Nach Davy soll sie aus Chlore (oxygenirter Salzsäure) und Wasserstoff bestehen (Hydrochlore, eigentlich Hydrochlorinsäure). Doch ist diese Ansicht noch keineswegs bestätigt.

Die reine Salzsäure erscheint in Gasform, ist durchsichtig und farbenlos, in der Kälte verdichtet sie sich nicht, ist schwerer als atmosphärische Luft, riecht und schmeckt scharf sauer, röthet das Lackmuspapier, unterhält weder die Verbrennung noch die Respiration, saugt aus der Luft Wasser ein, und verdichtet sich zu weißen Dämpfen, wird vom Wasser absorbirt und bildet flüssige Salzsäure.

Diese flüssige Salzsäure (Spiritus salis) ist in der Hitze flüchtiger, als Salpetersäure, stößt im konzentrirten Zustande weiße Dämpfe aus (Spiritus salis fumans) und wird durch oxydirbare Substanzen nicht zerlegt. Ihre mit Alkalien und Erden gebildeten Salze sind feuerbeständig.

Bereitung.

Sie wird durch Destillation des Kochsalzes (salzsauren Natrums) mit Schwefelsäure dargestellt.

Prüfung.

Schwefelsäure entdeckt man durch salzsaures Baryt, wenn die Salzsäure vorher stark verdünnt worden.

Eisen giebt sich durch einen Saffrangeruch und durch eine gelbe Farbe der Säure zu erkennen.

Kupfer verräth sich durch blaue Färbung bei Uebersättigung der Salzsäure mit Ammonium.

Das Eisen wird noch deutlicher durch einen Zusatz von Gallustinktur zu einer Sättigung der Salzsäure mit Ammonium.

Arzneygebrauch.

Zu fünf bis zehn Tropfen in einem schleimigen Getränk, kann eine mäßig starke Salzsäure mehreremal täglich angewendet werden.

Giftige Wirkungen.

Sie sollen denen der Salpetersäure gleichen, und auch die nämliche Behandlung erfordern?

Oxygenirte Salzsäure, acidum muriaticum oxygenatum, acidum salis dephlogisticatum, (Chlore, Chlorine, Halogenium).

Sie besteht aus gewöhnlicher Salzsäure, mit einem Ueberschuß von Sauerstoff verbunden. (Nach Davy ist sie einfach. Siehe oben).

Sie erscheint in der gewöhnlichen Temperatur dunstförmig, besitzt eine gelbe Farbe, und einen durchdringenden, erstickenden Geruch. Kerzen brennen darinnen mit schwacher, rother Flamme; Blumen und Blätter, und fast alle Pflanzenfarben werden gebleicht; Phosphor, gewärmtes Spießglanz, Wismuth und einige andre Substanzen entzünden sich von selbst darinnen. Bei einer Temperatur von einigen Graden unter dem Gefrierpunkt erstarrt der oxygenirt salzsaure Dunst zu einer gelben, krystallinischen Substanz, welche an kalter, feuchter Luft zerfließt, und in Wasser lösbar ist. Auch als Dunst wird die oxygenirte Salzsäure leicht vom Wasser absorbirt. Die flüssige oxygenirte Salzsäure hat eine gelbliche Farbe, und einen eigenthümlichen, scharfbittern Geschmack. Durch die Einwirkung des Lichts wird sowohl der Dunst als die flüssige oxygenirte Salzsäure in gewöhnliche Salzsäure und Sauerstoffgas zerlegt. Nach den neuern Ansichten geht die Chlore Verbindungen mit dem Sauerstoff ein, und erscheint theils als Chlorinsäure, theils als Euchlorin, letztere im oxygenirt salzsauren Kali.

Bereitung.

Acht Theile Kochsalz werden nebst drei Theilen schwarzen Manganoxyds mit fünf Theilen starker Schwefelsäure und eben so viel Wasser übergossen, und in einem pneumatischen Apparat erhitzt. Das Gas fängt man in Flaschen mit Wasser auf, bis sie etwas über die Hälfte leer sind, worauf alsdann das Gas mit dem Wasser durch Schütteln vereinigt wird.

Zu den Räucherungen dient eine Mischung aus zehn Theilen Kochsalz, fünf Theilen Manganoxyd, und (allmählig hinzuzusetzender) Schwefelsäure, ungefähr zwölf Theile. Diese von Guyton Morveau zuerst vorgeschlagenen Räucherungen sind zwar sehr wirksam, greifen aber auch die Lungen heftig an. (Als zersetzendes Gegenmittel empfiehlt man das Einathmen schwachen Ammoniumdunstes.)

Arzneygebrauch.

Man kann die flüssige oxygenirte Salzsäure (aqua oxymuriatica) innerlich zu einem Skrupel bis zu zwei Drachmen und darüber, selbst Kindern geben, am Besten mit destillirtem Wasser verdünnt, und mit etwas Syrup versüßt.

Auch bereitet man ein Liniment aus acht Theilen Oel und einem Theil oxygenirter Salzsäure.

Diese Säure wirkt in flüssiger Form sehr mild, und man kennt keine nachtheiligen Wirkungen derselben.

Boraxsäure (acidum boracicum, sal sedativus Hombergii, $B.O.^2$).

Ihre Zusammensetzung ist eigentlich noch unbekannt, doch soll sie nach den neuesten Versuchen durch Kalium in ein Oxyd (Bore) verwandelt werden können, welches feuerbeständig, unschmelzbar, blaugrün, in Wasser unauflöslich und in Sauerstoffgas verbrennlich ist, und dabei in Boraxsäure umgewandelt wird.

Die Boraxsäure krystallisirt in dünnen, glänzenden Schuppen, welche sich fettig anfühlen, hat einen kaum merklichen sauren Geschmack, röthet jedoch das Lackmuspapier, ist bei mittlerer Temperatur in zwanzig Theilen Wasser auflöslich, auch in Weingeist, welcher dann mit grüner Flamme brennt. Im Feuer ist sie nicht flüchtig, sondern schmilzt zu einer glasartigen Substanz. Mit salzfähigen Basen bildet sie schmelzbare Salze.

Bereitung.

Sie wird durch Schwefelsäure aus dem Borax geschieden.

Arzneygebrauch.

Die Boraxsäure ward ehedem in Pulverform zu zwei, zehn und mehreren Granen gegeben, ist aber jetzt obsolet geworden.

Essigsäure (acidum aceticum, $H.^6$ $C.^4$ $O.^3$ oder $\overline{A}$.).

Die reine starke Essigsäure (acidum aceticum concentratum, acetum radicale, alcohol aceti, acetum glaciale) ist farbenlos, sehr angenehm, doch stark sauer, von erquickendem Geruch, bei geringer Kälte krystallisirbar, flüchtig. In einem Löffel erhitzt, entzündet sie sich an der Flamme und verbrennt in Weingeist. Sie besteht aus Kohlenstoff, Wasserstoff und Sauerstoff, und enthält unter den Säuren mit diesen dreifachen Bestandtheilen (Kleesäure, Apfelsäure, Zitronensäure, Weinsteinsäure, Bernsteinsäure u. d. m.) den größten Antheil von Sauerstoff.

Mit Weingeist bildet sie einen angenehmen Aether.

Bereitung.

Ein Theil trocknes essigsaures Natrum wird mit drei Theilen trocknem, saurem schwefelsauren Kali vermischt und destillirt.

Auch aus Bleyzucker und Grünspan kann man eine starke Essigsäure gewinnen.

Eine schwächere Essigsäure ist der konzentrirte Essig (acetum concentratum, spiritus aceti), dessen Bereitung die Preußische Pharmakopoe folgendermaßen vorschreibt: sechszehn Unzen kohlenstoffsaures Kali werden mit destillirtem Essig gesättigt, und bis auf vierzig Unzen abgedunstet. Dann werden zwei Unzen Manganoxyd, zwölf Unzen starke Schwefelsäure und eben so viel Wasser hinzugesetzt, und davon die Säure bis zur Trockne abdestillirt.

Noch schwächer ist der rohe Essig (acetum crudum, acetum vini), das Produkt der Gährung einer zuckerhaltigen Flüssigkeit, nachdem dieselbe die geistige Gährung überstanden.

Der rohe Essig enthält außer der Essigsäure noch Weinstein, und andre Pflanzensäuren, und schleimige Bestandtheile.

Prüfung.

Da der rohe Essig so häufig im Haushalt und in der Medizin benutzt wird, so erfordert er eine genaue Prüfung; um so mehr, weil er nicht selten von gewinnsüchtigen Fabrikanten verfälscht wird.

Schwefelsäuregehalt verräth sich durch einen weißen Niederschlag, welchen salzsauren Baryt und essigsaures Bley erzeugen.

Salpetersäure erkennt man an der Verpuffung einer zur Trockne abgedunsteten Sättigung des Kali's mit Essig, wenn der Rückstand auf glühende Kohlen geworfen wird.

Salzsäure wird durch salpetersaures Silber entdeckt.

Scharfe Stoffe, welche öfter dem Essig beigemischt werden, um ihm eine größere scheinbare Stärke zu geben, verrathen sich durch ihren brennenden Geschmack nach der Sättigung des Essigs mit Kali.

Ein guter Essig muß eine solche Stärke besitzen, daß zwei Drachmen desselben zur Sättigung einer Drachme Kali hinreichen.

In dem, bis zur Trockne abgerauchten und geglühten Rückstande des Weinessigs, läßt sich ziemlich reichlich Kali entdecken, wodurch der Weinessig vom Bieressig unterschieden werden kann.

Die Essigsäure und der konzentrirte Essig sind bisweilen, wenn sie aus metallischen Salzen dargestellt worden, auch bley- und kupferhaltig.

Das Bley entdeckt man durch Hahnemannsche Weinprobe, welche einen schwärzlichen Niederschlag erzeugt.

Kupfer wird durch Uebersättigung mit Ammonium entdeckt.

Arzneygebrauch.

Die starke Essigsäure wird wohl nur als Riechmittel angewendet, und zu diesem Zwecke mit Gewürzen digerirt (acidum aceticum aromaticum). Auch kann man ein Riechsalz durch Zusammenmischung des essigsauren Kali's mit saurem schwefelsauren Kali bereiten. Neuerdings ist die Essigsäure zum äußerlichen Gebrauch als ein schnellwirkendes, rothmachendes Mittel empfohlen worden.

Den konzentrirten Essig giebt man zu einem Skrupel bis zu einer Drachme, mit Wasser verdünnt.

Der rohe Essig wird dem Getränk beigemischt. Zum Klystier werden zwei bis vier Unzen, nach Erforderniß mit Wasser verdünnt, oder rein, angewendet.

Weinsteinsäure, Weinsäure (acidum tartaricum, sal essentialis tartari, $H.C.^4 O.^5$ oder $\overline{T}$.).

Erscheint in farbenlosen, länglicht viereckigen, tafelförmigen Krystallen, welche an der Luft nicht verändert werden, und angenehm sauer schmecken.

In Wasser ist die Weinsteinsäure leicht, in Weingeist nicht auflöslich; im Feuer wird sie zerstört, wie auch die, aus der Weinsteinsäure gebildeten Salze. Sie geht mit Kali, Natrum und Ammonium gern übersaure Verbindungen ein, welche schwerer auflöslich sind, als die neutralen.

Bereitung.

Vier Theile Marmor oder Kreide werden in einem zinnernen Kessel mit einer hinlänglichen Menge Wasser übergossen, und zu der kochenden Mischung so lange gereinigter Weinstein hinzugesetzt, als noch eine Auflösung desselben statt findet.

Die freie Säure des Weinsteins verbindet sich mit dem Kalk zu unauflöslichem, weinsteinsaurem Kalk, welcher auf dem Filtrum zurückbleibt. Dieser wird dann mit vier Theilen Schwefelsäure, welche mit dem gleichen Gewicht Wasser verdünnt ist, digerirt, und die dadurch ausgeschiedene Weinsteinsäure durch Krystallisation gereinigt.

Prüfung.

Salzsaures Baryt oder essigsaures Bley verräth durch weißen Niederschlag, in einer Auflösung von Weinsteinsäure, den Gehalt an Schwefelsäure.

Enthielt die Weinsteinsäure saures, schwefelsaures Kali, so bleibt nach dem Glühen derselben ein schwefelleberartiger Rückstand.

Kupfer verräth sich durch die blaue Färbung des Ammoniumliquors, welcher mit dem geglühten Rückstande der Weinsteinsäure digerirt wurde.

Bley zeigt die Weinprobe an.

Zinngehalt wird durch Goldsolution (salzsaures Gold)

Gold) zu einer Auflösung der Weinsteinsäure getröpfelt, durch einen purpurfarbigen Niederschlag (Goldpurpur) verrathen.

Bisweilen wird ein Gemisch aus Weinstein und Schwefelsäure oder Kleesäure als Weinsteinsäure verkauft, jedoch leicht an der Schwerauflöslichkeit und an dem Kaligehalt des geglühten Rückstandes erkannt.

Arzneygebrauch.

Man giebt die Weinsteinsäure in Pulver oder Auflösung zu fünf bis zehn Granen, oder auch als Limonade, mit Zitronenzucker in Wasser.

Kleesäure, Zuckersäure (acidum oxalicum, acidum sacchari, H. C.^{12} O.^{18} oder $\overline{\text{O}}$.).

Vierseitige säulenförmige Krystalle, von starksaurem, angenehmen Geschmack, welche an der warmen Luft verwittern. In Wasser sind sie leicht auflöslich, und ihre Auflösung erfolgt oft mit einem knisternden Geräusch.

Die Kleesäure ist im Feuer flüchtig, ohne zersetzt zu werden. Sie hat eine starke Verwandtschaft zum Kalk.

Bereitung.

Eine Auflösung des Kleesalzes wird durch Bleyzucker gefällt, und das niedergefallene kleesaure Bley durch Schwefelsäure zersetzt.

Auch stellt man die Kleesäure durch Kochen eines Theils Zucker mit sechs Theilen rauchender Salpetersäure dar.

Die Kleesäure wird nicht als Arzneymittel angewendet. Ihre giftigen Eigenschaften sind beim kleesauren Kali angeführt worden.

Bernsteinsäure (acidum succinicum, sal succini volatilis, $H.^4$ $C.^4$ $O.^3$ oder $\overline{S}$.)

Dreieckige Prismen von mildsaurem Geschmack, in fünfundzwanzig Theilen kalten, und drei Theilen siedenden Wassers auflöslich, im Feuer flüchtig, ohne Zersetzung, auch in Weingeist auflöslich.

Bereitung.

Die Bernsteinsäure ist ein Produkt der trocknen Destillation des Bernsteins. Sie wird durch Kochen mit Kohlenpulver und Krystallisation gereinigt.

Prüfung.

Eine weinsteinhaltige Bernsteinsäure läßt bei der Verflüchtigung einen kohligten Rückstand, welcher, geglüht, Kaligehalt zeigt.

Weinsteinsäure verräth sich durch Entstehung eines, aus Weinstein bestehenden Niederschlages bei der Sättigung der Bernsteinsäure mit Kali.

Kleesalz oder Kleesäure. Eine Auflösung des Gypses fällt kleesauren Kalk.

Boraxsäure bleibt beim Verflüchtigen zurück und schmilzt zu Glas. Auch brennt eine spirituöse Auflösung mit blauer Flamme.

Schwefelsaures Kali entdeckt eine Auflösung von Bleyzucker durch einen weißen Präzipitat.

Ammonium wird durch Zusammenreiben mit Aetzkalk entwickelt.

Kochsalz bleibt bei der Verflüchtigung und Auflösung in Weingeist zurück.

Zucker entdeckt man durch den Geschmack, durch den Geruch beim Glühen, wo auch eine lockere Kohle zurückbleibt.

Salpeter erkennt man durch die Verpuffung auf Kohlen. Am häufigsten ist die Bernsteinsäure mit Weinsteinsäure verfälscht.

Arzneygebrauch.

Diese Säure wurde ehedem in Pulvern, mit Zucker, zu fünf Granen gegeben.

Benzoësäure (acidum benzoïcum, flores benzoës).

Sie ist in der Benzoë, im Storax, im Urin der Kühe und Kinder enthalten, und stellt nadelförmige, silberglänzende Krystalle dar. Sie röthet das Lackmuspapier, schmeckt etwas scharf, aber nicht sauer, schmilzt in der Wärme, wie Wachs, und verflüchtigt sich unzersetzt, ist in vierhundert Theilen kalten, und dreißig Theilen siedenden Wassers auflöslich.

Vom Weingeist wird sie leichter aufgelöst, und diese Auflösung verbrennt mit funkensprühender, rother Flamme.

Bereitung.

Sie wird durch Sublimation aus dem Benzoëharz, oder durch Kochen desselben mit kohlenstoffsaurem Natrum und nachheriger Trennung der Benzoësäure vom Natrum durch Schwefelsäure dargestellt.

Prüfung.

Schwefelsäure entdeckt man durch einen weißen Niederschlag, welchen salzsaures Baryt in destillirtem Wasser hervorbringt, womit man Benzoësäure geschüttelt hat.

Arzneygebrauch.

Man giebt die Benzoësäure zu fünf bis zehn Gran, als Pulver, mit Zucker abgerieben, oder in Pillen.

Kohlenstoffsäure (acidum carbonicum).

Der Kohlenstoff ist mehrerer Oxydationsstufen fähig; in der Kohlensäure ist er mit dem Maximum vom Sauerstoff verbunden.

1. Kohlenstoffoxydul, schwarze Kohle (carbo purus, carbo tiliae), Lindenkohle.

Die Kohle ist, wenn der Luft der Zutritt verwehrt wird, die unveränderlichste und feuerbeständigste Substanz, in Wasser, Weingeist, Säuren unauflöslich, brennbar, und wird zum medizinischen Gebrauch durch Verkohlen des Lindenholzes dargestellt.

Sie muß gröblich gepulvert, und in verschlossenen Gefäßen aufbewahrt werden.

Arzneygebrauch.

Man giebt sie innerlich in Form von Pulvern, oder als Latwerge, zu einem bis zwei Skrupel.

Auch bereitet man eine Salbe aus einem Theil Kohlenpulver und sechs Theilen Fett.

2. Kohlenoxyd (gas carbonii oxydati) erscheint in Gasform, ist farben- und geruchlos, geht mit Wasser keine Verbindung ein, ist etwas leichter als atmosphärische Luft, vermag nicht, die Verbrennung zu unterhalten, ist aber selbst entzündlich, und verbrennt mit blauer Farbe, wie man sie an frischentzündeten Kohlen bemerkt.

Dieses Gas ist es, welches den tödtlichen Wirkungen des Kohlendampfes zum Grunde liegt. Es ist nämlich nicht blos irrespirabel, sondern wirkt offenbar spezifisch schädlich auf das Nervensystem, und zunächst auf die Lungen. Wenige Athemzüge sind schon hinreichend, eine tiefe Ohnmacht herbei zu führen. In geringerer Menge eingeathmet, erzeugt es heftiges Kopfweh, Uebelkeiten, Erbrechen. Wenn sich, in diesem Gase Verunglückte wieder erhalten, verfallen sie gewöhnlich in eine heftige Lungenentzündung.

Die Behandlung der, durch dieses Gas bewirkten Asphyxie besteht in Anwendung reichlicher Aderlässe, bald darauf eines Brech- und Purgiermittels. Wenn durch das Erbrechen reichlich ein schwarzer, theerartiger Stoff ausgeleert wird, pflegt die Herstellung zu gelingen.

3. Kohlenstoffsäure, (acidum carbonicum, aër fixus, acidum aëreum, gas Helmontii, aër mephiticus).

Die Kohlensäure erscheint in Gasform, sammelt sich, weil sie beträchtlich schwerer als atmosphärische Luft, in tiefen Kellern und Brunnen, ist im Quellwasser, reichlich in vielen Mineralwassern, im Bier und Champagner enthalten.

Sie schmeckt und riecht stechend säuerlich, röthet vorübergehend das Lackmuspapier, unterhält weder Verbrennung noch Respiration, wirkt jedoch nicht spezifisch schädlich beim Einathmen.

Reines Wasser nimmt bei 10° R. ein gleiches Volumen kohlensauren Gases in sich auf, und bekommt davon einen erquickenden, stechend säuerlichen Geschmack und die Eigenschaften einer schwachen Säure. Die Kohlenstoffsäure bildet mit Alkalien, Erden und Metalloxyden Salze, welche durch die meisten andern Säuren zersetzt werden, wobei die Kohlenstoffsäure unter Aufbrausen entweicht.

Darstellung.

Das kohlenstoffsaure Gas entwickelt sich reichlich aus Flüssigkeiten, welche sich in der Weingährung befinden. Zum medizinischen Gebrauch wird es durch verdünnte Schwefelsäure aus Marmor geschieden.

Man hat dieses Gas, mit dem dritten Theil atmosphärischer Luft gemischt, bei Schwindsuchten einathmen lassen. Es wird ferner vermittelst der Brausepulver, des Riverschen Tränkchens, und vorzüglich der Mineralwasser, welche dieses Gas reichlich enthalten und daher Säuerlinge, Sauerbrunnen genannt werden. Folgende sind die Vorzüglichern:

Selterwasser, Seltersер Wasser (aqua selterana).

Enthält im Pfunde (zu sechszehn Unzen) neunzehn Gran Kochsalz, fünf Gran kohlenstoffsaure Magnesie, kohlenstoffsaures Natrum vier Gran, kohlenstoffsauren Kalk drei Gran, und sechszehn Kubikzoll kohlenstoffsaures Gas.

Es ist sehr klar, moussirt stark, hat einen säuerlichen und dennoch etwas laugenartigen, stechenden, sehr angenehmen Geschmack, und kann in wohlverstopften Gefäßen lange aufbewahrt werden.

Man läßt es zu zwei bis vier Pfunden täglich trinken, entweder rein, oder mit Milch oder Wien.

Das Selterwasser wird auch künstlich bereitet, und zwar auf folgende, sehr sinnreich ausgedachte Weise. Zuvörderst wird kaltes Wasser durch Zusammenschütteln mit der größtmöglichsten Menge kohlenstoffsauren Gases geschwängert, und auf Flaschen oder Krüge gefüllt. Sodann berechnet man, wieviel Kochsalz das natürliche Selterwasser in der Menge, welche ein einzelner Krug zu fassen vermag, enthalten würde, und setzt dem Wasser eine solche Menge vollkommen gesättigtes kohlenstoffsaures Natrum hinzu, daß, wenn nun noch kurz vor dem festen Verstopfen der Krüge ein gewisses Quantum Salzsäure beigemischt wird, sich das Kochsalz bilde, und noch die gehörige Menge kohlenstoffsaures Natrum unzersetzt bleibe. Die entweichende Kohlenstoffsäure muß bei diesem Verfahren im Kruge bleiben, und man bekommt ein sehr gasreiches Wasser, welches aber weit früher, als das natürliche, seine Kohlenstoffsäure verliert.

Biliner Wasser. Enthält Glaubersalz, Kochsalz, kohlenstoffsaure Magnesie und Kalk. Wird wie Selterwasser angewendet.

Emser Wasser. Enthält vorzüglich Natrum und Kohlenstoffsäure, hat einen faden, aber nicht unangenehmen Geschmack, und wird als Getränk und Bad benutzt.

Der Säuerling zu Pyrmont enthält Kochsalz, Glaubersalz, salzsaure Magnesie und viel Kohlenstoffsäure.

Salzbrunn in Schlesien. Ein erst in neueren Zeiten benutztes, an kohlenstoffsaurem Natrum und Kohlenstoffsäure überaus reiches Wasser.

Blausäure, Blaustoffsäure (acidum zooticum, borussicum, acidum hydrocyanicum, Blutsäure).

Sie ist eine Verbindung des Blaustoffs (Cyanogenium), welcher aus Kohlenstoff, Stickstoff und Wasserstoff (?) besteht, mit Wasser. Der Blaustoff geht mit Alkalien und Metalloxyden (wahrscheinlicher mit den Metallen selbst) Verbindungen ein. Am Allerleichtesten geschieht dies mit Quecksilberoxyd; das Blaustoffquecksilber löst sich in Wasser auf, zersetzt aber auch einen Theil desselben und bildet dann blausaures Quecksilber (hydrargyrum hydrocyanicum). Das Blaustoffeisen (Berlinerblau) enthält das Eisen wahrscheinlich im Metallzustande und ist in Wasser unauflöslich.

Der Blaustoff entsteht durch Glühen animalischer Substanzen, z. B. des Blutes, mit Kali. Durch Auslaugen des Rückstandes gewinnt man ein Salz (Blutlaugensalz, Blaustoffkali), welches etwas Eisen enthält, und krystallisirbar ist. Sobald der Blaustoff mit Wasser in Berührung tritt, verbindet er sich mit dem wasserzeugenden Stoffe und bildet die Blausäure. Sie entsteht auch, wenn man Ammoniumgas durch glühende Kohlen streichen läßt.

Sie findet sich in einigen Pflanzen, den bittern Mandeln, Kirschlorbeer, Aalkirsche und andern, ist daher im Kirschwasser, Persiko, nach neuern Beobachtungen auch im Kartoffelbrandtwein enthalten.

Die reine Blausäure erscheint in Gasform, hat den Geruch der bittern Mandeln, nimmt in großer Kälte eine tropfbarflüssige Form an, ist als Gas entzündlich, wird leicht vom Wasser absorbirt, röthet das Lackmuspapier, geht mit Alkalien und Erden Verbindungen ein, fällt die Metalle, indem sie sich damit verbindet und sie wahrscheinlich in den Metallzustand versetzt, aus ihren Auflösungen, z. B. das Eisen mit blauer Farbe. Wasser, Luft und Licht zersetzen sie sehr leicht, daher muß ihr Weingeist zugesetzt werden.

Bereitung.

Sie wird gewöhnlich durch Schwefelsäure (eigentlich besser durch Phosphorsäure) aus dem Blaustoffkali geschieden. Dieses Salz bereitet man auf folgende Weise: getrocknetes Blut wird mit dem dritten Theil kohlenstoffsauren Kali's geglüht, bis keine Flamme mehr erscheint, der Rückstand ausgelaugt, die Lauge mit destillirtem Essig gesättigt und bis zur Honigdicke abgeraucht. Durch Digestion mit sechs Theilen Weingeist entfernt man nun aus dieser Salzmischung das essigsaure Kali, welches sich im Weingeist auflöst, und das Blaustoffkali zurückläßt. Dieses löst man in Wasser auf, und bringt es zur Krystallisation.

1) Darstellung der Blausäure nach Ittner:

Blausaures Eisenkali, vier Theile,

starke, mit vier Theilen Wasser verdünnte Schwefelsäure, zwei Theile,

werden aus einer Glasretorte in einen, sechs Theile Weingeist enthaltenden Rezipienten überdestillirt, bis zur Trockne des Rückstandes, und das Destillat dann über gebrannte Magnesie rektifizirt.

2) Darstellung der Blausäure nach Trautwein:

Trautwein bereitet durch Destillation einer Mischung aus zehn Theilen Blaustoffkali, sechs Theilen starker Schwefelsäure und sechs Theilen Wasser, eine starke und reine Blausäure, welche sich in der, mit Eis umgebenen Vorlage zu einer Flüssigkeit verdichtet, und, nachdem ihr aller Wassergehalt durch salzsauren Kalk entzogen worden ist, bei gelinder Wärme rektifizirt wird.

Sie ist klar, flüssig und brennbar, auch in einem hohen Grade flüchtig.

3) Darstellung der Blausäure nach Vaucquelin.

Zwei Drachmen Blaustoffquecksilber werden in sechszehn Unzen destillirten Wassers aufgelöst. Durch diese Auflösung läßt man so lange hydrothionsaures Gas streichen, als noch Schwefelwasserstoffquecksilber niederfällt. Dann wird die Flüssigkeit filtrirt, und überflüssig kohlenstoffsaures Bley hinzugesetzt (um die Hydrothionsäure zu entfernen). Die abgeklärte Flüssigkeit wird zum zweitenmal filtrirt.

Arzneygebrauch.

Die größte Gabe der Ittnerschen ist: zwei bis drei Tropfen; die der Vaucquelinschen: acht bis zehn Tropfen. Die Trautweinsche Blausäure kann nur, mit Weingeist sehr verdünnt, in Tropfen gegeben werden.

Da aber, selbst bei der sorgfältigsten Bereitung, die

Stärke dieses gefährlichen Arzneymittels nicht sicher zu bestimmen ist, dasselbe auch so leicht verändert und zersetzt wird, so sind das destillirte Wasser der bittern Mandeln (aqua amygdalarum amararum concentrata), und das Kirschlorbeerwasser (aqua laurocerasi) der chemischen Blausäure vorzuziehen.

Beinahe sieben Drachmen des Bittermandelwassers kommen, rücksichtlich ihrer Stärke, ungefähr einem halben Skrupel der Ittnerschen Blausäure gleich. Das Kirschlorbeerwasser ist etwas stärker.

Noch sicherer, als bei den, oft eine geringere oder größere Menge Blausäure enthaltenden Wassern, kann die Gabe und Stärke bestimmt werden, wenn man sich einer Auflösung des ätherischen Oels der bittern Mandeln bedient.

Vegetabilische Blausäure.

Olei amygdalarum amararum aetherei, *drachmam unam.*

solve in

spiritus vini rectificatissimi,

aquae destillatae, singul. *drachmas decem.*

Die Gabe dieser Auflösung ist zwei bis drei Tropfen.

Hydrothionsäure (acidum hydrothionicum), Schwefelwasserstoff (hydrogenium sulphuratum).

Eine Verbindung des Schwefels mit dem wasserzeugenden Stoff, welche sich wie eine Säure verhält, in Gasform erscheint, und vom Wasser absorbirt wird. Das Gas riecht wie faulende Eyer, ist brennbar, und wird durch rauchende Salpetersäure zersetzt, und Schwefel daraus gefällt.

Diese Säure röthet das Lackmuspapier, bildet Salze, und hat besonders eine starke Verwandtschaft zu den Metalloxyden, welche sie aus ihren Auflösungen in andern Säuren fällt, und deshalb ein wichtiges Entdeckungsmittel abgiebt.

Die Hydrothionsäure macht den Hauptbestandtheil einiger natürlichen Schwefelwasser aus. Dergleichen sind Aachen, Warmbrunn, Landeck, die kalten Wasser zu Nenndorf in Hessen, u. a. m.

Aachner Wasser (*aqua aquisgranensis*), hat eine Temperatur von 120 bis 140 Grad Wärme nach Fahrenheit, und enthält kohlenstoffsaures Natrum, etwas Kochsalz und Glaubersalz, auch ein wenig kohlenstoffsaures, aber eine große Menge hydrothionsaures Gas.

Man läßt es anfänglich in kleiner Menge, welche allmählig bis zu einem, höchstens zwei Pfunden gesteigert werden kann, trinken.

Auch wendet man es zu Bädern und Dampfbädern an.

Nenndorfer Wasser. Ist zu verschiedenen Zeiten bald klar, bald milchigt, blau, grün oder schwärzlich. Es hat einen starken Schwefelgeschmack und Geruch, schmeckt außerdem bitterlichsalzig.

Es enthält Kochsalz, Glaubersalz, kohlenstoffsaure, salzsaure, schwefelsaure Magnesie, Gyps, viel Hydrothionsäure und Erdharz. Nach neuern Untersuchungen soll es, statt der Hydrothionsäure, geschwefeltes Stickstoffgas enthalten.

Wird zum Trinken und Baden angewendet.

Gleich dem Aachner Wasser, aber weit schwächer, sind die Wasser von Baden am Rhein, Landeck, Warmbrunn, Gastein, Burscheid, Eilsen u. a. m.

Zum Schlusse verdient noch einer Erwähnung die

brandige Holzsäure (acid. pyrolignosum),

auch Holzessig genannt, ein Produkt der trocknen Destillation des Holzes. Wenn nämlich trocknes Holz in einem Destillirapparat behandelt wird, so geht zunächst eine wässrige Feuchtigkeit in die Vorlage über, welche im weiteren Verlauf der Destillation eine saure Beschaffenheit annimmt. Zugleich sammelt sich ein empyreumatisches Oel, besonders wenn das Holz mit Rinde versehen ist. Ein dergleichen Oel wird in Rußland aus der Rinde der weißen Birke (betula alba) bereitet, und unter dem Namen oleum betulinum, oleum rusci, verkauft. Selbst der Theer ist ein dergleichen Oel. Die angeführte, saure Flüssigkeit, ist die Holzsäure, eigentlich Essigsäure, mit empyreumatischem Oel verbunden; denn sie kann, zweckmäßig gereinigt, als reine Essigsäure dargestellt werden. Man bereitet sie jetzt eigens zum pharmazeutischen Gebrauch durch trockne Destillation des Holzes, gewinnt sie aber auch gelegentlich beim Theerschwelen. Der Dunst, welcher beim Anbrennen aus den Kohlenmeilern aufsteigt, ist ebenfalls Holzsäure, und kann aufgefangen werden, wenn man die Meiler mit einer Schicht kohlenstoffsauren Kalk bedeckt. Es bildet sich holzsaurer Kalk, aus welchem die Holzsäure durch Schwefelsäure ausgeschieden werden kann. Allein die, auf eine solche Weise dargestellte Holzsäure, ist zum Arzneygebrauch allzurein, und kann, nachdem sie zweckmäßig behandelt worden, die Stelle der reinen Essigsäure vertreten.

Die brandige Holzsäure hat einen stechenden unangenehmen, branstigsauren Geruch und Geschmack, und eine, etwas ins Braune spielende Farbe. Sie hat ungefähr die Stärke eines schwachen Essigs, und wird an der Luft etwas dunkler. Erst in neuern Zeiten (obwohl schon Boerhave davon wußte) ist die merkwürdige Eigenschaft dieser Säure genauer untersucht worden, thierische Substanzen, besonders Muskelfleisch, vor der Fäulniß zu bewahren und endlich mumienartig auszutrocknen. Sie ist es, welche dem geräucherten Fleisch die Haltbarkeit mittheilt.

Man hat sich, in Folge dieser Beobachtung, der brandigen Holzsäure zum Aufbewahren anatomischer Präparate bedient, dieselbe in neuesten Zeiten aber auch zum Arzneygebrauch angewendet.

Hier in Berlin hat sich ihr äußerlicher Gebrauch vorzüglich in dem fürchterlichen Wasserkrebs (noma) heilsam bewiesen. Heim läßt Charpiebäuschchen, mit dieser Säure befeuchtet, auflegen.

Ueber die Wirkungen, welche der innerliche Gebrauch dieser Säure äußern könnte, ist noch nichts Zuverläßiges bekannt. Doch hat sie Heim auch innerlich, zu einer Drachme täglich, tropfenweise, nehmen lassen.

C h e m i e

der vegetabilisch = organischen Körper,

besonders

der Arzneypflanzen.

Von den nähern und entfernteren Bestandtheilen der Vegetabilien und vegetabilischen Stoffe.

Die Bestandtheile und Zusammensetzungen der Vegetabilien und ihrer Produkte, sind sehr vielfach und mannigfaltig, und im Ganzen noch wenig bekannt.

Als einfache Bestandtheile können betrachtet werden: Kohlenstoff, Wasserstoff, Sauerstoff, Kali, Kieselerde, Kalk, Eisen, Natrum, Magnesia, Schwefel.

Stickstoff, Schwefel kommen im Kleber, Eyweißstoff und den Pilzen, so wie ebenfalls in einigen andern Pflanzen vor. Auch der Phosphor findet sich in Pilzen.

Nähere Bestandtheile sind: verschiedene Säuren und Salze, Gummi, Pflanzenschleim, Satzmehl, grüner Stoff (Chlorophyll), Pflanzeneyweiß, Kleber, Zucker, Extraktivstoff, Gerbestoff, Harz, fettes Oel, Wachs, Kautschuck, ätherisches Oel, Kampher, die sogenannten Pflanzenalkaloide, und einige eigenthümliche Stoffe.

Das Kali bleibt, mit Kohlenstoffsäure und einigen andern Säuren verbunden, nach der Einäscherung der Pflanzenkörper zurück, und ist in der Pflanzenfaser enthalten.

Die Kieselerde befindet sich meistens in der Oberhaut, kommt aber auch in den innern Höhlungen einiger Rohrarten, selbst in Krystallform, vor.

Das Natrum ist besonders in denjenigen Pflanzen

enthalten, welche am Meeresstrande wachsen, und vertritt in diesen die Stelle des Kali's. Auch macht es einen wesentlichen Bestandtheil des Pflanzeneyweißes aus, welches auch den Schwefel enthält.

Von den genannten nähern Bestandtheilen sind für den Arzt die Folgenden besonders wichtig:

1) Gummi (gummi), bestehend aus Kohlenstoff, Wasserstoff und Sauerstoff, und etwas Kalk.

Weiß oder gelblich, durchsichtig oder wenigstens durchscheinend, von fadem Geschmack, in kaltem Wasser auflöslich, und eine klebrige Auflösung darstellend, in Weingeist, Aether, ätherischen und fetten Oelen unauflöslich, verbrennlich. Mit fetten und ätherischen Oelen und Wasser zusammengerieben, bildet es eine Art Emulsion.

Offizinell sind:

a. das arabische Gummi (gummi mimosae, gummi arabicum);

b. das Senegalgummi (gummi senegal).

2) Traganthstoff (cerasin, bassorin), Pflanzenschleim; bestehend aus Kohlenstoff, Wasserstoff und Sauerstoff. Geschmack- und geruchlos, durchsichtig oder durchscheinend, in kaltem Wasser zu einer klaren Gallerte aufschwellend, welche sich in einem Ueberschuß von Wasser nur schwer auflöst. Durch Kochen mit Wasser wird es in Gummi verwandelt. Starke Säuren fällen diesen Stoff aus seinen Auflösungen. Dasselbe thun auch Silber- und Quecksilberauflösungen.

Modifikationen desselben sind die Schleime der Linden, Quittenkörner, der Orchisarten, des Flohsaamen, Leinsaamen, der Altheewurzel u. d. m.

a. Traganth (gummi tragacanthae). Durch Aufquellen von zehn Gran Traganth mit zwei Unzen Wasser, entsteht schon eine Gallerte.

b. Quittenkörner (semina cydoniorum). Durch Zusammenschütteln einer Drachme ungequetschter Quittenkörner mit drei Unzen Wasser, entsteht ein starker Schleim.

3) Satzmehl, Stärke, Kraftmehl (amylum).

Von fadem Geschmack, geruchlos, im reinen Zustande sehr weiß, undurchsichtig, körnigt, in Wasser (kaltem), Weingeist, Aether und Oelen unauflöslich. Durch Kochen mit Wasser eine Art Gallerte (Kleister) bildend, in der Hitze zerstörbar, mit einem aromatischen, fast dem gebrannten Zucker ähnlichen Geruch.

Der Kleister wird durch Gerbestoff gallertartig gefällt; Jodine färbt die Stärke schön blau. Mit Salpetersäure gekocht, wird die Stärke in Kleesäure und Milchzuckersäure umgewandelt. Durch Kochen derselben mit verdünnter Schwefelsäure erhält man zuerst Gummi, und bei länger fortgesetztem Kochen einen nicht krystallisirbaren, honigartigen Zucker.

Nach Kirchhoff liefern vier Theile Stärke mit vier Theilen Wasser zu Kleister gekocht, durch den Zusatz von einem Theil getrockneten und gepulverten Kleber (siehe unten), einen süßen, in Weingeist löslichen Zukkersaft.

Das Satzmehl ist in den Getraidekörnern, Hülsenfrüchten, Knollen, im Mark der Sagopalme u. a. m. enthalten und wird aus diesen Pflanzenprodukten durch Kneten mit kaltem Wasser ausgeschieden.

Unsere Vorfahren bereiteten aus Arumswurzel und einigen andern Pflanzentheilen ein Satzmehl, welchem sie besondere Heilkräfte zutrauten (faecula ari).

Zu den Satzmehlarten gehören die Hordeine, Inuline, das Moosstärkmehl (aus der isländischen Flechte, lichen islandicus), und einige andere mehr.

4) Pflanzeneyweiß (albumen vegetabile).

Wie die Stärke, aus Kohlenstoff, Wasserstoff und Sauerstoff bestehend, außerdem aber noch Schwefel, Stickstoff und Natrum enthaltend.

Frisch in kaltem Wasser löslich, erhitzt, oder durch einen Zusatz von Weingeist und Mineralsäuren, zu Flocken gerinnend. Getrocknet wird es grauweiß, durchscheinend, in Wasser unauflöslich, verbrennt mit dem Geruch des Horns. Es fault leicht, und entwickelt dabei Ammonium. Gerbestoff fällt es auf seinen Auflösungen. Aetzende Alkalien lösen den geronnenen Eyweißstoff auf, wobei sich Ammonium entwickelt, Säuren schlagen ihn aus diesen Auflösungen mit Entwickelung von Schwefelwasserstoffgas nieder.

Das Pflanzeneyweiß ist im Safte der Schwämme, des Spargels, der Kresse, der Kohlarten enthalten.

5) Kleber (gluten vegetabile, phyteuma colla).

Besteht aus Kohlenstoff, Wasserstoff, Sauerstoff, Phosphor, Schwefel und Kalk.

Geschmack- und geruchlos, bräunlichgrau, durchscheinend, im frischen Zustande, mit Wasser verbunden, zähe, in Fäden ziehbar, etwas elastisch, in kaltem Wasser wenig auflöslich, in heißem sich erhärtend, wie Horn verbrennend. Er fault wie Käse. Getrocknet gleich er vollkommen dem Horn.

Durch Gallussäure wird er gefällt, von Alkalien aufgelöst und aus dieser Auflösung durch Säuren niedergeschlagen. Feucht ist er in Essigsäure auflöslich. Nach den neuesten Untersuchungen ist der Kleber aus zweien Bestandtheilen oder Stoffen, Zimom und Gliadine genannt, zusammengesetzt. Das Zimom, auch Ferment genannt, befördert die Gährung zuckerhaltiger Flüssigkeiten, oder ist vielmehr zur Hervorrufung dieses Prozesses unumgänglich nöthig.

Der Kleber ist besonders im Getraide und in den Hülsenfrüchten enthalten, und bleibt nach dem Auswaschen des Stärkemehls zurück. Taddei in Florenz empfiehlt den Kleber als ein Gegengift des Aetzsublimats, welcher das Eyweiß noch übertreffen soll. Er läßt Waizenkleber in einem Mörser mit einer Seifenauflösung zusammenreiben, und die Masse eintrocknen. Sie wird dann gepulvert und, unter dem Namen poudre emulsive de gluten, zum Gebrauch aufbewahrt.

6) Zucker (saccharum).

Besteht aus Kohlenstoff, Wasserstoff und Sauerstoff, schmeckt süß, ist in Wasser und einigermaßen auch in Weingeist auflöslich, geht in die geistige und saure Gährung über, giebt, mit Salpetersäure gekocht, Kleesäure, Essigsäure. Durch Kochen des Zuckers, wie auch des Honigs, mit Metallsalzen, werden letztere zum Theil zersetzt und desoxydirt.

a. Rohrzucker. Sehr süß, weiß, in klaren, keilförmigen Oktaedern und Würfeln krystallisirbar. Im Zuckerrohr.

b. Schleimzucker. Ebenfalls sehr süß, aber nicht krystallisirbar, an der Luft zerfließend. Im braunen Zuckersyrup, in den Fruchtsäften. (Der Zucker aus den Weintrauben und Runkelrüben gleicht vollkommen dem Rohrzucker.)

c. Mannazucker. Ekelhaft süß, in seidenglänzenden Nadeln krystallisirend, in kaltem Weingeist unauflöslich.

Die Manna besteht außerdem aus Extraktivstoff, süßem Gummi, Schleimzucker und Kleber Gute Manna ist in drei Theilen kaltem, zwei Theilen warmen Wasser und in acht Theilen Weingeist auflöslich.

Die frische Manna ist nährend. Sie erlangt die

purgirende Eigenschaft erst durch eine Art Gährung, welche sie mit der Zeit erleidet.

d. Der Zucker aus der Graswurzel (triticum repens) hat die besondere Eigenschaft, daß er eine große Menge Weingeist, in welchem er aufgelöst worden, in einen starren Zustand zu versetzen vermag.

7) Extraktivstoff, Seifenstoff. So nennt man das, durch Wasser und Weingeist ausziehbare, verschieden modifizirte, durch alle Theile der Pflanzen verbreitete Prinzip, welches die sogenannten Extrakte darstellt.

Der Extraktivstoff ist meistens braun gefärbt, schmeckt stark, ist in Wasser und Weingeist, aber nicht in Aether und in Oelen auflöslich, saugt an der Luft gern Sauerstoffgas ein, und wird dann, sich einigermaßen den Harzen nährend, in Wasser unauflöslich.

a. Bittrer Extraktivstoff.

Man unterscheidet:

α) Schwachreagirender, bittrer Extraktivstoff, wird wenig durch schwefelsaures Eisen und Gallustinktur, aber wohl durch essigsaures Bley gefällt.

Ist in der Gentiana, Quassia, im Fieberklee, Kardobenedikten u. d. m. enthalten.

β) Starkreagirender, bittrer Extraktivstoff, wird durch Eisensalze, Gallustinktur, doch nicht durch Leimauflösung gefällt.

In der Angustura, Simaruba, Kolumbowurzel enthalten.

b. Narkotisch, bittrer Extraktivstoff. Färbt Eisenauflösungen schön grün, wird durch Eisensalze und Gallustinktur gefärbt, und ist meist mit Alkaloid verbunden.

In den Krähenaugen, der Ignatiusbohne und der falschen Angustura enthalten.

c. Kratzender Extraktivstoff.

Ist sehr verbreitet, von scharfem, kratzendem Geschmack, geruchlos, spröde.

Enthalten in der Senega, Saponaria, Arnika.

8) Gerbestoff, Tannim (principium scytodephicum), findet sich durch ganze Pflanzen verbreitet, und oft mit Gallussäure verbunden. Er hat einen herben, hintennach süßlichen Geschmack, ist im reinen Zustande weiß, gewöhnlich aber von anhängendem färbenden, besonders rothem Extraktivstoff gefärbt, und mit diesem oft innig verbunden. In Wasser und Weingeist, aber nicht in Aether auflöslich, wird er aus diesen Auflösungen durch Leim (als Leder) und durch Eyweißstoff gefällt. Auch fällt er die Eisenauflösungen theils grün, theils blaugrün. Er verbindet sich mit Alkalien und Erden, und kann leicht durch Kalkwasser ausgezogen werden.

Durch Behandlung der Kohle, des Indigs, der Erdharze mit Salpetersäure, entsteht Gerbestoff.

Enthalten im Katechu, Kinogummi, in der Ratanhia, Tormentillwurzel, Bistorta, Eichenrinde u. a. m. Doch weicht der Gerbestoff in den genannten Mitteln von einander ab.

9) Rhabarberstoff ist leicht in Wasser und Weingeist auflöslich, fällt die Eisensalze grün, wirkt kaum auf die Leimauflösung.

10) Scillitin, in der Meerzwiebel, ist gummiartig, schlägt das Bley nieder und enthält ein Alkaloid.

11) Harze (resinae).

Bestandtheile: Kohlenstoff, Wasserstoff und Sauerstoff. Theils geruchlos, theils von aromatischem Geruch, theils geschmacklos, theils scharf, gewürzhaft, kratzend, bitter, in Wasser unauflöslich, in Weingeist, Aether, ätherischen und fetten Oelen, und in Alkalien auflöslich, in der Wärme ohne Zersetzung schmelzbar, mit Flamme brennend.

a. Hartharze, spröde, mit muschlichem Bruch. Sie sind meistens aus Verbindung ätherischer Oele mit Sauerstoff entstanden.

Hierher gehören Mastix, Sandarack, Elemi, Drachenblut, Benzöe, Weihrauch, Lack.

b. Weichharze, Balsamharze (balsama), sind bei der gewöhnlichen Temperatur weich und enthalten ätherische Oele.

Kopaivabalsam, Mekkabalsam, Terbenthin u. a. m. (Der Perubalsam ist eine eigenthümliche Substanz.)

c. Wachsharz (chlorophyll), der grüne Stoff der Stengel und Blätter, in Weingeist, Aether, ätherischen und fetten Oelen auflöslich, ohne Geruch und Geschmack.

12) Gummiharze, Schleimharze (gummi resinae), aus Gummi und Harz bestehend, mit dem Wasser eine Emulsion bildend, zum Theil in Wasser, zum Theil in Weingeist auflöslich, werden von Essig oder Wein gänzlich aufgelöst, lassen sich durch Weingeist zerlegen. Sie enthalten Alle ätherische Oele.

Myrrhe, Ammoniak, Asa, Galbanum, Sagapenum, Euphorbium.

13) Pflanzenöle, Pflanzenfette (olea unguinosa plantarum). Sie sind, wenn sie nicht zufällige Beimischungen, z. B. von ätherischen Oelen enthalten, geschmack- und geruchlos, dickflüssig oder von talgartiger Consistenz, in Wasser und Weingeist unauflöslich, in Aether auflöslich, nicht flüchtig, in starker Hitze und am Docht mit Flamme verbrennbar. Sie lösen Harze, ätherische Oele, Schwefel, Phosphor und einige Metalloxyde auf, besonders die Oxyde des Bleyes, auch die Kupferoxyde

und Kupfersalze. Mit den Aetzalkalien bilden sie die Seife. An der Luft werden sie, durch eine Oxydation, mehr oder weniger leicht scharf (ranzig). Alkalien, mit ranzig gewordenen Oelen in Berührung gebracht, entziehen ihnen die ranzige Schärfe (Fettsäure). Bei der Destillation liefern sie die sogenannten empyreumatischen Oele von starkem Geruch, welche aus einer Art ätherischen Oels und Harz bestehen. Einige Oele, z. B. Leinöl, Mohnsaamenöl, trocknen an der Luft aus, andre, Mandelöl, Olivenöl, bleiben flüssig. Das Rizinusöl ist in allen Verhältnissen in Weingeist auflöslich, und hat gewöhnlich eine Schärfe, welche indessen nicht, wie man früher glaubte, von einem eigenthümlichen Stoff, sondern nur von einer ranzigen Verderbniß herrührt. Das Behenöl (ol. nucis behen) wird fast gar nicht ranzig.

Das Kakaoöl (butyrum cacao) hat eine feste Consistenz. Mit Schleim (Gummi, Traganth) zusammengerieben, bilden die Oele beim Zusatz von Wasser eine sogenannte falsche Emulsion. In der neuesten Zeit ist ein altes Mittel (schon Lemery erwähnt seiner), nämlich das Oel der Saamen des croton tiglium, als Purgirmittel in Aufnahme gekommen. Man giebt es zu einem halben bis ganzen Tropfen in Pfeffermünzwasser, oder in Pillen aus Altheepulver.

14) Kautschuk, Federharz (resina elastica, gummi elasticum). Im frischen Zustande ist es weiß, geschmacklos, wird an der Luft bald braun, ist nur in Aether, Steinöl (petroleum) und rektifizirtem Terbenthinöl, mit Beibehaltung seiner Eigenschaften, auflöslich, wird beim Schmelzen in eine schmierige Substanz verwandelt, und verbreitet dabei einen aromatischen Geruch.

Es soll der, nach der Verwundung ausfließende Saft eines noch nicht genau bestimmten Baums seyn. (Jatropha Hevea?) Leinöl mit Bley anhaltend, aber gelinde gekocht, giebt eine, dem Federharz sehr ähnliche Substanz. Auch in dem Mistel (viscum album) ist Kautschuk enthalten.

15) Aetherische Oele (olea aetherea, volatilia, essentialia, destillata). Sie haben Alle den eigenthümlichen Geruch der Pflanze, welcher sie angehören, im stärksten Grade, sind flüchtig, dünnflüssig, mit Ausnahme einiger (Anisöl, Fenchelöl, Rosenöl), welche bei gelinder Kälte erstarren, haben alle einen brennenden Geschmack und verbrennen, entzündet, auch ohne Docht mit heller, rußiger Flamme. Die meisten sind leichter, einige schwerer als Wasser. In Weingeist, Aether und fetten Oelen sind sie leicht auflöslich, auch in einer größeren Menge Wasser. Sie lösen Harze, Schwefel und Phosphor auf. An der Luft saugen sie Sauerstoff ein, und verdicken sich zu Harzen. Mit rauchender Salpetersäure entzünden sich einige, Alle werden dadurch zu Harzen verdickt.

Zimmtöl, Nelkenöl, das ätherische Oel der bittern Mandeln sind schwerer als Wasser. Kajeputöl, Pfeffermünzöl, Krausemünzöl, Kamillenöl, welches eine schöne dunkelblaue Farbe besitzt und dickflüssig ist, Zitronenschalenöl (ol. citri italicum s. de cedro), Rosmarinöl, u. a. m., sind leichter als Wasser. Wenn man ein Gemenge aus einem Theil Weingeist und vier Theilen starker Schwefelsäure der Destillation unterwirft, so entwickelt sich ein Gas, welches sich im Ganzen wie Kohlenwasserstoffgas verhält, mit Wasser nicht mischbar ist, einen durchdringenden Geruch besitzt, und mit rußiger Flamme brennt. Es wird Oelzeugendes Gas genannt, weil sich aus einem Gemisch von gleichen Theilen dieses Gases und des oxydirt salzsauren Dunstes (Chlore) unter Wärmeentwickelung ein sichtbarer Dampf bildet, welcher sich bald zu einem ätherischen Oel von starkem Geruch und Geschmack verdichtet.

16) Kampher (camphora) ⚹.

Eine weiße, durchscheinende, krystallinische, in der gewöhnlichen Temperatur feste, etwas zähe, Substanz, von eigenthümlichem Geruch und Geschmack, schmelzbar, flüchtig, entzündbar und mit heller rußiger Flamme brennend, in Wasser wenig, leicht in Aether, ätherischen und fetten Oelen, auch in Weingeist, so wie in Essig, auflöslich. Selbst die andern Säuren lösen ihn mehr oder weniger leicht auf, und mit Ausnahme der Schwefelsäure geschieht diese Auflösung ohne Zerstörung des Kamphers.

Man gewinnt den Kampher durch eine Art Destillation aus allen Theilen des laurus camphora; er ist aber außerdem noch im Galgant, Zittwer, Kardamom, in den Kubeben, im Thymian, Lavandel und in der Pfeffermünze enthalten. Er bleibt zurück, wenn man die ätherischen Oele dieser Pflanzen in flachen Schalen verdunsten läßt.

Wenn Dämpfe, welche aus zwei Theilen getrockneten Kochsalz und einem Theil starker Schwefelsäure entwickelt worden, durch zwei Theile Terbenthinöl streichen, so verwandelt sich das Terbenthinöl in eine Art Kampher, welcher jedoch einen strengen Terbenthingeruch beibehält.

Arzneygebrauch.

Man giebt den Kampher in Pulverform, mit Zucker und arabischem Gummi abgerieben, oder in Emulsionen, zu einem halben bis fünf Gran und darüber. Aeußerlich wendet man ihn trocken, in Kräutersäckchen, oder in Weingeist aufgelöst (spiritus camphoratus), auch als öligte Auflösung an.

In größeren Gaben zu einigen Skrupeln, auch als Klystier beigebracht, äußert der Kampher bedenkliche Wirkungen, nämlich Schwindel, Kälte der Extremitäten, große Unruhe, heftige Beängstigungen; auch wohl Delirien, Konvulsionen, dann starke Hitze und eine Art Fieber. Der Athem und die Ausdünstung nehmen einen Kamphergeruch an. Zweckmäßige Anwendung des Weins kann als hülfreich in Zufällen, welche aus allzu großen Gaben des Kamphers entstanden sind, angesehen werden.

Von den Pflanzenalkaloiden.

Die Pflanzenalkaloide, deren Entdeckung erst der neuesten Zeit vorbehalten war, finden sich, allenfalls das Veratrin ausgenommen, immer nur in einzelnen Pflanzengattungen, und enthalten gewöhnlich das Wirksame der Pflanzen oder Pflanzentheile im höchsten Grade konzentrirt.

Sie sind fast alle krystallisirbar, meistens leichter in Weingeist, als in Wasser auflöslich, reagiren mit empfindlichen Pflanzenpigmenten alkalisch (färben z. B. das mit Essig geröthete Lackmuspapier wieder blau), und haben das Vermögen, Säuren zu neutralisiren und Salze zu bilden.

Für den Arzt sind folgende, bereits als Heilmittel empfohlne und angewendete Pflanzenalkaloide die wichtigsten:

1. Das Alkaloid der Perurinde, Cinchonin.

Das eigentliche Cinchonin kommt in der braunen Chinarinde vor, die gelbe enthält größtentheils ein ähnliches Alkaloid, Quinin genannt, welches sich wohl nur durch seine größere Auflöslichkeit in Aether vom Cinchonin unterscheidet. In der rothen China sind Beide reichlich enthalten.

Das Cinchonin krystallisirt in vierseitigen Prismen und rhomboidalischen Blättern, hat eine isabellgelbe Farbe, und zeigt einigen Perlmutterglanz, ist in Wasser unauflöslich, wird aber vom Weingeist, Oel und siedenden Aether aufgelöst. Es hat die größeste Sättigungskapazität unter allen Pflanzenalkaloiden. In den Chinarinden ist es an eine eigenthümliche Säure (Chinasäure, s. unten) gebunden.

Darstellung.

Für den Arzneygebrauch liefert folgende Darstellungsart ein hinlänglich, wenn auch nicht chemisch reines Präparat. Gute Chinarinde wird mit starkem Weingeist zu wiederholten Malen warm extrahirt, die erhaltenen Tinkturen werden zusammengegossen und im Wasserbade gelinde bis zur Trockne abgedampft. Das, auf diese Weise erhaltene, geistige Extrakt wird in einer hinreichenden Menge sehr verdünnter Salzsäure aufgeweicht, wobei sich diese Säure mit dem Cinchonin verbindet, und es aufgelöst erhält. Aus dieser salzsauren Cinchoninauflösung fällt man nun das Cinchonin mit Kalkwasser, löst es in Weingeist auf, und bringt es durch gelindes Verdunsten desselben zum Krystallisiren.

Mit Schwefel- oder Essigsäure gesättigt, erhält man krystallisirbare und in Wasser lösliche Salze, das schwefelsaure und essigsaure Cinchonin, welche häufiger, als das reine Cinchonin, zum Arzneygebrauch angewendet werden, und auch wirksamer seyn sollen, vielleicht wegen ihrer größeren Auflöslichkeit.

Arzneygebrauch.

Dieses wichtige Heilmittel findet besonders in solchen Fällen seine Anwendung, wo man entweder wegen einer schwachen Verdauung den Magen nicht mit der Rinde in Substanz belästigen darf; oder noch vortheilhafter in perniziösen Wechselfiebern, wo es darauf ankommt, in kurzer Zeit eine hinreichende Menge eines wirksamen Chinapräparats in den Körper zu bringen. Man rechnet, daß Ein Gran dieses Alkaloids die Kräfte einer ganzen Drachme der Rinde besitze. Drei Gran, in der Apyrexie verbraucht, sind zur Heilung eines gewöhnlichen Tertianfiebers hinreichend. Man giebt es zu einem halben bis drei Gran, und in dringenden Fällen wohl noch mehr.

Die Cinchoninsalze, nämlich das essig- oder schwefelsaure Cinchonin, giebt man zu einem bis fünf Gran auf die Gabe. Für die Wirksamkeit des schwefelsauren Cinchonins sprechen bis jetzt die meisten Erfahrungen.

2. Das Opiumalkaloid, Morphium.

Es ist geruch- und geschmacklos, im Wasser fast unauflöslich, wird leichter vom Weingeist, am Leichtesten aber vom Aether und von fetten Oelen aufgelöst. In der Wärme schmilzt es wie Wachs, und krystallisirt in vierseitigen, rechtwinkligen Prismen. Im Opium ist es mit Mekonsäure (s. unten) verbunden.

Darstellung.

Eine kalt bereitete, starke, wäßrige Extraktion des Opiums wird mit gebrannter Magnesie (auf ein Pfund Opium ungefähr zehn Grammen) gekocht, und der reichlichentstandene Niederschlag auf den Filtrum gesammelt. Diesen wäscht man dann mit kaltem Wasser aus, und digerirt ihn in gelinder Wärme mit starkem Weingeist. Was zurückbleibt, wird abermals mit kaltem Wasser ausgewaschen, in siedendem Alkohol aufgelöst, noch siedend filtrirt und durch gelindes Verdunsten zur Krystallisation gebracht.

Durch Sättigung des Morphiums mit den respektiven Säuren kann man das schwefelsaure, so wie auch das essigsaure Morphium krystallinisch darstellen.

Arzneygebrauch.

Das reine Morphium ist, wegen seiner Unauflöslichkeit in Wasser, fast unwirksam; deshalb giebt man dieses Alkaloid entweder in Mandelöl aufgelöst, zu dem achten oder vierten Theil eines Grans, oder man wendet die Morphiumsalze (das essig- oder schwefelsaure Morphium) in derselben Gabe an.

Das Morphium enthält Stickstoff in seiner Mischung.

3. Krähenaugenalkaloid, Strychnin.

In den Krähenaugen (nux vomica, von Strychnos nux vomica) und der Ignatiusbohne (faba St. Ignatii, auch von einem Strychnos) ist ein harzähnliches Alkaloid, in letzterer mit einer eigenthümlichen Säure (Ignasursäure) verbunden, enthalten. Es krystallisirt in zarten Prismen, ist fast gar nicht in Wasser, auch nur wenig in Weingeist, aber sehr leicht in Aether und in Oelen auflöslich, hat einen sehr bittern Geschmack, bildet mit der Salpetersäure rothe Salze, und enthält die giftige Eigenschaft der Krähenaugen und Ignatiusbohne im höchsten Grade.

Darstellung.

Die zerkleinerten Krähenaugen werden mit Weingeist extrahirt, die Tinktur abgedunstet, der Rückstand wiederum in Weingeist aufgelöst, und dann setzt man so lange eine Auflösung von Bleyzucker hinzu, als noch ein Niederschlag entsteht. Das Strychnin bleibt aufgelöst. Man läßt nun so lange, als es zur Entfernung des Bleyes nöthig ist, Schwefelwasserstoffgas durch die Auflösung streichen, filtrirt die Flüssigkeit und kocht sie mit Magnesia. Das Strychnin, welches auf diese Weise als ein Niederschlag zu Boden fällt, wird mit Wasser ausgewaschen, in siedendem Alkohol aufgelöst, und durch Abdunsten krystallisirt.

Arzneygebrauch.

Neuerdings wird das Strychnin zu dem achten Theil eines Grans als Arzneymittel angewendet. (Magendie.)

4. Das Nieswurzelalkaloid, Veratrin, Sabadillin.

Es ist in der weißen Nieswurzel (veratrum album), im Sabadillsaamen (veratrum sabadilla) und in der Wurzel der Herbstzeitlose (colchicum autumnale) enthalten, und erscheint als ein körnigtes Pulver. In Wasser und Aether ist es unauflöslich, wird aber vom Weingeist sehr leicht aufgelöst. Es hat einen brennenden Geschmack, und erregt leicht Niesen.

5. Das Alkaloid der Kokkelskörner, Kokkolin, Pikrotoxin. (Der treffliche Pfaff versteht anter der Bezeichnung Pikrotoxin alle bittre, giftige Alkaloide).

Das Kokkolin kommt allein in den Kokkelskörnern vor. (Saamen von menispermum cocculus.) Es ist höchst giftig, krystallisirt in vierseitigen Prismen, besitzt einen sehr bittern Geschmack, und ist in Aether, Weingeist und kochendem Wasser auflöslich. Seine Sättigungskapazität ist nur sehr gering.

Darstellung.

Eine wäßrige Abkochung der Schale der Kokkelskörner

ner wird mit essigsaurem Bley zersetzt, filtrirt, und zur Extraktconsistenz abgedunstet; dann mit Alkohol extrahirt, das spirituöse Extrakt mit Wasser ausgekocht, und die Auflösung siedend filtrirt und krystallisirt.

Die giftige Wirkung dieses Alkaloids bezieht sich besonders auf das Rückenmark.

6. Alkaloid der falschen (giftigen) Angusturarinde, Brucin.

Es wird aus einer Abkochung dieser Rinde durch schwefelsaures Eisen schwarzgrün, und durch Kali gelbgrün niedergeschlagen. Seine giftige Wirkung hat mit der des Pikrotoxins große Aehnlichkeit.

7. Alkaloid des Nachtschattens, Solanin.

Es ist in allen Theilen des Solanum nigrum enthalten, und erscheint als ein weißes Pulver. Schon in sehr kleinen Gaben bewirkt es Betäubung und Erbrechen.

8. Das Alkaloid des Kellerhalses, Daphnin.

Es ist im Seidelbaß und in dem Saamen des Daphne Gnidium enthalten und an eine krystallisirbare Säure gebunden. Mit Wasser oder Alkohol destillirt, verflüchtigt es sich, und läßt sich im reinen Zustande nicht in fester Form darstellen. Aus einer Abkochung mit Alkohol scheidet es sich, wenn der Weingeist verdunstet, in Verbindung mit der gedachten, eigenthümlichen Säure als harzige Flocken aus, welche Flocken, auf die Zunge oder Haut gebracht, ein anhaltendes Brennen erregen.

9. Der Brechwurzelstoff, Ipekakuanhaalkaloid, Emetin.

Dieser Stoff, welcher sich zum Theil ebenfalls wie

ein Alkaloid verhält, und mit der Gallussäure und Jode unauflösliche Verbindungen eingeht, ist mehr oder weniger in allen Arten der Brechwurzel, am reichlichsten aber in der braunen Ipekakuanha enthalten. Er erscheint, wenn seine geistige Auflösung in einer flachen Schale behutsam abgedunstet worden, in durchsichtigen, braunrothen Schuppen, von herbem bittern, nicht ekelhaftem Geschmack, welche an der Luft bald feucht werden, und in Wasser und Weingeist, aber nicht in Aether auflöslich sind.

Darstellung.

Aus der gepulverten Ipekakuanha wird durch wiederholte Extraktion mit Aether alles Fettige und Riechende entfernt, dann erschöpft man die Wurzel durch wiederholte Digestion mit Weingeist, und dunstet die zusammengegossenen Tinkturen, welche das Emetin enthalten, im Wasserbade ab. Durch abermalige Auflösung in Weingeist wird ein Wachsgehalt entfernt, und nach wiederholter Verdunstung der Rückstand mit Magnesie mazerirt, um ihn eines Gehalts an Gallussäure zu berauben. Endlich wird das Emetin nach einer, zum dritten Male wiederholten Auflösung in Weingeist, durch Verdunsten desselben in trockner Form dargestellt.

Buchner giebt eine einfachere, weniger kostspielige Methode an, nach welcher das Emetin dennoch zum arzneylichen Gebrauch hinlänglich rein gewonnen wird. Man extrahirt das Pulver der Ipekakuanha durch mehrtägige, warme Digestion mit Weingeist, gießt sämmtliche Tinkturen zusammen, dunstet dieselben in einem Destillirapparat zuerst zu einem kleineren Volumen, und später in einer Porzellanschale zur völligen Trockne ein. Dies geistige Extrakt wird nun wiederholt mit kaltem, destillirtem Wasser in hinlänglicher Menge aufgeweicht, und die wäßrige

Auflösung sehr behutsam in einer flachen Schale abgedunstet.

Arzneygebrauch.

Man wendet das Emetin in einer Auflösung, oder als Pille zu einem halben bis höchstens drei Granen an. Es kann füglich, ohne chemische Zersetzung, mit Spießglanzweinstein in Berührung gebracht werden. Kindern giebt man (als Brechmittel) höchstens einen halben Gran.

Es bewirkt nach dem Erbrechen einen tiefen Schlaf, und äußert, nach genauen Versuchen, welche mit Thieren angestellt wurden, in größeren Gaben, gleichviel ob es durch den Mund oder durch den After beigebracht, oder auch in Wunden eingebracht wird, tödtliche Wirkungen; nämlich ein starkes, gewaltsames Erbrechen, dem ein tiefer Schlaf folgt, aus welchem die Thiere zwar erwachten, aber auch zwanzig oder dreißig Stunden darauf starben. In den Kadavern fand man die Lungen und die Schleimhaut des Darmkanals entzündet.

Von den eigenthümlichen Pflanzensäuren.

Von diesen eigenthümlichen, auch größtentheils erst in neuerer Zeit entdeckten Säuren sind für den Arzt vorzüglich folgende wichtig:

1. Die Gallussäure, Galläpfelsäure (acidum gallicum).

Am Reichlichsten ist diese merkwürdige Säure in den Galläpfeln, sonst aber auch in vielen andern, besonders gerbestoffhaltigen Pflanzen und Pflanzentheilen enthalten.

Sie erscheint in schuppigen, nadelförmigen oder oktaëdrischen Krystallen, hat einen herben, stechendsauren Geschmack, ist in Wasser und Weingeist auflöslich, sublimirbar, bildet mit Alkalien und Erden Salze, und schlägt, mit Ausnahme des Platins, Kobalts, Zinks, Mangans und Arseniks, alle Metalle aus ihren Auflösungen, und unter denselben das Eisen schwarzblau (Dinte) nieder.

Sie ist wahrscheinlich, wie die Blausäure, Jodsäure, Hydrothionsäure, eine Wasserstoffsäure, und schlägt, wie die genannten Säuren, die Metalle nieder, weil sich ihr Wasserstoffgehalt mit dem Sauerstoff der Metalloxyde verbindet, wodurch diese in einen fast regulinischen Zustand versetzt werden.

Darstellung.

Am einfachsten kann die Gallussäure dargestellt werden, wenn man eine starke Galläpfelabkochung an der Luft allmählig verdunsten läßt, wo sie sich in spießigen Krystallen absondert. Auch gewinnt man sie durch behutsame, trockne Destillation der Galläpfel; wo denn das zuerst erhaltene Sublimat durch wiederholte Sublimation gereinigt wird.

2. Die Chinasäure (acidum cinchonicum).

Sie kommt in den Chinarinden, theils mit Kalk, theils mit Cinchonin verbunden, vor. Die Krystalle, welche sich in altem Chinaextrakt bilden, sind cinchoninsaures Kalk.

Sie hat einen sehr sauren Geschmack, krystallisirt in Prismen, bildet mit Kalk ein auflösliches, krystallisirbares, mit Baryt ein unauflösliches Salz, und schlägt die Eisenauflösung grün nieder.

Darstellung.

Aus einer Auflösung des wässrigen Extrakts der Rinde, wird durch Weingeist das cinchoninsaure Kalk gefällt, dann in Wasser aufgelöst und abgedunstet. Es bildet entweder eine gummiartige Masse, oder stellt rhomboidalische Krystalle dar. Diese werden abermals in Wasser aufgelöst, und durch einen Zusatz von Schwefelsäure zerlegt, wodurch die Chinasäure aufgelöst bleibt, und Gyps zu Boden fällt. Die Chinasäure wird nun durch Verdunsten zur Krystallisation gebracht.

3. Die Opiumsäure, Mekonsäure (acidum meconicum).

Sie läßt sich in Form kleiner Krystalle darstellen, und hat einen sauren und etwas bitterlichen Geschmack. Ihre Verbindungen mit Alkalien sind schwer auflöslich, sie selbst aber wird leicht vom Wasser und Weingeist aufgelöst, und kann auch sublimirt werden. Im Opium ist sie an das Morphium gebunden, und diese Verbindung leicht auflöslich. Sie schlägt viele Metallauflösungen, und namentlich das Eisen, schön kirschroth nieder.

Darstellung.

Der Niederschlag, welcher bei Bereitung des Optums durch das Kochen des wäßrigen Extrakts mit Magnesie entstand (siehe oben), wird, nachdem er durch Kochen mit Alkohol von dem noch etwa anhängenden Morphium befreit worden, in Schwefelsäure gelöst, und die Auflösung mit salzsaurem Baryt versetzt. Es bildet sich ein, aus mekonsaurem und schwefelsaurem Baryt bestehender Niederschlag. Das mekonsaure Baryt wird nun durch Digestion mit verdünnter Schwefelsäure zersetzt, worauf man die

Mekonsäure aus der Auflösung durch Abdunsten heraus-krystallisiren läßt, sie mit kaltem Wasser abwäscht, und dann sublimirt.

Die Mekonsäure ist allerdings giftig, namentlich in ihren auflöslichen Salzverbindungen. Sie erregt Schweräthmigkeit, und, wenn sie in Wunden gebracht wird, eine Zehrkrankheit. Auch sah man Würmer nach ihrem Gebrauch abgehen.

4. Das Elaterin des Clutterbuk.

Es ist wohl zu unterscheiden von dem Elaterium der Alten, welches der eingedickte Saft der Springgurke war. Clutterbuk's Elaterin setzt sich als ein grünliches Pulver aus dem Safte ab, welchen die reifen Springgurken (momordica elaterium) bei der Berührung von sich spritzen. Es läßt sich weich anfühlen, ist in Wasser unauflöslich, wird aber leicht vom Weingeist und von Alkalien, jedoch keineswegs von Säuren aufgelöst. Es scheint die Natur einer Säure zu haben. Vierzig reife Gurken geben ungefähr sechs Gran desselben; dafür bewirkt aber auch schon der achte Theil eines Grans Erbrechen und Purgieren.

Von den wichtigeren vegetabilischen Arzneysubstanzen.

1. Aloë (aloes).

Der ausgepreßte und eingedickte Saft mehrerer Aloëarten ist braungelb, im Bruche glänzend, an den Rändern durchscheinend, von bitterm, widerlichem Geschmack, und Myrrhengeruch. Die Aloe besteht aus bitterm Extraktivstoff und Harz, und ist deshalb zum Theil in Wasser, zum Theil in Weingeist auflöslich. Eine gute Aloë muss nach der Extraktion mit Wasser und Weingeist wenig Rückstand lassen.

Arzneygebrauch.

Als stärkendes, erregendes Mittel für den Darmkanal, wird sie zu einem bis fünf Granen, als abführendes Mittel bis zu einem Skrupel angewendet. Man giebt sie in Pillen; auch bereitet man daraus eine Tinktur, und ein wässriges Extrakt, welches letztere milder ist.

2. Rhabarberwurzel (radix rhei).

Die getrocknete Wurzel einer noch unbekannten Art des rheum. Eine gute Rhabarber ist trocken, mässig schwer, von schwammiger, aber fester Consistenz, im Bruche braun, gelb und weiss mit hellrothen Strichen. Sie hat einen eigenthümlichen Geruch, und einen scharfen, bittern, etwas zusammenziehenden Geschmack. Wasser und Weingeist, besonders mit einem Zusatz von Kali, ziehen eine wirksame Tinktur heraus.

Sie besteht aus Gummi, einem eigenthümlichen Extraktivstoff (Rhabarberstoff), aus Harz, Gerbestoff, Gallussäure, und vielem äpfelsauren und schwefelsauren Kalk. Der Rhabarberstoff, welcher sich dem Gerbestoff nähert, ist in Wasser und Weingeist auflöslich, fällt die Eisensalze grün, wirkt aber nur wenig auf die Leimauflösung. Das Purgierende der Rhabarber (im Harze liegend) wird am Besten durch Weingeist ausgezogen.

Arzneygebrauch.

Als tonisches Mittel für den Darmkanal giebt man sie zu fünf bis zehn Gran in Pulvern und Pillen. Als

Purgiermittel bedarf man einer halben bis ganzen Drachme. Ein purgierender Aufguß wird aus zwei bis vier Drachmen bereitet. Man bedient sich ferner des wäßrigen und geistigen Extrakts verschiedener Tinkturen, und eines weinigen Aufgusses mit Gewürzen. (Tinctur. rhei Darelli.)

3. Arnikablumen und Wurzeln; von arnica montana.

Die Blumen haben, besonders wenn sie gerieben werden, einen balsamischen Geruch, und einen bittern, kratzenden Geschmack. Sie enthalten etwas ätherisches Oel, Harz, kratzenden Extraktivstoff (Senegin), etwas Gerbestoff und einige Salze. Nach Mercier soll ihnen das scharfe Harz durch Insekten mitgetheilt werden. Die Wurzel enthalten ähnliche Bestandtheile.

Arzneygebrauch.

Man giebt die Blumen in Pulver mit Zucker, zu fünf bis zehn Granen, häufiger im warmen Aufguß zu einer bis zwei Drachmen auf sechs Unzen Kolatur. Die Wurzeln werden auf ähnliche Weise angewendet.

In größeren Gaben erregt die Arnika leicht Nervenzufälle, Kopfweh, Schwindel, Verdunkelung der Augen, Zittern, Erbrechen.

4. Gnadenkraut (gratiola officinalis).

Es enthält Gummi, Harz, salzsaures Kali und Natrum, äpfelsaures und essigsaures Kali, kleesauren und phosphorsauren Kalk, Eisenoxyd, Kieselerde und eine eigenthümliche, thierische Materie.

Arzneygebrauch.

Man giebt das Kraut im Pulver zu zwei bis zehn

Granen, als (drastisches) Purgiermittel zu einem Skrupel bis zur halben Drachme. Im Aufguß rechnet man zu diesem Zwecke eine bis zwei Drachmen auf die Gabe. Ein daraus bereitetes, wäßriggeistiges Extrakt, wird zu vier bis zehn Granen in Pillenform gegeben.

5. Koloquinten (cucumis colocynthis).

Das getrocknete, schwammige Mark der Früchte, sehr zähe und leicht, von höchst bitterem Geschmack. Es enthält bittern Extraktivstoff, Gummi und Harz.

Arzneygebrauch.

Mit dem zwölften Theil arabischen Gummi und Wasser angestoßen, getrocknet und gepulvert, entsteht das gummigte Koloquintenpulver (pulvis gummosus colocynthidis, trochisci Alhandal), welches zu drei bis fünf Granen gegeben wird. Eine geistige Tinktur giebt man zu zwei bis zehn Tropfen, nach Umständen auch in noch kleineren Gaben. Sie läßt sich ohne Trübung mit Wasser verdünnen.

6. Weiße Nieswurzel (rad. hellebor. alb.). Veratrum album.

Der Helleborus der Alten. Eine Knollenwurzel mit schwammigem Mark, von bitterlichem, sehr scharfem Geschmack, deren Staub ein heftiges und gefährliches Niesen erregt. Sie enthält das obenbeschriebene Veratrin, mit Gallussäure neutralisirt, außerdem einige Salze und Gerbestoff.

Sie ist offenbar zu den Giften zu zählen. In etwas großen Gaben bewirkt sie Erbrechen, Schwindel, Kälte, Konvulsionen und den Tod, und erregt auch eine symptomatische Magenentzündung. Als Gegengifte dienen, nachdem das Erbrechen durch reichliches laues Getränk und Kitzeln des Rachens befördert, oder bewirkt worden ist, einhüllende Mittel, schwarzer Kaffee, kleine Gaben Ipekakuanha.

Arzneygebrauch.

Die Alten infundirten die Wurzeln mehreremale, und bedienten sich erst des dritten Aufgusses zum Arzneygebrauch. Jetzt wendet man sie in hartnäckigen Fällen als Aufguß zu wenigen Granen an. Ihr Gebrauch erfordert große Behutsamkeit.

7. Meerzwiebel (squilla maritima).

Eine Zwiebel, oft von bedeutender Größe, sehr saftreich, von bitterm, scharfem, ekelhaftem Geschmack. Im frischen Zustande röthet sie die Haut und zieht Blasen. Man bäckt sie in Brodtteig, oder trocknet sie; doch ist die frische zum Arzneygebrauch vorzuziehen.

Sie enthält eine Art Extraktivstoff (Scillitin), welcher die Natur eines Alkaloids zu haben scheint, einen bittern, sich dem Kleber nähernden Stoff, welcher Stickstoff enthält und das Wirksame zu seyn scheint, eine flüchtige Schärfe, vielen Zucker und citronensauren Kalk. Das Wirksame kann durch Wasser, Weingeist und Essig ausgezogen werden.

Arzneygebrauch.

Das Pulver wird zu einem halben bis ganzen Gran einige Male täglich, mit Zucker abgerieben, oder auch in Pillenform, gegeben; im Weinaufguß wendet man sie zu einer bis zwei Drachmen täglich, das Extrakt zu einem bis drei Granen, den Meerzwiebelessig zu zwanzig Tropfen, auch mit Kali gesättigt, das Sauerhonig zu einer halben bis ganzen Unze auf die Gabe an. Eine spirituöse Tinktur giebt man zu fünf bis zehn Tropfen.

Eine sehr wirksame Tinktur wird aus einer **halben Unze** frischer Squilla, einer **Unze** essigsauren Kali, Weingeist und Wasser, von jedem drei Unzen, bereitet, und steigend von fünf bis dreißig Tropfen angewendet.

8. Baldrianwurzel; von valeriana officinalis.

Eine fasrige, unangenehm starkriechende Wurzel. Sie enthält einen eigenthümlichen Extraktivstoff, Gummi, ein schwarzes Harz, ziemlich reichlich ätherisches Oel, und Stärkmehl.

Arzneygebrauch.

Man giebt sie im Pulver von einem Skrupel bis zu einer Drachme und darüber. Der Aufguß wird von zwei Drachmen bis zu einer Unze auf sechs Unzen Kolatur bereitet. Das ätherische, ungemein kräftige, gelbgrüne Oel wendet man zu einem bis fünf Tropfen an; die geistige Tinktur zu einer Drachme. Auch bereitet man daraus ein kaltes und heißes wäßriges, ein geistiges Extrakt, und eine ätherische Tinktur.

9. Peruvianische Rinde, Fieberrinde, Chinarinde (cortex peruvianus, cort. chinae, quinquinae).

Die vielen Sorten Chinarinde, welche im Handel vorkommen, stammen von den sehr mannichfaltigen Arten der Cinchona ab. Die Wichtigsten sind folgende:

a) Braune Chinarinde (cortex peruvianus fuscus, officinalis), gewöhnliche China. Ihre Abstammung ist ungewiß. (Cinchona condaminea oder lancifolia?).

Eine braune Rinde, bisweilen zimmtfarbig, von bitterm, säuerlichem, etwas gewürzhaftem, mäßig zusammenziehendem Geschmack und dumpfigem, gewürzhaftem Geruch.

Chemische Kennzeichen. Der kaltbereitete Aufguß ist kaum gefärbt, oder blaßgelblich, und giebt mit Galläpfelaufguß ein graurosenrothes Sediment. Die Abkochung ist, so lange sie heiß bleibt, braunroth, wird aber beim Erkalten trübe und rothgelb. Auf das Lackmuspapier reagirt sie sauer, und giebt mit Galläpfelaufguß ein reichliches rothgraues, mit Leimauflösung ein blaßgelblich rothes, mit Eisenvitriol ein angenehm grünes, mit Brechweinstein ein graulich weißgelbes Sediment.

Ihre Bestandtheile sind Gummi, cinchoninsaures Kalk, cinchoninsaures Cinchonin, etwas Gerbestoff, Salpeter, Kalk, Magnesie, Thon, Salzsäure.

b) Gelbe oder Königsrinde (eigentlich zwei Sorten, cortex chinae flavus, regius).

(Nach einer Abhandlung von Bernhardi, im Taschenbuch für Scheidekünstler u. s. w. vom Jahre 1822, soll die braune China nicht von cinchon. condaminea oder lancifolia, sondern von *C. cordifolia*, und die gelbe von der *C. lancifolia* gewonnen werden.)

Die gelbe China erhalten wir meistens in größern Stücken, mit kleineren untermischt, von gewürzhaftem Geruch und bitter aromatischem Geschmack, welcher fast gar nicht zusammenziehend ist.

Ein kaltbereiteter Aufguß ist fast klar, etwas rothgelblich und giebt mit Galläpfelaufguß einen reichlichen, gelbgrauen Bodensatz. Das heiße Dekokt erscheint weniger dunkel, als von der braunen Rinde; beim Erkalten wird es trübe und röthlichblaßgelb. Mit Galläpfelaufguß giebt es einen reichlichen blaßgelbröthlichen oder grauen Niederschlag, mit Eisenvitriol einen bleygrauen; mit Leim ein sehr reichliches, rothgelbes Sediment. Es reagirt sauer. Die gelbe Rinde ist reicher an Gummi, Cinchonin und Quinin, und soll auch Citronensäure enthalten.

c) Die rothe Chinarinde (cortex peruvianus ruber) von cinchona oblongifolia.

Wir erhalten sie in großen, breiten, dicken Stücken von braunrother Farbe, mehr bitterm, starkzusammenziehendem Geschmack und aromatischem, dumpfigem Geruch. Beim Kauen färbt sie den Speichel röthlich.

Der kalte Aufguß hat eine blaßröthliche Farbe, und giebt mit Galläpfelaufguß einen reichlichen rothweißen Niederschlag. Die heiße Abkochung ist sehr dunkelroth, trübt sich beim Erkalten, und nimmt dann eine blässere, orangegelbrothe Farbe an. Mit Galläpfelaufguß giebt sie ein reichliches, schmutzigrothgelbes, mit Leim ein blaßziegelfarbiges Sediment, welches beim reichlicheren Zusatz der Leimauflösung wieder verschwindet. Eisenvitriol fällt diese Abkochung grün oder grünlich.

Die kostbare, rothe Rinde enthält viel Harz, und giebt daher eine gesättigte, geistige Tinktur. Außerdem ist sie reich an Cinchonin, Quinin und Chinasäure. Ihre anderweitigen Bestandtheile sind Citronensäure, salzsaures Ammonium und Kalk.

Die fieberwidrige Kraft der Chinaarten wird, nach Seguins Untersuchungen, an der Fähigkeit der Abkochungen erkannt, den Lohaufguß niederzuschlagen. Da der Niederschlag, den eine Abkochung der China in einem Galläpfeldekokt erzeugt, von ihrem Gehalt an Cinchonin abhängt, so dient dieser Niederschlag, je nachdem er reichlicher oder sparsamer hervorgebracht wird, für ein Kennzeichen des Cinchoningehalts.

Die Chinarinde vermag, die brechenerregende Kraft des Spießglanzweinsteins zu vernichten, und in schweiß- und harntreibende umzuwandeln. Nach Pfaff tritt dabei das Cinchonin mit dem Spießglanzoxyde in eine innige Verbindung. Daher ist die Abkochung der China ein sicheres Gegenmittel der nachtheiligen Wirkungen des Brechweinsteins. (Siehe Brechweinsteinvergiftung.)

Arzneygebrauch.

Man giebt die Chinarinde im Pulver (welches nicht allzu fein seyn darf) von zehn Granen bis zu einer Drachme, zwei bis dreistündlich, mit Wasser, Wein oder Gewürz. Man bereitet ferner aus der China einen kalten Aufguß, und durch gelindes Verdunsten desselben ein Extrakt (sal essentiale corticis peruviani, extr. cort. peruvian. Garayanum, s. frigide paratum), ferner ein heißes Extrakt, durch Abkochung, und geistigwäßriges Extrakt, einen Weinaufguß und eine spirituöse Tinktur.

Aus Amerika wird uns ein weiches, klares und überaus kräftiges Extrakt zugeführt.

Erwähnung verdient auch folgende, von Skeete angegebene Form eines Chinaaufgusses: Eine halbe Unze feingepulverter Chinarinde wird mit einer Drachme gebrannter Magnesie und Wasser zu einem Brei angerührt. Dann setzt man zu diesem Brei zehn Unzen Wasser. Nach halbstündiger Digestion wird der Aufguß durch Fließpapier filtrirt.

Das Extrakt giebt man zu fünf bis zwanzig Granen, die Tinktur zu zwanzig bis vierzig Tropfen. Den Aufguß und das Dekokt läßt man aus einer halben bis ganzen Unze auf sechs Unzen Kolatur bereiten. In Fällen, wo es darauf ankommt, in kurzer Zeit die China auf eine höchst wirksame Weise anzuwenden, verbindet man mehrere Formen mit einander, z. B.:

cort. peruviani, ℥j.
coque ex aquae, ℥xij.
ad colat. ℥vj.
adde
extr. cort. peruvian.
pulv. cort. peruv., singul. ʒij.
tinct. cortic. peruvian. ℥j.

Man läßt diese Mischung alle Stunden zu einem bis zwei Eßlöffeln nehmen.

10. **Angusturarinde** (cortex angusturae); von Bonplandia trifoliata Wildenow. (Brucea ferruginea?).

Die ächte Angustura (angustura Indiae occidentalis) bekommen wir in länglichen, schmalen, dünnen, fast platten Stücken, äußerlich gelbweiß und punktirt, innerlich gelbbraun, zerbrechlich, im Bruche harzig, von zartem Gewebe und mäßig bitterm, aromatischem Geschmack.

Die rothbraune Farbe des Aufgusses und Dekokts dieser Rinde, wird durch Eisenauflösung erhöht, und darin ein röthliches Sediment hervorgebracht. Kali bewirkt eine dunklere Farbe, und erzeugt einen gelben Niederschlag. Der Weingeist zieht ein Harz aus der Rinde, welches aus der Tinktur durch Wasser gefällt werden kann.

Die Angustura enthält reichlich Harz, etwas ätherisches Oel, Gummi und Extraktivstoff.

Die falsche Angusturarinde (angustura Indiae orientalis) besteht aus dickeren, unregelmäßigen, äußerlich mit weißen Flechten besetzten, braunen oder gelben, im Bruche nicht harzigen Stücken. Oft haben sie einen pulverigten Ueberzug von der Farbe des Eisenrostes, welcher sich auch bei der Prüfung als Eisen zu erkennen giebt, und bei der ächten Angustura nicht vorkommt. Diese Rinde besitzt einen höchst widerlichen, bittern Geschmack.

Der Aufguß und die Abkochung werden von Eisenauflösungen schmutzig dunkelgrün gefärbt, und setzen ein graugrünes Sediment ab. Auch kohlenstoffsaures Kali färbt sie mehr grün. Die Rinde enthält sehr wenig Harz, welches nicht durch Wasser aus der Tinktur geschieden werden kann.

Die falsche Angustera wirkt im hohen Grade giftig, und ihre Wirkungen gleichen denen der Krähenaugen und andrer, strychninhaltiger Gifte. Sie erzeugt Konvulsionen, Schwindel, Angst, und nicht selten den Tod. Gegenmittel sind noch nicht bekannt; das Terbenthinöl scheint etwas zu leisten.

Arzneygebrauch.

Die ächte Angustura wird in Substanz, zu einem halben bis ganzen Skrupel, im Aufguß und Abkochung, auch als Tinktur und Extrakt, wie die China, angewendet.

11. Katechu (terra japanica, succus catechu).

Das wäßrige Extrakt des Holzes und der Rinde von acacia und areca catechu, eine trockne, schwärzliche, zerbrechliche, innerlich rothbraune Masse, in Wein, Weingeist und Wasser auflöslich. Die erkaltete Auflösung gelatinisirt. Sie hat einen süßlichbitterlichen, starkzusammenziehenden Geschmack und besteht größtentheils aus Gerbestoff, mit etwas Extraktivstoff und Gummi.

Arzneygebrauch.

Man giebt die Katechu in Pulvern und Pillen zu

vier Granen bis einem Skrupel. Auch wird eine Tinktur daraus bereitet.

12. Ratanhiawurzel (radix ratanhiae); von einer Krameria.

Eine röthliche Wurzel, erst in neueren Zeiten von Spanien aus bei uns in Gebrauch gekommen, welche als ein feines, aber ungemein kräftiges adstringirendes Mittel allerdings Aufmerksamkeit verdient.

Der adstringirende Stoff der Ratanhia ist mit Wasser und Weingeist ausziehbar. Sie besteht fast aus der Hälfte desselben, und aus einem süßen Stoff, aus Schleim und Stärkmehl.

Arzneygebrauch.

Man wendet sie als Dekokt, Extrakt und Tinktur an.

Wir bekommen auch ein fertiges sehr schönes Extrakt zugesendet. Das Dekokt bereitet man aus einer zu sechs Unzen Kolatur. Die Tinktur wird nach Hippolit Ruiz durch Auflösung einer halben Unze des Extrakts in vier Unzen Weingeist und acht Unzen Wasser bereitet. Sie dient besonders äußerlich, auch als Mundwasser. Das Extrakt giebt man zu acht bis zehn Granen in Auflösung.

13. Guajakharz (resina guajaci nativa, gummi guajaci).

Ein dunkel- oder gelbbraunes, innerlich blaugrünes, weiß und braungefleckte s, durchscheinendes Harz, dessen Pulver eine grüne Farbe annimmt. Es schmilzt bei gelinder Hitze und verbreitet einen angenehmen Geruch. Zum Theil wird es auch vom Weingeist aufgelöst, und besteht aus Harz, Extraktivstoff, Kalk und Benzoesäure.

Arzneygebrauch.

Man giebt es in Pulvern und Pillen, zu fünf bis zehn Granen, und darüber. Die ammoniumhaltige Guajaktinktur (tinctura guajaci ammoniata) wird zu einem bis zwei Skrupel angewendet.

14. Indischer Balsam, Perubalsam (balsamum indicum, balsamum peruvianum); von Myroxylon peruiferum.

Ein syrupsdicker, schwarzbrauner Balsam, welcher in kleineren Massen rothbraun und durchsichtig erscheint, von angenehmen Vanillegeruch, und gewürzhaftem, bitterlich-scharfem Geschmack.

In kaltem Wasser sinkt er zu Boden, in heißem trennt er sich in einen leichteren und schwereren Theil, mit Aetzkali geschüttelt, wird er in ein ätherisches Oel, Harz und Benzoësäure zerlegt. In starke Schwefelsäure getröpfelt, färbt er dieselbe ohne Erhitzung karmoisinroth. Er ist in wasserfreiem Weingeist und in Aether auflöslich, und trocknet an der Luft niemals, wie dies die andern Balsame thun.

Prüfung auf Aechtheit.

Einen Zusatz von braunem Zuckersyrup erkennt man an dem süßen Geschmack, welchen er dem kalten Wasser mittheilt. Der Terbenthin verräth sich durch seinen Geruch auf Kohlen. Man macht den Perubalsam auch gänzlich nach, aus Styrax, Benzoë und Asphalt.

Seine Bestandtheile scheinen erst durch die chemische Behandlung erzeugt zu werden, und er selbst eine eigenthümliche Substanz zu seyn.

Arzneygebrauch.

Innerlich giebt man ihn mit Zucker abgerieben, oder

durch Eygelb, Honig, Gummi in Wasser suspendirt, zu zehn bis zwanzig Tropfen.

14. Teufelsdreck (asa foetida); von einer Ferula.

Ein gelbbraunes, weißliches, leicht erweichliches und zähes Gummiharz von starkem Knoblauchsgeruch, und scharfem, bitterlich-widerlichem Geschmack. Das beste ist rothbraun, und enthält viele weiße Stücken. Es ist zum Theil in Wasser, zum Theil in Weingeist, und gänzlich in Aetzkalilauge auflöslich. Auch lösen es der Aether und ätherische Oele zum Theil auf.

Es besteht aus einem Gummi, Harz und ätherischen Oel, nebst äpfelsaurem Kalk.

Arzneygebrauch.

In Pillen giebt man es zu fünf Granen bis einem Skrupel. Zum Klystier wird eine halbe bis ganze Drachme mit Eydotter abgerieben. Die Tinktur wendet man zu funfzehn bis dreißig Tropfen an. Es läßt sich nur bei strenger Kälte pulvern.

16. Myrrhe (myrrha, gummi myrrhae).

Die Myrrhe kommt in rundlicheckigen Stücken vor, welche eine rothbraune Farbe haben, im Bruche glänzend sind, und sich fettig anfühlen. Sie hat einen angenehmen Geruch, und aromatischbittern Geschmack, und zergeht im Munde. Gewöhnlich ist sie mit Stückchen von arabischem Gummi, Kirschgummi, oder Bdellium vermischt, und muß deshalb ausgesucht werden.

Die Myrrhe ist zum größeren Theil in Wasser, zum kleinern in Weingeist auflöslich, und besteht aus vielem Gummi, Extraktivstoff, Harz und einem ätherischen Oel.

Arzneygebrauch.

Man giebt sie in Pillen und Pulvern zu fünf bis zehn Granen. Eben so wird das wäßrige Extrakt angewendet. Die wäßrige Tinktur (liquor myrrhae) dient zum äußerlichen Gebrauch.

17. Akonit, Sturmhut; von aconitum napellus, neomontanum, cammarum.

Alle Theile dieser Pflanze enthalten ein flüchtiges Prinzip, Gummi, Extraktivstoff, essigsaure Salze, Eyweiß, eine grüne, harzwachsähnliche Materie, Harz, und äpfelsauren, nebst citronensauren Kalk.

Die Pflanze wirkt als ein scharfes und narkotisches Gift, und erregt in größeren Gaben Brennen im Magen, Trockenheit des Halses, Erbrechen, Durchfall, Schwindel und heftige Konvulsionen.

Arzneygebrauch.

Man giebt das Pulver der Blätter zu einem bis höchstens fünf Granen, das Extrakt wird in etwas kleineren Gaben angewendet. Auch bereitet man eine ätherische Tinktur daraus.

18. Fingerhut, Digitalis (digitalis purpurea und epiglottis).

Die Blätter dieser Pflanze enthalten vielen Extraktivstoff, Harz, Gummi, Schleim und einige Salze.

Arzneygebrauch.

Die Blätter werden zu einem halben bis drei Gran, zwei bis dreimal täglich, im Aufguß zu einem Skrupel bis einer halben Drachme auf sechs Unzen Kolatur angewendet. Das wäßrige Extrakt giebt man zu einem halben bis ganzen Gran; die ätherische und geistige Tinktur zu zehn bis dreißig Tropfen. Letztere ist die wirksamste Formel. Auch bereitet man eine Salbe aus dem frischen Saft mit Fett, oder aus den trocknen Blättern, mit Fett infundirt, oder endlich auch aus dem Pulver und der Tinktur, nach folgender Vorschrift:

Herb. digitalis pulverat., *unciam unam*,
Tinctur digitalis, *uncias duas*,
Olei olivarum, *uncias quatuor*
Adipis suillae, *uncias sex*.

Auch ist ein, nach untenstehender Vorschrift bereitetes oxysaccharum digitalis sehr zweckmäßig.

Fol. digitalis siccat. *unciam unam*,
Aceti vini crudi, *uncias octo*,
diger. per aliquot dies, colat. adde
Sacch. alb., *uncias decem*.

Giftige Wirkungen des Digitalis.

In größeren Gaben bewirkt sie Erbrechen, Durchfall, höchst langsamen Puls, Erweiterung der Pupille, Schwindel, Kopfweh, Konvulsionen.

Clarus warnt vor dem Gebrauch der Abkochung und des geistigen Extrakts, indem er davon selbst in kleineren Gaben oft plötzlich eintretendes, grasgrünes Erbrechen, Würgen, kleinen, aussetzenden Puls, Kälte der äußeren Theile, und Konvulsionen beobachtete, welche mehrere Tage anhielten und oft tödtlich wurden.

19. Tollkirsche, Belladonna (atropa belladonna).

Blätter und Wurzeln sind offizinell, und enthalten außer dem Extraktiv- und Eyweißstoff mehrere Salze, eine thierisch-vegetabilische Materie, und einen, in Weingeist auflöslichen, widerlich schmeckenden Stoff, welches bei der trocknen Destillation Ammonium liefert, und das Wirksame enthalten soll. Er gehört nach den neuesten Versuchen zu den Alkaloiden. (Atropium.)

Arzneygebrauch.

Man wendet die Blätter und die Wurzel im Pulver, zu einen halben bis fünf, auch zehn Granen an. In ähnlicher Gabe kann das Extrakt gegeben werden. In der Wasserscheu giebt man einen, nach untenstehender Formel bereiteten Belladonnaessig.

Radic. belladonnae, *unciam unam* cum dimidia,
Aceti concentrati, *uncias duodecim.*
Macer. per viginti quatuor horas.

Die Gabe ist anfänglich zehn Tropfen.

Giftige Wirkungen.

In grösseren Gaben, oder anhaltend angewendet, bewirkt die Belladonna Trockenheit des Mundes und Halses, erschwertes Schlingen, Erweiterung der Pupille, Gesichtstäuschungen mancherlei Art, Taumel, Schwindel, Wuth, Konvulsionen, Lähmung und den Tod. In Wunden gebracht, ist ihre Wirkung noch heftiger.

20. Schierling (conium maculatum).

Die Blätter, welche offizinell sind, enthalten Extraktivstoff, Gummi, Harz, Pflanzeneyweiß, ein grünes Satzmehl und verschiedene Verbindungen des Kali's, Kalks und der Magnesia mit Phosphorsäure, Salpetersäure, Salzsäure, Schwefelsäure, Aepfel- und Weinsäure.

Arzneygebrauch.

Man giebt das trockne Kraut in Pulvern und Pillen,

von einem bis zu zehn Granen; und das Extrakt in derselben Gabe.

Giftige Wirkungen.

Der Schierling wirkt fast wie die Belladonna, nur im Ganzen doch weit gelinder. Der Schierlingstrank der Alten ist wahrscheinlich aus dem Wasserschierling (cicuta virosa) bereitet worden.

21. Opium, Mohnsaft (opium, meconium); von papaver somniferum.

Das Opium kommt in runden, platten, mit Blättern umhüllten Kuchen oder Stücken von verschiedener Größe zu uns. Es hat meistens eine braune Farbe, wird zwischen den Fingern weich, schmeckt bitter und widerlich, und hat einen starken, eigenthümlichen, narkotischen Geruch. Es entzündet sich an der Flamme, und ist zum Theil in Wasser, zum Theil in Weingeist auflöslich. Weingeist, über Opium abdestillirt, nimmt weder den Geruch noch den Geschmack desselben an, wohl aber das Wasser (aqua destillata opii), welchem einige Aerzte sogar beruhigende und narkotische Wirkungen zuschreiben.

Die Bestandtheile des Opiums sind Gummi, Extraktivstoff, eine balsamartige Materie, Morphium, Mekonsäure, Harz, Kleber, Kautschuck, Gyps und Thon. Letzterer scheint wohl nur eine zufällige Beimischung zu seyn.

Zubereitungen des Opiums.

Man bereitet ein wäßriges Extrakt (extract. opii aquosum), verschiedene Tinkturen, eine aqua destillata opii, und verschiedene andre, opiumhaltige Arzneymittel (opiata).

Durch folgende Zubereitung soll das Opium vom sogenannten Derosneschen Stoff befreit werden. Es wird nämlich ein kalt bereitetes Opiumextrakt so lange mit Schwefeläther extrahirt, als dieser noch Krystalle von Derosneschem Stoff absetzt. Doch ist dieser Stoff, auch Opian genannt, wahrscheinlich eine noch unbekannte Verbindung des Morphiums, weshalb seine Entfernung eben keine Verbesserung des Opiums ist. (Siehe Morphium und Mekonsäure).

Arzneygebrauch.

Das rohe Opium wird von dem achten Theil eines Grans bis zu zwei Granen auf die Gabe angewendet. Das wäßrige Extrakt kann in der zwiefachen Dosis angewendet werden. Bei den Tinkturen berechnet man den Inhalt, und giebt sie danach in der Dosis des rohen Opiums.

Giftige Wirkungen des Opiums.

Das Opium vereinigt in sich alle Wirkungen der nicht scharfen, narkotischen Gifte, je nachdem es in verschiedenen Gaben angewendet wird. Die Gewohnheit hat jedoch einen großen Einfluß auf die Wirkung dieser Substanz, und macht, daß ungeheure Gaben nach und nach ertragen werden können. In mäßig großer Quantität (zu drei bis sechs Granen) erfolgen nach einem kurz vorübergehenden, rauschähnlichen Zustande, Ekel, Würgen, Neigung zum Erbrechen, oder, wie ich an mir selbst zu beobachten Gelegenheit hatte, nach einer Gabe von sechs Granen heftiges Erbrechen, welches demnach als ein günstiges Symptom zu betrachten seyn mag, später eine höchst unangenehme Verstimmung des sogenannten Gemeingefühls (Dysphorie), auch des Gemüths, Delirium (mit Bewußtseyn desselben), Visionen im wachenden Zustande, unruhiger Schlaf und eine, mehrere Tage andauernde Ermattung.

In größeren Gaben bewirkt es oft auf der Stelle heftiges Delirium, oder gleich vom Anfange an einen tiefen Sopor, stets zunehmende Unterdrückung des Athmens und Blutumlaufs, blasse Gesichtsfarbe, Unbeweglichkeit der Pupille, Unvermögen zu schlucken, endlich Asphyxie, Lähmung und den Tod. Bisweilen entwickeln sich aber auch aus dem schlafsüchtigen Zustande heftige, stoßweise erfolgende Konvulsionen, verbunden mit einer großen Empfindlichkeit der Haut und aller Sinnesorgane, und dieser Zustand dauert bis zu dem Tode fort, welcher dann durch Nervenapoplexie plötzlich erfolgt.

Als Klystier, durch den After beigebracht, scheint, gegen die gewöhnliche Meinung, das Opium noch heftiger zu wirken; wenigstens beweisen dies die, von Orfila mit Thieren angestellten Versuche. Auch habe ich mich mehreremal durch eigene Erfahrung überzeugt, und etwas Aehnliches auch von andern narkotischen Mitteln beobachtet.

Behandlung der Opiumvergiftung.

So lange noch das Opium im Magen und Darmkanal zu vermuthen ist, dienen Brechmittel aus Ipekakuanha, Brechweinstein, Zinkvitriol, in wenig verdünntem Zustande, und später Abführungen aus Glaubersalz, mit Brechweinstein geschärft, abführende Klystiere u. dgl. m. Zu vermeiden sind dabei öligte und saure Dinge, weil beide auf eine chemische Weise die Wirksamkeit des Giftes entwickeln, und dasselbe gleichsam aufschließen.

Kann man nicht mehr auf die Ausleerung des Opiums durch den Mund oder After rechnen, was indessen oft noch sehr spät nach dem Einnehmen desselben geschehen muß, weil die resorbirende Thätigkeit und die peristaltische Bewegung durch das Gift gleichsam gelähmt werden, und es daher lange im Magen und Darmkanal verweilt, so dienen nun schwarzer Kaffee, Aufgüsse von Ipekakuanha, vegetabilische und Mineralsäuren, besonders Essig (doch nur nach Entleerung des im Darmkanal vorhandenen Giftes), stärkere inzitirende Mittel, kohlenstoffsaures Ammonium, Kampher, und das Einathmen von Sauerstoffgas.

Aus Versuchen an Thieren hat sich ergeben, daß durch künstliches Unterhalten der Respiration, durch abwechselndes Lufteinblasen, das Leben erhalten werden kann, wenn diese Operation so lange fortgesetzt wird, als die betäubende Wirkung des Opiums dauert. Auch haben sich nach den neuesten Beobachtungen gegen jenen Sopor kalte Begießungen des Kopfes und der Brust sehr wirksam bewiesen.

Da man nicht selten nach dem Tode der mit Opium Vergifteten, Blutextravasate im Gehirn findet, so müssen nach Umständen auch allgemeine und örtliche Blutentziehungen angewendet werden.

Von der Erkenntniß der Opiumvergiftung.

Diese Vergiftung kommt dem gerichtlichen Arzt nicht selten vor, und wird um so häufiger gewählt, weil der Laie sich von den Wirkungen dieses Giftes sehr falsche Vorstellungen macht, und sich dadurch ein sanftes Hinüberschlummern zu bereiten wähnt. Ihre richtige Erkenntniß ist daher von großer Wichtigkeit.

Zuvörderst wird dieselbe erleichtert durch den spezifischen Opiumgeruch des Ausgebrochenen und Mageninhalts, durch die braune oder braungelbe Farbe desselben, und endlich durch folgendes, chemisches Verfahren: Das Ausgebrochene und der Mageninhalt werden mit heißem, destillirtem Wasser verdünnt, durch ein grobes Tuch geseiht, und im Wasserbade bis zur völligen Trockne abgedunstet. Der Rückstand wird nun, nach Zusatz des zwanzigfachen seines Gewichts starken möglichst wasserfreien Weingeistes, in einem, mit dem Helm versehenen Kolben gekocht, die Flüssigkeit noch heiß filtrirt, und nun abgewartet, ob sich aus derselben beim Erkalten Morphium herauskrystallisiren wird. Auch kann man jene Flüssigkeit mit der Hälfte Wasser verdünnen, und den Weingeist abdestilliren. Darauf behandelt man die Flüssigkeit mit gebrannter Magnesie, dunstet sie bis zur Trockne ab, und extrahirt das noch vorhandene Morphium durch siedendheißen Weingeist. Der Rückstand ist mekonsaure Magnesie, und wird, zur Trennung der Mekonsäure, mit Schwefelsäure digerirt. Jetzt wird sich die, in der Flüssigkeit aufgelöste Mekonsäure durch eine kirschrothe Färbung einer Eisenauflösung verrathen; auch kann man sie auf die oben angegebene Weise (siehe Mekonsäure), durch Zersetzung vermittelst des salzsauren Baryts, rein darstellen. So wird man zu einer ziemlichen Gewißheit, rücksichtlich des Vorhandenseyns des Opiums, gelangen können.

Behandlung der Vergiftungen mit Pflanzengiften überhaupt.

Im Anfange, und wenn der Arzt früh genug hinzugerufen wird, erfordert eine jede Vergiftung mit narkotischen Pflanzengiften Brechmittel, wozu bei den rein narkotischen die Metallsalze (Brechweinstein, Zink- und Kupfervitriol) in größeren Gaben, bei den scharfen Pflanzengiften aber besser die Ipekakuanha gewählt wird.

Oft sind aber die Magennerven durch die örtliche Einwirkung des Giftes gleichsam gelähmt: ein Umstand, welcher sich gewöhnlich durch tympanitische Auftreibung des Unterleibes zu erkennen giebt; und in einem solchen Falle bleiben auch die kräftigsten Brechmittel unwirksam. Da ist es denn nöthig, die Wirkung des Brechmittels durch zwischendurch gereichte Gaben inzitirender Mittel, z. B. des Aethers, oder eines ätherischen Spiritus, zu unterstützen.

Ist das Gift schon länger im Körper, so versucht man es, durch Glaubersalz, mit Brechweinstein geschärft, abzuführen. Im Allgemeinen dienen schwarzer Kaffee, Ipekakuanha, Essig, Essigklystiere, auch nach Erforderniß stärkere, erregende Mittel, Hirschhornsalz, Kampher u. d. m.; aber auch nach Umständen allgemeine und örtliche Blutentziehung, kalte Kopfumschläge.

Gegen die giftigen Wirkungen der Schwämme, namentlich einiger Arten des Boletus, und vieler Agarikusarten, dienen im Anfange Brechmittel aus Zinkvitriol. Selten ist später ein entzündlicher Zustand vorhanden, und man kann die oben genannten, auch erregenderen Mittel anwenden.

Die scharfen narkotischen Gifte erfordern reichliches öligtes und schleimiges Getränk, und Abführungen aus Rizinusöl. Sehr zweckmäßig sind in den meisten Vergiftungsfällen Waschungen des ganzen Körpers mit verdünntem Essig.

Von den Produkten chemischer Einwirkungen auf Pflanzenstoffe und Pflanzentheile.

Von der Gährung.

Wenn zucker- oder schleimzuckerhaltige Flüssigkeiten bei hinlänglicher Verdünnung, und in einer Wärme von 15° bis 20° Reaumur, sich selbst und der Einwirkung der Luft und der Wärme überlassen werden, so bemerkt man in kurzer Zeit eine Trübung derselben, und eine in nerliche Bewegung, welche durch kohlenstoffsaures Gas, in kleinen Bläschen sich reichlich entwickelnd, hervorgebracht wird. Allmählig hört diese Gasentwickelung auf, die Flüssigkeit klärt sich, und nimmt einen geistigen Geruch und Geschmack an. Die Weingährung ist vollendet. Jetzt müssen Wärme und Zutritt der Luft abgehalten werden, wenn die gegohrne Flüssigkeit in diesem Zustande verharren soll.

Das Wasser, der Zucker und, nach den neuesten Erfahrungen, der Kleber, oder vielmehr ein Bestandtheil desselben, das Zimom, spielen bei dem Prozesse der weinigten Gährung die Hauptrollen.

Der Kleber scheint überhaupt den Prozeß zuvörderst anzuregen. Aus dem Zucker, dessen Bestandtheile Kohlenstoff, wasserzeugender und säurezeugender Stoff sind, wird gleich im Anfange der Gährung ein Theil Kohlenstoff ausgeschieden, welcher, wie es scheint, das Wasser zersetzt, und sich mit dem säurezeugenden Stoff desselben zu Kohlenstoffsäure verbindet. Der Wasserstoff stellt in Verbindung mit den übrigen Bestandtheilen des Zuckers den Weingeist dar.

Wenn eine sehr verdünnte Mischung des Weingeistes mit Wasser, oder eine zuckerhaltige Flüssigkeit, welche die geistige Gährung überstanden hat, der Einwirkung einer Wärme von 20° bis 25° Reaumur, und dem freien Zutritt der atmosphärischen Luft ausgesetzt wird, so beginnt die saure oder Essiggährung. Dabei wird das säurezeugende Gas der atmosphärischen Luft eingesogen, es entwickelt sich ein wenig kohlenstoffsaures Gas, und die Flüssigkeit wird in Essig verwandelt, d. h. sie bekommt einen sauren Geschmack und Geruch, und die Eigenschaften einer verdünnten Säure. Dabei wird zugleich ein klebriger Bodensatz (Essigmutter), welcher zur Beförderung der Essiggährung dient, abgesondert. Der säurezeugende Stoff aus der Atmosphäre verband sich bei diesem Hergang mit den Bestandtheilen des Weingeistes, und bildete damit den Essig.

Die faulende Gährung, welcher auch Pflanzenstoffe bei hinlänglicher Feuchtigkeit und unter Einwirkung der Wärme unterworfen sind, besteht in einer gänzlichen Entmischung derselben und in Trennung aller ihrer Bestandtheile. (Siehe thierische Fäulniß.)

Unter den Produkten der weinigten Gährung verdienen besonders der Traubenwein, der Obstwein und das Bier angeführt zu werden.

Der Wein (vinum), gegohrner Most oder ausgepreßter Saft der Trauben des Weinstocks (vitis vinifera), ist eine eigenthümliche Flüssigkeit, welche im Allgemeinen aus Weingeist, Extraktivstoff (welcher ihm die Farbe, den Geruch und zum Theil auch den Geschmack mittheilt, und seinen Sitz in der Nähe der Haut der Beeren, oder in dieser Haut selbst hat), einem Theil unzersetzten Zucker, Weinsteinsäure, Essigsäure, Kali, Schleim, bisweilen etwas Gerbestoff und auch wohl Aether, Essigäther besteht.

Ein reiner, chemischer Wein wird aus einer dünnen Zuckerauflösung, welche durch Zusatz von Kleber in Gährung versetzt worden, dargestellt. Er kommt dem guten, nicht moussirenden Champagner am nächsten.

Es giebt viele Arten des Weins, aus denen folgende Hauptgattungen die wichtigeren.

a. Säuerliche Weine, meistens weiß, enthalten viel Weinsteinsäure und weinsteinsaures Kali, und zwar um so mehr, je jünger sie sind. Durch das Alter wird der Weinsteingehalt vermindert, und in den Fässern abgesetzt. Sie sind, wenn sie ein gehöriges Alter erreicht haben, die gesündesten Weine, und gewinnen sehr, je älter sie werden. Hierher gehören die weißen Franzweine, und die Rhein- und Moselweine. Die beiden letzten Arten besitzen ein eigenthümliches flüchtiges, ätherisches Aroma (die Blume), welches dem Essigäther analog zu seyn scheint.

Der Champagner ist in der Gährung unterbrochen und enthält deshalb viel Kohlenstoffsäure.

b. Herbe Weine. Sie sind meistens mehr oder weniger dunkel gefärbt, und enthalten viel Extraktiv- und Gerbestoff. Dergleichen sind die rothen Franz- und Bordeauxweine, Medok, Pontak, der herbe Ungarwein u. a. m.

c. Süße Weine. Sie enthalten viel unzersetzten Zucker, theils weil der Traubensaft in wärmeren Ländern von Natur sehr zuckerreich ist, theils weil man die Trauben durch das Eintrocknen (Sekt, vino secco, vinum siccatum), oder den Most durch Einkochen (gekochte Weine, vina cocta) von einem Theil Wäßrigkeit befreit hatte.

Zu den süßen Weinen gehören der Kapwein, Madeira, Kanariensekt, die griechischen, spanischen und Ungarweine u. a. m. Sie sind sehr erhitzend und zugleich nährend.

Prüfung der Weine.

(Von der Entdeckung des Bleygehalts der Weine siehe oben bei Bley.) Die rothe Weine werden auf eine unschuldige Art mit Blaubeeren (vaccinium myrtillus), Preisselbeeren und Maulbeeren gefärbt. Schädlicher sind Zusätze von Eichenrinde oder gar von Alaun, welcher letztere sich durch einen gelieferten Niederschlag beim Zusatze von Aetzammoniumliquor zu erkennen giebt.

Die süßen Weine werden oft aus schlechteren durch Zusatz von Weingeist und Zucker nachgekünstelt.

Den Zusatz von Weingeist erkennt man durch die Destillation, indem sich der hinzugesetzte Weingeist schon vor dem Aufwallen des Weins von demselben trennt, welches bei unverfälschtem Wein nur erst bei vollständigem Sieden desselben geschieht.

Zu den weinähnlichen Getränken gehören ferner noch der Obstwein, Aepfelwein, Cyder, der Meth, aus Honig bereitet, und endlich das Bier.

Vom Bier.

Das Bier wird durch Gährung gemalzter Getraideabkochungen bereitet. Das Malzen des Getraides bezweckt die Entwickelung des Zuckerstoffes in den Körnern, indem diese durch Anfeuchten zum Keimen gebracht, und dann durch rasches Trocknen an der Luft (Luftmalz) oder in künstlicher Wärme (Darrmalz), der Keimungsprozeß unterbrochen wird.

Man unterscheidet die halbgegohrnen, gewöhnlichen Biere, welche viel Kohlenstoffsäure enthalten und nicht lange aufbewahrt werden können, von den, im südlichen Deutschland häufig gebrauten und ausgegohrnen, sogenannten Lagerbieren, welche sich mehrere Jahre hindurch halten.

Ferner giebt es weiße und braune Biere, sehr starke, starkgehopfte, auch mit andern bittern Zusätzen bereitete Biere, z. B. das englische Ale, welches stark berauscht und Opium enthalten soll; das Porterbier; das Braunschweigische (Mumme), welches sehr reichlich Schleimzucker enthält, eine Syrups-Consistenz hat und ungemein nährend ist, und mehrere andere.

Vom Weingeist.

Alle die angeführten und mehrere andere gegohrene Flüssigkeiten, liefern bei der Destillation den Weingeist; eine

eine eigenthümliche Flüssigkeit, welche, gehörig gereinigt, aus Allen sich gleich ist.

Den Weingeist unterscheidet man nach seinem Wassergehalt in Kornbranntwein (spiritus frumenti), rektifizirten Weingeist (spiritus vini rectificatus), und höchstrektifizirten Weingeist (spiritus vini rectificatissimus, alcohol vini). Er hält das Wasser sehr fest zurück, und kann nur (fast) gänzlich durch Destillation über Salze, welche in Weingeist auflöslich sind, und zugleich begierig Wasser anziehen, davon befreit werden. Dergleichen Salze sind nun das geglühte halbkohlenstoffsaure Kali (Pottasche) und das geglühte salzsaure Kalk.

Der (fast) wasserfreie Weingeist (aus Kohlenstoff, Wasserstoff und Sauerstoff bestehend) ist farbenlos, hat einen eigenthümlichen Geruch, einen wärmenden, brennenden Geschmack, verbindet sich, unter Wärmeerzeugung, in allen Verhältnissen mit dem Wasser, ist brennbar, im hohen Grade flüchtig, brennt mit blauer, nicht russiger Flamme, verbindet sich mit Aether und ätherischen Oelen, löst Harze, Extraktivstoff, Alkalien, Pflanzenalkaloide, Seife, Zucker und mehrere essigsaure und salzsaure Salze auf, und bildet mit den stärkeren Säuren Aether.

Beim Verbrennen des Weingeistes erzeugt sich Kohlenstoffsäure und Wasser. Weingeistdämpfe, durch glühende Röhren geleitet, geben gekohltes Wasserstoffgas.

Arzneygebrauch.

Der Weingeist dient in der Arzneykunde zur Bereitung vieler Arzneymittel, z. B. der sogenannten Tinkturen, zur Ausziehung der Harze, zur Darstellung des Aethers. Mit Wasser verdünnt kann er anstatt des Weins angewendet, und auch dem Getränk beigemischt werden. Doch ist er dem menschlichen Organismus weit weniger analog, als der Wein selbst.

Vom Aether.

Der Aether ist eine höchstflüchtige, mit russiger Flamme brennende Flüssigkeit von angenehmen Geruch und brennendem, erquickendem Geschmack, leichter als Weingeist, mit welchem er sich, so wie mit ätherischen Oelen, denen er sich in seiner Natur nähert, in allen Verhältnissen verbindet. Dies geschieht aber nur in einem gewissen Verhältniß mit dem Wasser. Er besteht aus (reichlichem) Kohlenstoff, Wasserstoff und Sauerstoff, und wird durch die Einwirkung stärkerer Säuren auf den Weingeist dargestellt. Er löst auch Harze, einige Alkaloiden und andre Pflanzenstoffe, Sublimat, salz- und essigsaure Eisen- und Kupfersalze, und das Kautschuk auf.

Der Schwefeläther, Vitriolnaphtha (aether sulphuricus, naphtha vitrioli), besitzt die angeführten Eigenschaften im höchsten Grade und ist ein eigentlicher Aether. Er hat einen geistigen, angenehmen Geruch und kühlenden, später brennenden Geschmack, siedet schon bei 22° Reaumur unter gewöhnlichem Luftdruck, verdunstet sehr schnell mit Kälteerzeugung, ist in zehn Theilen Wasser lösbar, erkaltet in großer Kälte zu einer krystallinischen Substanz, enthält im reinen Zustande keine Schwefelsäure, und wird auch nicht sauer.

Darstellung.

Gleiche Theile starke Schwefelsäure und möglichst wasserfreier Weingeist, werden mit einander destillirt. Das Gemenge muß so rasch als möglich ins Kochen gebracht werden, weil sonst viel ölgebendes Gas entsteht, auch ein Theil Weingeist unzersetzt übergeht. Den gewonnenen Aether sondert man vom Weingeist durch Schütteln mit Aetzlauge, und rektifizirt ihn über Kali und Kohle, oder, um ihn recht wasserfrei zu erhalten, über geglühtem salzsauren Kalk.

Prüfung.

Guter Schwefeläther darf nicht sauer reagiren, nicht schweflicht riechen, und muß sich schnell und gänzlich verflüchtigen. Wenn er Wasser enthält, so wird salzsaures Kalk, damit geschüttelt, feucht.

Arzneygebrauch.

Man giebt ihn auf Zucker oder in einem wäßrigen Vehikel zu zehn bis zwanzig Tropfen, setzt ihn auch andern flüssigen Arzneyen zu. Mit drei Theilen Weingeist verbunden, bildet er Hoffmanns schmerzstillenden Liquor (liquor anodynus mineralis *Hoffmanni*, spiritus sulphurico-aethereus, spiritus aetheris sulphurici), welcher doch besser und angenehmer ist, wenn er durch Destillation eines Theils Schwefelsäure mit drei Theilen Weingeist bereitet worden. Man giebt ihn in verhältnißmäßig größeren Gaben, und bereitet damit ätherische Tinkturen (tinctura valerianae, digitalis, aconiti, castorei aetherea).

Der Salpeteräther (aether nitricus, naphtha nitri) ist nicht mehr im Gebrauch. Seine Bildung geschieht sehr leicht, schon durch bloße Vermischung und selbst mit schwacher Salpetersäure.

Er hat eine hellgelbe Farbe, einen süßlichen Geschmack und Aepfelgeruch, ist höchst flüchtig, absorbirt aber aus der Luft bald säurezeugenden Stoff, und wird in Salpetersäure und Kleesäure umgebildet. Er enthält Stickstoff in seiner Mischung.

Offizinell ist eine Verbindung des Weingeistes mit Salpeteräther (spiritus nitrico-aethereus, spiritus nitri dulcis), durch Destillation des Salpeters mit Schwefelsäure und Weingeist bereitet. Sie wird wie der Hoffmannsliquor angewendet.

Der Salzäther (aether muriaticus), zuerst von Basse dargestellt durch Destillation sehr starker Salzsäure mit Weingeist, erscheint bei einigermaßen hoher Temperatur gasförmig, weshalb die Vorlage bei seiner Destillation mit Eis umgeben werden muß. Er schmeckt und riecht eigenthümlich knoblauchsartig, enthält aber Salzsäure in seiner Mischung, denn er schlägt aus einer Auflösung des salpetersauren Silbers salzsaures Silber nieder. Nur ein versüßter Salzgeist (spiritus muriatico-aethereus, spiritus salis dulcis) ist offizinell, und wird wie der versüßte Salpetergeist bereitet und angewendet.

Der Essigäther (aether aceticus, naphtha aceti) ist farbenlos, riecht angenehm, obstartig, ist weniger flüchtig. Schon sieben Theile Wasser lösen drei Theile davon auf.

Darstellung.

Sechs Theile trocknes essigsaures Natrum werden mit fünf Theilen wasserfreien Weingeistes und drei Theilen starker Schwefelsäure einer Destillation unterworfen, das Destillat durch Aetzlauge abgeschieden und rektifizirt.

Prüfung.

Da der Essigäther bisweilen aus Bleyzucker bereitet wird, welches bei gehöriger Vorsicht eine durchaus unschädliche Methode ist, so ist er mit Hahnemannscher Weinprobe auf Bley zu prüfen.

Merkwürdig ist der Umstand, daß die Bildung des Essigäthers nur statt findet, wenn eine höchst geringe Menge irgend einer Mineralsäure vorhanden.

Der Essigäther wird wie der Schwefeläther angewendet.

Auch die Phosphorsäure, Arseniksäure, Holzsäure, Ameisensäure, Kleesäure und Fettsäure, bilden mit Weingeist Aether.

Außer diesen Aetherarten giebt es noch einen Phosphoräther, einen Arsenikäther, Ameisenäther, und einige andre Aetherarten, z. B. Benzoëäther, Weinsteinäther, welche aber kaum diesen Namen verdienen (die letztgenannten nämlich), weil sie mehr einem schweren, ätherischen Oel gleichen, oder auch wohl gerade zu sauer sind. Der Phosphoräther hingegen, so wie der Arsenikäther, sind wahrer Aether, und kaum vom Schwefeläther zu unterscheiden.

Medizinische Heilkräfte verspricht der Ameisenäther, welcher einen sehr angenehmen Geschmack und pfirsichkernähnlichen Geruch besitzt, und dem Essigäther analog ist.

Seine Bereitung ist folgende: Zuvörderst stellt man sich eine starke Ameisensäure dar, indem man den ausgepreßten Saft mit Kali im Ueberschuß sättigt, und dann höchst oxydirtes, schwefelsaures Eisen zusetzt, bis sich die Flüssigkeit klärt. Sie wird darauf filtrirt, nochmals mit kohlenstoffsaurem Kali gesättigt, und bis zur Syrupsdicke abgeraucht. Nach einem überschüssigen Zusatz von Schwefelsäure, und einer Destillation bis zur Trockne, wird das Destillat mit kohlenstoffsaurem Kupfer gesättigt und das entstandene, ameisensaure Kupfer durch Abdunsten zur Krystallisation gebracht.

Zwölf bis dreizehn Unzen dieses Metallsalzes geben,

mit sieben bis acht Unzen starker Schwefelsäure destillirt, ungefähr sechs bis sieben Unzen starker Ameisensäure, welche mit Mennige geschüttelt und rektifizirt wird.

Diese Säure, mit dem gleichen Gewicht Alkohol einer mehrmaligen Destillation unterworfen, giebt den oben genannten Ameisenäther. (Nach Gehlen.)

Chemie

der thierisch-organischen Körper, besonders des menschlichen gesunden und kranken Organismus.

Von den Bestandtheilen der thierisch-organischen Körper überhaupt.

Die thierisch-organischen Körper, was ihre Zusammensetzung betrifft, sind im Ganzen weit einförmiger, als die vegetabilisch-organischen.

Entfernte Bestandtheile derselben sind: Stickstoff, Wasserstoff, Kohlenstoff, Sauerstoff, Schwefel, Phosphor, Eisen, Natrum, Kali, Kalk, Talkerde, Salzsäure, Flußsäure. Der Stickstoffgehalt charakterisirt den Thierkörper, obgleich er auch (s oben) in einigen Pflanzen und Pflanzentheilen enthalten ist. Auch der Schwefel kommt im Pflanzeneyweiß, und der Phosphor in Pilzen vor.

Der Rückstand nach dem Verkohlen der Thierkörper, die thierische Kohle, unterscheidet sich durch manche Eigenschaften, und namentlich durch ihre Schmelzbarkeit von der Pflanzenkohle.

Das Natrum erscheint als ein wesentlicher Bestandtheil des Eyweißes, ferner mit Salzsäure und Phosphorsäure, seltener mit Milchsäure oder Kohlenstoffsäure verbunden.

Das Eisen ist in einer noch unbekannten Verbindung im Blute enthalten.

Kalk scheint ein Produkt des thierischen Organismus zu seyn, wie Kieselerde ein Produkt des Pflanzenorganismus ist. Er kommt besonders in den Knochen vor.

Die Magnesie findet sich, mit Phosphorsäure, ebenfalls in den Knochen.

Von den allgemein verbreiteten, nähern Bestandtheilen der Thierkörper.

1. Gallerte, Leim (gelatina, colla).

Sie ist fast geruch- und geschmacklos, im reinen Zustande weiß, fast durchsichtig, zähe, in kaltem, noch leichter in heißem Wasser auflöslich, welche Auflösung (ein Theil Leim noch mit 150 Theilen Wasser) nach dem Erkalten eine klare, zitternde Gallerte bildet. Auch ist sie in den Säuren und Alkalien auflöslich, unauflöslich hingegen in Aether, Weingeist (doch löst wäßriger Weingeist die Hausenblase auf), ätherischen und fetten Oelen.

Vom Gerbestoff und dem Galläpfelaufguß wird sie als Leder gefällt. Sie ist einer sauren und faulen Gährung fähig. Das Quecksilbersublimat fällt sie nicht.

Sie macht einen Bestandtheil der häutigen, faserigen, Knorpel- und Knochengebilde aus. Durch Auskochen dieser Theile in Wasser, besonders in Papins Digestor, kann sie ausgeschieden und dargestellt werden. Auch bleibt sie aus den Knochen zurück, wenn man die Knochenerde durch Digestion mit Salzsäure auflöst.

Zum medizinischen Gebrauch bedient man sich der Gallerte aus Fleisch, Hausenblase und Hirschhorn. Auch Kälberfüße geben eine gute Gallerte. Hierher gehört auch der gewöhnliche Tischlerleim.

Sie ist im hohen Grade nährend und leicht verdaulich, und macht den Hauptbestandtheil der Fleischbrühe.

Doch ist es noch nicht ausgemacht, ob sie im Muskelfleisch schon entwickelt vorhanden sey, oder erst durch das Kochen gebildet werde.

2. Eyweißstoff (albumen).

Im frischen Zustande ist er in Wasser löslich, klar, farbenlos, fast geschmacklos, stark schäumend, durch Erhitzung bei 50° bis 60° Reaum., durch Mineralsäuren, Weingeist und Aether in Flocken gerinnend, der faulenden Gährung fähig. Der geronnene Eyweißstoff ist in Wasser unauflöslich, wird aber durch Alkalien aufgelöst. Natrum und Schwefel sind wesentliche Bestandtheile des Eyweißstoffes. Durch Gallustinktur, noch mehr aber durch ätzenden Quecksilbersublimat wird er aus seinen Auflösungen gefällt. Der, durch Sublimat entstandene Niederschlag ist in starker Salzsäure auflöslich. Die Salpetersäure verwandelt ihn, wenn er nur kalt behandelt wird, in Gallerte. Er soll sich überhaupt von der Gallerte nur durch einen größern Gehalt an Stickstoff unterscheiden.

Er ist im Eyweiß der Eyer, im Serum, der Nervensubstanz, im Käse der Milch und in vielen andern Theilen und Flüssigkeiten enthalten.

3. Faserstoff (materies fibrosa, fibra Ruyschii).

Er hat die Bestandtheile des Pflanzenklebers, ist geruch- und geschmacklos, im frischen, feuchten Zustande grauweiß, weich, elastisch, fadig; getrocknet wird er braun, hart, spröde, und schrumpft beim Trocknen zusammen. Auch frisch ist er in Wasser, Weingeist, Aether und Oelen unauflöslich; von Alkalien, starker Essig- und Schwefelsäure wird er aufgelöst. Starker Weingeist und

Aether verwandeln ihn in ein fließendes, in Weingeist auflösliches Fettwachs. Durch verdünnte Salpetersäure wird er allmählig in Gallerte umgewandelt, wenn er kalt damit übergossen wird.

Sublimat wird in Kalomel umgeändert, wenn seiner Auflösung Faserstoff zugesetzt worden.

Der Faserstoff wird aus seiner Auflösung in Essigsäure durch blausaures Kali gelb niedergeschlagen. Er scheint ein starker oxydirter Eyweißstoff zu seyn. Enthalten ist er, oder bildet vielmehr die Muskelfaser Durch Peitschen des Blutes kann er aus demselben abgesondert werden; auch bildet er den Blutkuchen.

4. Schleim (mucus).

Frisch ist er im reinen Zustande weiß, durchsichtig, schlüpfrig, mit Wasser einigermaßen mengbar; getrocknet hornartig, durchscheinend, in Wasser, Weingeist und Aether unauflöslich. Säuren und Alkalien lösen ihn leicht auf.

Die Auflösung des frischen Schleims in Wasser gerinnt nicht durch Erhitzung, gelatinisirt auch nicht, sondern gleicht, wenn sie abgedunstet wird, mehr einer Auflösung von arabischem Gummi. Sie wird nicht durch Gallustinktur und Sublimat, dagegen sehr reichlich durch Weingeist und essigsaures Bley gefällt.

Der Schleim ist in der eigentlichen Hornsubstanz, in der Oberhaut, den Nägeln und Haaren enthalten.

5. Osmazom, Fleischgewürz, Aroma des Fleisches.

Hat einen etwas scharfen Geschmack und angenehmen Fleischbrühengeruch, ist in Wasser und Weingeist leicht auflöslich, gelatinisirt nicht, stellt getrocknet eine bräunliche, durchsichtige Masse dar, welche an der Luft Feuchtigkeit anzieht. Es wird durch Galläpfeltinktur, salpetersaures Quecksilber und Bleyzucker gefällt.

Man nennt es wegen seines Verhaltens auch thierischen Extraktivstoff.

Nach Berzelius besteht es aus milchsaurem Natrum, verbunden mit einer thierischen Materie, welche durch Gerbestoff davon getrennt werden kann.

Es ist vorzüglich im Muskelfleisch enthalten, und wird durch Braten desselben noch mehr entwickelt. Auch in Pilzen kommt es vor.

Darstellung des Osmazoms.

Zerschnittenes Fleisch wird mit kaltem Wasser mazerirt, die abgegossene Flüssigkeit gekocht, abgeschäumt und filtrirt. Man inspissirt dann dieselbe bei gelindem Feuer bis zur Syrupsdicke, und extrahirt sie mit starkem Weingeist. Nach der Verdunstung desselben bleibt das Osmazom zurück.

6. Fett, thierisches Oel (adeps, sevum, pinguedo).

Ist in der mittleren Temperatur meistens starr, weiß oder gelblich, wird erwärmt flüssig, ist nicht flüchtig, hat einen milden Geschmack und schwachen Geruch.

In Weingeist ist es meistens unauflöslich, von heißem Wasser wird nur ein wenig aufgelöst. Aether und Oele lösen es leicht auf. Es verbrennt, erhitzt oder am Docht, mit Flamme. Das reine Fett enthält keinen Stickstoff.

Mit Aetzalkalien bildet es Seifen, und wird dabei eigenthümlich verändert, und zum Theil in Fettsäure umgewandelt.

Es ist besonders im Zellgewebe unter der Haut, im Netz, in der Nierengegend und in den Knochen, als Mark (etwas modifizirt) enthalten.

Unterarten des Fettes sind:

1) das Wallrath (Cetin, cetaceum, sperma ceti). Weiß, krystallisirbar, in Wasser und kaltem Weingeist unauflöslich, in heißem Weingeist (150 Theile) auflöslich. Doch fällt es nach dem Erkalten in krystallinischer Form daraus nieder. Auch Aether und Terbenthinöl lösen es nur in der Wärme auf.

2) Gehirnfett, ein Bestandtheil der Nervensubstanz, dem Wallrath ähnlich. Doch hinterläßt es nach dem Verbrennen freie Phosphorsäure.

3) Cholesterine, in der Galle enthalten, die gewöhnlichen Gallensteine bildend, dem Wallrath sehr ähnlich, krystallinisch, in feinen Blättchen mit Perlenmutterglanz. Es wird am leichtesten vom Weingeist, Aether und Terbenthinöl aufgelöst.

7. Milchzucker (saccharum lactis).

Schwach süß, weiß, durchscheinend, hart, in regelmäßigen Paralellipipeden krystallisirend, in fünf Theilen kalten Wassers löslich. Das heiße Wasser nimmt mehr davon auf. In Weingeist ist der Milchzucker unauflöslich. Mit Salpetersäure digerirt, wird er in Milchzuckersäure umgewandelt, durch Kochen mit Schwefelsäure in süßeren Zucker.

Der Milchzucker wird als Arzneymittel zu zehn Granen bis zwei Skrupel angewendet. Neugebornen Kindern giebt man ihn sehr zweckmäßig zu fünf bis zehn Granen, als Ausleerungsmittel des sogenannten Kindspeches.

8. Gallenstoff (Picromel).

Ist sehr bitter, mit später nachfolgendem, süßlichem Geschmack, hat einen eigenthümlichen Geruch, eine gelbe oder gelbgrüne Farbe, wird vom Wasser und Weingeist, vom Aether aber nicht aufgelöst. Er verbindet sich mit Säuren, und wird aus seiner Auflösung durch Schwefel-, Salpeter- und Salzsäure, mit welchen er unauflösliche Verbindungen eingeht, gefällt. Neutrales essigsaures Bley, salpetersaures Quecksilber und Eisen fällen ihn ebenfalls. Seine unauflöslichen Verbindungen mit Säuren sind in Weingeist auflöslich, in der Wärme schmelzbar und gaben deshalb zu der irrigen Annahme eines eigenthümlichen Gallenharzes Veranlassung. Die Verbindung des Pikromels mit Essigsäure, welche sehr leicht statt findet, ist leicht auflöslich.

Darstellung des Pikromels.

Der durch neutrales, essigsaures Bley in einer Gallenauflösung entstandene Niederschlag wird in Essigsäure aufgelöst, und aus dieser Auflösung durch Hydrothionsäure das Bley gefällt. Dann scheidet man durch Sättigung mit Ammonium das Pikromel von der Säure, und verdunstet die Flüssigkeit. Das Pikromel enthält keinen Stickstoff.

9. Eine fettigharzige Substanz

von gelbbrauner Farbe und bitterm Geschmack, in Weingeist und Aether auflöslich, ist im Ohrenschmalz und Urin enthalten.

10. Harnstoff (urium).

Der Harnstoff, welcher aus Stickstoff, Kohlenstoff, Wasserstoff und Sauerstoff besteht, und beim Faulen des

Urins das Ammonium bildet, erscheint im reinen Zustande in weißen, durchsichtigen, vierseitigen Prismen, auch in Blättchen oder viereckigen Lamellen, ist geruchlos, hat aber einen frischen, etwas beißenden Geschmack, ist schmelzbar, in Wasser und Weingeist auflöslich, in Aether unauflöslich. Aus seinen Auflösungen wird er durch Salpetersäure in glänzenden Blättchen gefällt. Seine Gegenwart hat einen großen Einfluß auf die Krystallisation der Salze.

Darstellung des Harnstoffs.

Der Urin wird bis zur Honigdicke abgeraucht, und darauf in einem (gläsernen) mit Eis umgebenem Gefäß ein gleiches Volumen mäßig starke Salpetersäure hinzugemischt. Es entstehen Krystalle von Harnstoff, in Verbindung mit Salpetersäure, von röthlicher Farbe, welche auf einem Leinwandfiltrum gesammelt und mit kohlenstoffsaurem Kali zersetzt werden. Dann dunstet man das Ganze gelinde ab, und extrahirt den Harnstoff mit Weingeist. Nach Abdunstung des Weingeists erhält man den Harnstoff.

11. Saamenstoff (spermatin).

Im männlichen Saamen enthalten. Er hat im frischen Zustande einen eigenthümlichen Geruch und scharfen reitzenden Geschmack, zerfließt an der Luft, und ist dann in Weingeist auflöslich. Eingetrocknet stellt er eine gummiartige Masse dar. Nach dem Verbrennen hinterläßt er eine Kohle mit freier Phosphorsäure.

12. Speichelstoff.

Wird aus dem getrockneten Speichel durch Wasser ausgezogen, und ist dem Mukus ähnlich, unterscheidet sich

aber

aber doch von demselben durch seine Auflöslichkeit im Wasser, auch im getrockneten Zustande. Durch Sublimat (salzsaures Quecksilber) und Galläpfeltinktur wird er aus seinen Auflösungen gefällt.

13. Der rothe Stoff des Blutes, das Blutroth.

Er bildet im frischen Zustande die Blutkügelchen, ist, so lange er feucht ist, dunkelroth, getrocknet fast schwarz, und frisch in kaltem Wasser auflöslich? sondert sich aber daraus bei der Siedhitze als ein dunkelbrauner, geronnener Niederschlag, welcher sich beim anhaltenden Kochen zusammenzieht, und dann nicht mehr, wie früher, durch Essig erweichbar ist.

In Weingeist und Säuren ist das Blutroth mit dunkelpurpurrother Farbe auflöslich. Nach dem Verbrennen hinterläßt es eine eisenhaltige Kohle. Es scheint in diesem Stoffe, welcher dem Eyweiß und Faserstoff sehr nahe steht, der Kohlenstoff vorzuherrschen.

14. Harnsäure, Harnstoffsäure, Steinsäure, (acidum uricum, acidum urolythicum, lythicum).

Sie stellt ein weißliches, sich rauh anfühlendes Pulver dar, ohne Geruch und Geschmack, ist in Wasser wenig auflöslich, und bildet mit alkalischen Basen eigenthümliche Salze. Daher ist sie in Kalien sehr leicht auflöslich; aber auch in starken Säuren. Aether und Weingeist lösen sie nicht auf. Aus ihrer Auflösung in Alkalien wird sie durch Säuren gefällt. Die salpetersaure Auflösung hinterläßt nach dem Verdunsten eine schöne karmoisinrothe Farbe.

Sie bildet mehrere Arten der Harnsteine. Der weiße Theil der Vogelexkremente ist reine Harnsäure.

15. Rosigte Säure, Purpursäure (acidum roseum, purpureum).

Im gesunden Harn kommt sie nur in geringer Menge vor, bildet aber die sogenannten arenulae des Harns in Fieberkrankheiten.

Rein erscheint sie als ein hellgelbes Pulver ohne Geruch und Geschmack, in Wasser und Weingeist unauflöslich, aber mit Alkalien, besonders mit Ammonium schöne purpurrothe krystallinische Salze bildend, welche im Wasser mit ihrer Farbe auflöslich sind. Im Feuer ist sie zersetzbar. Sie kann sich sehr innig mit der Harnsäure verbinden.

16. Milchsäure.

Die Milchsäure ist nicht krystallisirbar, sondern trocknet zu einem glatten Firniß ein. Sie hat einen sauren, scharfen Geruch und Geschmack. Ihre Salze sind in Weingeist auflöslich, und stellen, getrocknet, eine gummiartige Masse dar. Sie ist im Blute, in der Milch, im Knochenmarke enthalten; theils frei, theils mit Alkalien, besonders mit dem Natrum neutralisirt.

Darstellung der Milchsäure.

Die sauren Molken enthalten die Milchsäure, mit phosphorsaurem Kalk gemengt. Sie werden, um diese Säure daraus zu scheiden, bis auf den achten Theil abgedunstet, die Flüssigkeit filtrirt, mit Kalkwasser gesättigt, wobei zugleich das phosphorsaure Kalk abgeschieden wird. Nach abermaligem Filtriren fällt man den Kalk durch

Kleesäure, und die Milchsäure bleibt rein und im aufgelösten Zustande zurück.

Von den einzelnen Theilen des thierischen Organismus.

1. Vom Blute (sanguis, sanguen, cruor).

Das Blut ist die Quelle aller Ernährung, und gleichsam die Grundlage aller übrigen Theile des Thierkörpers, welche daraus abgesondert und gebildet werden.

Es ist eine etwas consistente, klebrige Flüssigkeit von bald purpurrother, bald schwarzrother Farbe, und besitzt einen feinen eigenthümlichen Geruch und schwachsalzigen Geschmack. An der Luft und beim Erkalten gerinnt es anfänglich zu einer gleichförmigen gallertartigen Masse, welche aber bald in einen rothen, festen (Blutkuchen) und in einen flüssigen gelblichen Theil (Blutwasser) zerfällt. In der Siedhitze gerinnt das Blut zu braunen Flocken; durch Schlagen und Schütteln läßt sich daraus eine fadige Substanz (Faser des Buysch) absondern. In der Wärme fault das Blut sehr bald.

Die näheren Bestandtheile des Blutes, in welche es zunächst und freiwillig sich sondert, sind:

a. Das Blutwasser. Es hat eine gelbliche Farbe und etwas dickliche, schleimige Consistenz, schäumt stark, wenn es geschüttelt oder gerührt wird, und besitzt einen faden, schwachsalzigen Geschmack. Es besteht aus reinem Wasser nebst einigen Salzen, besonders salzsaurem und freiem Natrum, und enthält außerdem Eyweißstoff (Lymphe) in sich aufgelöst. Dieser wird beim Erhitzen des Blutwassers bis zum Siedpunkte, oder durch den Zusatz von

Weingeist oder Säuren gerinnend abgeschieden. Dasselbe findet auch am negativen Pol der Säule statt.

b. Der Blutkuchen, im Blutwasser schwimmend, bildet eine rothe, in sich zusammengezogene, elastische Masse, und enthält den freiwillig geronnenen Faserstoff (siehe oben) und den eigentlichen Blutstoff, die Blutkügelchen, das Blutroth, welche sich durch Auswaschen des Faserstoffs davon trennen lassen, und zum Theil auch schon von selbst sich aussondern und zu Boden fallen.

Im Ganzen besteht also das Blut aus folgenden Theilen:

1) Faserstoff, welcher durch Absorbtion des Sauerstoffs aus der Atmosphäre beim Erkalten des Blutes gerinnt.
2) Eyweißstoff, welcher Schwefel und Natrum enthält.
3) Gallerte?
4) Natrum, theils frei, theils mit Salzsäure, Milchsäure, Phosphorsäure verbunden.
5) Eisen, theils stark oxydirtes, basischphosphorsaures, theils Eisenoxydul, oder, nach Berzelius, in Verbindung mit Natrum.
6) Eine Verbindung von Ammonium mit Schwefel (ammonium sulphuratum).
7) Freie Milchsäure, auch Benzoësäure, auch Kohlenstoffsäure?

Nach Berzelius sind der Eyweißstoff, Faserstoff und der färbende Theil des Blutes eine und dieselbe Substanz in drei verschiedenen Modifikationen.

Was die Menge des im Blute enthaltenen Eisens betrifft, so fand Rose in der ganzen Blutmasse eines erwachsenen Menschen, welche man auf achtundzwanzig Pfund schätzt, nach Berechnung, Eine Drachme und vierundzwanzig Gran metallisches Eisen, also in Einem Pfunde drei Gran.

Das Arterienblut ist hellrother, gerinnt leichter, und besitzt mehr Faserstoff, als das Blut aus den Venen.

Das Menstrualblut soll nicht gerinnen?

2. Vom Zellgewebe.

Diese allgemein verbreitete, und überall zwischen eingeschobene Substanz, besteht größtentheils aus Gallerte, Eyweißstoff und etwas Faserstoff. Sie enthält außerdem noch phosphorsaures Natrum und viele andre zufällige Bestandtheile.

3. Von den Knorpeln.

Der Hauptbestandtheil der Knorpelmasse ist Gallerte, oder, was wohl wahrscheinlicher ist, verdichteter, nur durch die Siedhitze beim Auskochen, oder durch den Zusatz von Säuren in Gallerte umgewandelter Eyweiß- oder Faserstoff. Auch enthält sie Spuren von phosphorsaurem Kalk.

4. Von der Knochensubstanz.

Die Knochen sind vollkommen ausgebildete und mit Knochenerde durchdrungene Knorpel. Die Knochenerde besteht größtentheils aus phosphorsaurem Kalk, enthält ferner kohlenstoffsauren Kalk, phosphorsaure Magnesie und salzsaures Natrum.

Im Schmelz der Zähne findet sich noch flußsaures Kalk.

5. Von den Sehnen, Bändern, und der Arterien- und Gebärmutterfaser.

Ihre Grundlage scheint verdichteter Eyweiß- oder

auch vielleicht Faserstoff zu seyn. Beim starken Auskochen geben sie viel Leim.

6. Vom Muskelfleisch.

Das eigentliche Fleisch besteht größtentheils aus, in regelmäßigen und parallelen Fasern verdichtetem Faserstoff, in Verbindung mit Gallerte? (wenn diese nicht erst beim Auskochen entsteht); ferner aus Osmazom, phosphorsaurem Natrum, Ammonium und Kalk, und etwas Fett. Die reichliche Menge Leim, welche man durch Auskochen des Fleisches erhält, wird wohl größtentheils erst durch das Kochen erzeugt.

7. Von der Gehirn- und Nervenmasse.

Das Hirn besteht aus Wasser, Eyweißstoff, Cetacin (oder Fettwachs, Wallrath), Osmazom, phosphorsaurem Kalk, phosphorsaurem Kali, phosphorsaurer Magnesie und Schwefel.

Das Rückenmark enthält mehr Cetacin, auch saures, phosphorsaures Kali.

Die Nerven bestehen aus sehr vielem Eyweißstoff, wenig Fettwachs und etwas gewöhnlichem Fett. Ihre Scheiden bestehen aus verdichtetem Faserstoff, und sind in Essigsäure auflöslich, wogegen sich das Mark leicht in Alkalien auflöst, so daß man durch die Behandlung der Nerven mit Säuren oder Alkalien die Scheiden und das Mark einzeln darstellen kann.

Gehirn, mit Wasser angerührt, giebt eine Art Emulsion, aus welcher sich Fettwachs und geronnenes Eyweiß absondert.

8. Von der sogenannten Hornsubstanz, oder der Oberhaut (epidermis) den Haaren und Nägeln.

Die Hornsubstanz ist ein verdichteter und vielleicht oxydirter Schleim. Sie bildet die genannten Theile, welche daher in Alkalien und starken Säuren auflöslich sind.

Die Haare enthalten außerdem ein Oel, von welchem ihre Farbe abhängt, etwas Manganoxyd, Eisen, Phosphor, Kalk und eine bedeutende Menge Kieselerde, auch Schwefel. Die Nägel enthalten phosphorsauren und kohlenstoffsauren Kalk.

9. Vom Chylus oder Nahrungssaft.

Der Chylus enthält fast schon alle Bestandtheile des Blutes, auch weiße Kügelchen, welche dem Blutroth entsprechen, und Eisen. Er ist weiß, nimmt aber, den Einwirkungen der Luft ausgesetzt, eine rosenrothe Farbe an. Außerdem finden sich in demselben Gallerte, Eyweiß, Faserstoff, salzsaures Natrum, salzsaures Ammonium, phosphorsaurer Kalk. An der Luft gerinnt er, und zerfällt in einen Kuchen und in Flüssigkeit, gleich dem Blute.

Die Blutähnlichkeit des Chylus nimmt zu, je mehr er sich dem Brustgange und seiner Vereinigung mit dem Blutstrom nähert.

Der Eisengehalt des Chylus wird durch den innerlichen Gebrauch des Eisens vermehrt.

10. Von der Milch (lac)

Auch die Milch hat einige Aehnlichkeit mit dem Blute. Sie besteht aus den sogenannten Molken (serum lactis), einem thierischen Wasser, welches Milchzucker (siehe oben), Milchsäure, einige Salze, Eyweißstoff (Käsestoff, materies caseosa), etwas Schleim und thierisches Fett oder Oel, und Butter (butyrum) enthält. Diese Verbindung ist ziemlich innig, und wird durch das Sieden der Milch nicht getrennt.

Die Frauenmilch ist am reichsten an Milchzucker, und die Butter aus der Frauenmilch, wenn man sie durch Schmelzen vom Eyweißstoff geschieden hat, ist sehr weiß, und wird erst sehr spät ranzig. Ihre Bestandtheile sind folgende:

1) Wasser,
2) Käse oder Eyweißstoff (eigenthümlich modifizirt),
3) Milchzucker,
4) Salzsaures Kali,
5) Phosphorsaures Kali,
6) Essigsaures (oder wohl milchsaures) Kali,
7) Phosphorsaurer Kalk,
8) Milchsäure,
9) Rahm, Sahne oder Butter,

und Spuren von milchsaurem Eisen.

Die Milch vermag in die geistige und saure Gährung überzugehen. Vermittelst der geistigen Gährung bereiten die Tataren aus der Stutenmilch ein geistiges Getränk (Koumiß genannt), welches neuerdings in Zehrkrankheiten empfohlen worden ist.

Sich selbst überlassen, scheidet sich die Milch in Molken, Käse und Sahne. Durch Schütteln, Quirlen und Rühren treten die Fettheile in nähere Berührung, und sondern sich als Butter ab. Der Eyweißstoff bleibt dabei mit dem Wasser gemengt (Buttermilch). Wird dieser auf verschiedene Weise abgeschieden, so erhält man die Molken, welche als Arzneymittel wichtig sind.

Man unterscheidet:

1) Süße Molken, Labmolken (serum lactis dulce).

Sie werden bereitet, indem man ein in Essig eingeweichtes Stück Laabmagen (Magen von einem saugenden Kalbe) in die Milch legt, wo sich denn alsbald der Käse absondert, und das Serum mit etwas Butter zurückbleibt.

2) Saure Molken (serum lactis acidum).

Während des Aufkochens der Milch wird eine beliebige Säure hinzugemischt, z. B. auf zwei Pfund Milch sechs bis zehn Quentchen gereinigten Weinstein (Weinsteinmolken), oder auf dieselbe Menge Milch zwei Quentchen Alaun (Alaunmolken); oder auf ein Pfund Milch zwei Unzen Tamarinden (Tamarindenmolken).

Setzt man zu einem Pfunde Milch eine Unze Pulver von schwarzem oder weißem Senfsaamen, so bekommt man die Senfmolken (serum lactis sinapinum).

Durch den Zusatz von einem Pfunde Rheinwein zu drei Pfunden Milch, entstehen die Weinmolken (serum lactis vinosum).

Am verdaulichsten ist die Milch der Eselinnen, welche der Frauenmilch am nächsten kommt. Der Rahm dieser Milch giebt keine Butter, weil das Oel derselben in der mittleren Temperatur flüssig bleibt.

Auf die Eselinnenmilch folgt, rücksichtlich der Verdaulichkeit, die Ziegenmilch, dann die Kuhmilch und endlich die sehr fette und schwere Milch der Schaafe. In größeren Städten wird die Milch auf mancherlei Weise verfälscht, hauptsächlich aber, nachdem sie mit Wasser verdünnt ist, mit einem Zusatz von Stärkmehl etwas aufgekocht. Ein Zusatz von Jodintinktur verräth diese Vermischung durch blaue Färbung. Auch ein Kartoffelzusatz wird durch dasselbe Mittel entdeckt.

D.r Milchzucker wird als Arzneymittel angewendet.

Sehr zweckmäßig giebt man ihn neugebornen Kindern zur Abführung des Mekoniums, statt der beliebten und im Ganzen nachtheiligen Säfte aus Rhabarber und dergleichen, zu zehn bis funfzehn Gran.

Der frische Käse ist mild, und ziemlich leicht verdaulich. Unter günstigen Umständen erleidet er eine Art faulender Gährung und bekommt dann einen pikanten, nicht unangenehmen Geschmack, und starken, den meisten Menschen widerlichen Geruch. Endlich zerfließt er in eine ölähnliche Masse.

11. Vom Speichel (saliva).

Der Speichel hat eine blaulichweiße Farbe, ist geruch- und geschmacklos, schäumt, und läßt sich in Fäden ziehen. Er besteht aus einem Schleimhydrat, d. h. einer innigen Verbindung des Schleims mit Wasser, einer eigenthümlichen thierischen Materie, salzsaurem Kali, milchsaurem Natrum und reinem Natrum, und fault leicht.

Der Saft des Pankreas (succus pancreaticus) scheint eine ähnliche Beschaffenheit zu haben.

12. Der Magensaft (succus gastricus).

Die Untersuchung des reinen Magensaftes ist mit großen Schwierigkeiten verbunden, weil man ihn so schwer im reinen Zustande erhalten kann.

Eine fäulnißwidrige Eigenschaft, welche man ehedem dem Magensaft zuschrieb, hat sich nicht bestätigt.

Er ist hell, farbenlos, schmeckt aber etwas salzig. Aus fleischfressenden, und nur mit einem Magen versehenen Thieren, reagirt er sauer und röthet das Lakmuspapier. Doch entwickelt ätzender Kalk Ammonium daraus.

Der Magensaft der Grasfresser giebt stets freies Ammonium zu erkennen.

Das letztere bedient man sich äußerlich als eines fäulnißwidrigen Mittels und zu medizinischen Einreibungen. Um ihn aus lebenden Thieren zu erhalten, schiebt man einem nüchternen Kalbe einen Schwamm in den Rachen, welcher an einen Bindfaden befestigt ist, und zwingt das Thier, denselben niederzuschlucken. Nach einiger Zeit wird er durch den Bindfaden wieder herausgezogen, und ausgedrückt.

13. Von der Galle (fel, bilis).

Die Galle, wie sie in der Gallenblase enthalten, stellt eine dickliche, schleimige, schäumende Flüssigkeit von gelbgrüner oder brauner Farbe dar, welche einen widerlichen, scharfbittern Geschmack und eigenthümlichen Geruch besitzt. Sie ist mit Wasser zu einem seifenartigen Gemenge mischbar; Weingeist scheidet Eyweißstoff daraus ab, und löst übrigens dieselbe größtentheils auf. Säuren bringen sie zum Gerinnen.

Sie besteht aus Wasser, Eyweißstoff, Pikromel, ferner aus einer, nur in Alkalien auflöslichen, in der Galle schwimmenden, gelben Materie, freiem Natrum, phosphorsaurem, schwefelsaurem und salzsaurem Natrum, phosphorsaurem Kalk, etwas Eisen und Schleim von der Gallenblase.

Die gelbe Materie ähnelt dem gelben Stoff, welcher durch Behandlung des Fleisches und selbst des Fettes (oxygenirtes Fett) mit Salpetersäure erhalten wird, und dem Ohrenschmalze.

Die Rindsgalle wendet man als Arzneymittel an. Frisch wird ihr widerlicher Geschmack am Besten versteckt, wenn man sie mit süßem, spanischem Wein oder mit Pfeffermünzwasser nehmen läßt. Zur Extraktdicke, vorsichtig abgedunstet, giebt man sie in Pillenform zu zehn bis zwanzig Granen.

14. Thränenfeuchtigkeit (humor lacrymalis).

Sie ist wasserhell und schmeckt salzig. Ihre Bestandtheile sind: Eyweiß, mit vielem Wasser verdünnt, beträchtlich viel salzsaures Natrum, etwas freies Natrum und Schleim.

15. Ohrenschmalz (cerumen).

Eine gelbe, bittre, dickliche Substanz, aus Schleim und der oben beschriebenen, dem oxydirten Fette ähnlichen, gelben Materie bestehend. Es ist in Weingeist und Alkalien löslich.

16. Vom Schweiß (sudor).

Der Schweiß ist farbenlos, hat einen eigenthümlichen, bei einzelnen Individuen verschieden modifizirten Geruch, reagirt zuweilen sauer, und enthält salzsaures Natrum, einen flüchtigen, riechbaren Stoff, Kohlenstoffsäure, bisweilen Harnstoff, Essigsäure, Milchsäure (nach Berzelius). Ueberhaupt reagiren alle, nach außen hin abgesonderte Stoffe sauer, und enthalten, nach Berzelius Ansichten, freie Milchsäure, während die, für die innerliche Oekonomie bestimmten Flüssigkeiten alkaleszirén.

Nach Fourcroy's Meinung bildet sich die Kohlenstoffsäure, welche von der Haut ausgehaucht wird und im Schweiß enthalten ist, erst durch Oxydation unter der Epidermis.

17. Ausgeathmete Luft.

Sie besteht aus Wasserdunst, kohlenstoffsaurem Gase, Stickstoffgas und sehr wenigem Sauerstoffgas.

18. Von der männlichen Saamenfeuchtigkeit (sperma).

Sie ist im frischen Zustande dickflüssig, milchigt weiß, und besitzt einen eigenthümlichen, fast virulenten (narkotischen) Geruch. Nach dem Erkalten wird sie dünn wie Wasser, und setzt nach einigen Tagen Krystalle ab, welche aus phosphorsaurem Kalk bestehen. Eingetrocknet stellt sie eine hornartige Masse dar. Nach Vaucquelin's Analyse besteht sie aus Wasser, eigenthümlichem Schleim, phosphorsaurem Kalk, phosphorsaurem Natrum, Schwefel; und enthält außerdem noch in geringer Menge eine, in Schwefeläther auflösliche Substanz.

19. Vom serösen Hauch (aura serosa).

Die wäßrige Feuchtigkeit, welche die eigentlich serösen Membranen, die Spinnengewebehaut im Kopfe, die Pleura in der Brust, das Peritoneum im Unterleibe aushauchen, enthält im gesunden Zustande in vielem Wasser Eyweißstoff, salzsaures Kali und Natrum, milchsaures Natrum und freies Natrum.

Der Eyweißstoff ist im Sekret des Peritoneums und der Pleura reichlich, in dem Hauch der Arachnoidea aber in kaum bemerkbarer Menge enthalten.

20. Vom Gliedwasser (synovia).

Es hat eine etwas zähe, schleimige Consistenz, grünliche Farbe, ist opalisirend durchsichtig und riecht eigenthümlich. Auch hat es einen salzigen Geschmack, und reagirt meistens alkalisch.

Es enthält Eyweißstoff, in ziemlicher Menge, salzsaures Natrum, kohlenstoffsaures Natrum und eine eigenthümliche Substanz schleimiger Art.

21. Vom Fruchtwasser (liquor amnii).

Das Fruchtwasser der Frauen hat ein weißes, milchigtes Ansehen, und reagirt alkalisch, oder zeigt vielmehr Spuren von freiem Alkali, obgleich es das Lakmuspapier vorübergehend röthet, welches auf einen Gehalt an freier Kohlenstoffsäure zu deuten scheint. Es enthält ziemlich viel Eyweißstoff, salzsaures Natrum, kohlenstoffsaures Natrum und schwefelsaures Kalk.

22. Vom Harn, Urin (urina, lotium).

Der gesunde Harn ist vollkommen durchsichtig, hat eine weingelbe Farbe, einen eigenthümlichen, zuweilen gewürzhaften Geruch und salzigen Geschmack. Er reagirt sauer. Doch entwickelt sich, wegen der früh beginnenden Fäulniß, bald Ammonium, wo er denn alkalescirt.

Die Bestandtheile des gesunden Harns sind:

1) Harnstoff.
2) Schwefelsaures Kali und Natrum.
3) Phosphorsaures Natrum, Magnesie und Ammonium.
4) Salzsaures Natrum und Ammonium.
5) Milchsaures Ammonium.
6) Phosphorsaurer Kalk.
7) Freie Milchsäure.
8) Eine thierische, in Weingeist lösliche Materie.

9) Harnstoffsäure.
10) Schwefel.
11) Blasenschleim und Gallerte, auch Eyweißstoff.
12) Kieselerde.
13) Harzige und ölige Theile.

Die freie Säure des Harns soll bald Milchsäure, bald Harnsäure seyn. Auch hat man Kohlenstoffsäure im Harn angetroffen, so wie auch Flußsäure, welche den phosphorsauren Kalk aufgelöst erhält.

Der Urin der Kinder enthält Benzoësäure, und keine Spur von phosphorsaurem Kalk, überhaupt keine phosphorsauren Salze.

Das sogenannte mikrokosmische Salz des Harns (sal urinae fusibilis) besteht aus phosphorsaurem Natrum und Ammonium.

23. Vom Darmkoth (faeces).

Der Darmkoth besteht aus Wasser, auflöslichen Gallentheilen, einer eigenthümlichen, extraktähnlichen Materie, kohlenstoffsaurem Natrum, salz- und schwefelsaurem Natrum, phosphorsaurem Kalk, phosphorsaurer Magnesie, Galle, etwas Phosphor, Schwefel, Kieselerde und Gyps. Vaucquelin will noch Essig- und andere Säuren darin gefunden haben. Der Darmkoth reagirt alkalisch.

Das sogenannte Makonium der Neugebornen enthält Wasser, ein gallenähnliches, geistig ausziehbares Extrakt, und hinterläßt einen schwarzen, das Wasser gelbfärbenden Rückstand.

24. Von den, im Darmkanal enthaltenen Gasarten.

Magendie fand im Magen säurezeugendes, kohlenstoffsaures, wasserzeugendes und Stickstoffgas. Die engen Därme enthielten dieselben Gasarten, mit Ausschluß des säurezeugenden Gases.

In den dicken oder weiten Därmen ist kohlenstoffsaures, wasserzeugendes, gekohltes und geschwefeltes wasserzeugendes und Stickstoffgas enthalten.

Die abgehenden, geruchlosen Winde, bestehen aus kohlenstoffsaurem, die riechenden und entzündbaren, aus gekohltem Wasserstoff- und kohlensaurem Gas, auch aus Schwefelwasserstoffgas.

Von einigen, als Arzneymittel dienenden Thierstoffen.

1. Vom Kastoreum, Biebergeil (castoreum).

Eine starkriechende, bitterlich scharfschmeckende Substanz, von der Consistenz des Talges, welche getrocknet braun und zerreiblich wird.

Es ist in Wasser und Weingeist nur zum Theil auflöslich; wäßriger Weingeist, besonders wenn er kalihaltig ist, Ammoniumliquor und versüßter Salpetergeist (spiritus nitrico-aethereus), ziehen alle wirksamen Theile aus.

Das Kastoreum besteht aus ätherischem Oel, welches mit der Zeit in Harz umgewandelt wird, krystallinischem Fettwachs, einer geringen Menge Harz, phosphorsaurem Natrum, kohlenstoffsaurem Natrum und Eisenoxyd. Einen Ammoniumgehalt scheint es durch das Räuchern zu bekommen. Im engländischen Biebergeil findet man auch Benzoësäure.

Arzneygebrauch.

In Substanz (Pulver- oder Pillenform) giebt man das Kastoreum zu drei bis zehn Gran. Auch wird eine geistige und ätherische Tinktur davon bereitet, welche zu zehn bis zwanzig Tropfen auf die Gabe angewendet werden.

2. Vom Moschus, Bisam (moschus, muscus).

Eine weiße, krumigte, zerreibliche, dunkelbraune Substanz, von durchdringendem Geruch und bitterlichem Geschmack.

Auf einem heißen Bleche verflüchtigt sich der gute Moschus gänzlich, verbrennt im offnen Feuer, und hinterläßt wenig Asche. Mit Kali gerieben, haucht er Ammonium aus, von kaltem sowohl als warmen Wasser wird er größtentheils aufgelöst. Weingeist zieht ungefähr den fünften Theil aus.

Die Bestandtheile des Moschus sind Eyweißstoff, Gallerte, wachsartige Materie, etwas Harz, kohlenstoffsaures Kali, kohlenstoffsaures Ammonium und Kalk. Er enthält kein ätherisches Oel.

Arzneygebrauch.

Der Moschus kann in Pulverform, oder mit Wasser und etwas arabischem Gummi abgerieben, von einem bis zu zehn Gran und darüber gegeben werden.

3. Von Ambra, Amber (ambra grysea).

Der ächte Amber ist gelblichgrau oder aschgrau, von körnigtem, bisweilen blättrigem Bruch, zerreiblich, doch etwas zähe, in der Hand erweichbar, bei Siedpunktwärme wie Wachs fließend, bei stärkerer Hitze fast gänzlich flüchtig, entzündbar, von angenehmen durchdringendem Geruch.

Von wasserfreiem Alkohol, leichter von Aether, ätherischen und fetten Oelen, wird er aufgelöst.

Er besteht aus einem eigenthümlichen Stoffe (Amberstoff), ätherischem Oel (oft nur in geringer Menge) und einigen Salzen.

Der Amberstoff ist eine Art Harzwachs, wird von Aether aufgelöst, und daraus durch Wasser in Form kleiner Krystalle, wie Benzoësäure, durch kalten Weingeist als eine harzige Masse niedergeschlagen. Auch kochender Weingeist löst ihn auf. Nach Virey's Meinung ist er das Produkt der Verwesung gewisser (wohlriechender) Sepien, wodurch diese in eine Art Fettwachs verwandelt werden.

4. Kanthariden, spanische Fliegen (cantharides, lytta vesicatoria).

Diese Insekten von goldgrüner Farbe und widerlichem starken Geruch, enthalten ein grünes, flüssiges, in Weingeist und Aether auflösliches, mildes Oel, einen schwarzen, in Wasser löslichen, in Weingeist unauflöslichen Stoff, eine gelbe, schmierige, in Wasser und Weingeist auflösliche, milde Materie, eine fette, in Weingeist unlösliche, milde Substanz, phosphorsauren Kalk und Magnesie, etwas Essig- und Harnstoffsäure, und endlich das Kantharidin, eine weiße Materie in krystallinischen Blättern erscheinend, welche, mit der gelben Materie verbunden, in Wasser auflöslich, von derselben getrennt, unauflöslich ist, vom siedenden Weingeist aber aufgelöst wird, und sich beim Erkalten daraus in wallrathähnlichen Schuppen absondert. Sie hat die blasenziehende Kraft im höchsten Grade, und enthält allein das Wirksame der Kanthariden.

Darstellung des Kantharidin.

Die Kanthariden werden mit Wasser ausgekocht, die Abkochung zur Extraktdicke abgedunstet, und mit Weingeist extrahirt. Nach Verdunstung des Weingeistes bekömmt man ein Extrakt, welches den gelben Stoff und das Kantharidin enthält. Es wird mehrere Stunden mit rektifizirtem Schwefeläther geschüttelt, um es zu erweichen. Dann verflüchtigt man den Aether, und entfernt die gelbe Materie durch Auswaschen mit kaltem Weingeist.

Arzneygebrauch der Kanthariden.

Zum innerlichen Gebrauch, welcher große Vorsicht erfordert, bedient man sich des Pulvers, mit einer Oelmulsion abgerieben, zu einem Viertel-, halben bis höchstens ganzen Gran. Die Tinktur giebt man anfänglich zu fünf bis zehn Tropfen.

Außerdem wird aus den Kanthariden ein Pflaster und eine Salbe bereitet.

Giftige Wirkungen.

In größern Gaben äußern die Kanthariden, vermöge ihrer heftig reitzenden Eigenschaft, höchst giftige Wirkungen, als Erbrechen und Diarrhée, heftige Kolik, beschwerliches Harnen, Harnstrenge, Harnverhaltung, Blutharnen, anhaltenden, sehr schmerzhaften Priapismus, brennenden Durst, zuweilen Hydrophobie, furchtbare Konvulsionen, Tetanus, brandige Entzündung der Blase und des Darmkanals. Bisweilen treten wüthende Delirien ein.

Als Gegenmittel empfiehlt man im Anfange gelinde Brechmittel aus Ipekakuanha mit Amylum, Oel?, reichliches, schleimiges Getränk, Emulsionen, Milch, Opiatmittel, Einreibungen von flüchtigem Liniment, Kampher, innerlich und äußerlich angewendet, Moschus, Opium auch in dem Liniment. Oft ist strenge antiphlogistische Behandlung, und örtliche und allgemeine Blutentziehung nöthig.

Um diese Vergiftung zu entdecken, welches sehr leicht ist, wenn man sich einen Theil von dem nicht eingenommenen Pulver verschaffen kann, weil es, wenn es auch noch so sorgfältig zubereitet ist, immer doch grüne glänzende Pünktchen enthält, muß man sich übrigens mehr an die eigenthümlichen Wirkungen und physischen Eigenschaften halten, als daß man von der Anwendung der Reagentien etwas erwarten könnte.

Pathologisch-thierische Chemie.

Von den krankhaft veränderten Theilen und Produkten des menschlichen Organismus.

1. Vom Blute.

In der Bleichsucht und nach starkem Blutverlust erscheint das Blut dünn und wäßrig, d. h. arm an Faserstoff und Blutroth (färbenden Stoff).

Sehr serös und arm an Faserstoff, auch wenig animalisirt ist das Blut der Kranken, welche am *diabetes mellitus* leiden. Das Serum eines solchen Blutes ist milchigt. Man will sogar Zuckerstoff darin gefunden haben.

Das Blut der Wassersüchtigen soll viel salzsaures Natrum enthalten.

Das Blut skorbutischer Kranken bleibt sehr lange flüssig, wird beim Erkalten schwarz und reagirt alkalisch. Es enthält sehr wenig Faserstoff, auch fehlt der sogenannte Halitus des gesunden Blutes.

In entzündlichen Fiebern und Entzündungskrankheiten bildet sich auf dem gelassenen Blut die sogenannte Entzündungshaut (*crusta inflammatoria*, corium pleuriticum), eine weißgraue Substanz von talgartiger Beschaffenheit, welche bei heftigen Entzündungen auf der Oberfläche nabelförmig vertieft und zusammengezogen ist. Sie besteht größtentheils aus Faserstoff, enthält aber auch ein ölartiges Wesen, fault leicht mit heftigem Gestank und schrumpft beim Eintrocknen in der

Wärme sehr zusammen. Der, unter dieser Entzündungshaut befindliche Blutkuchen pflegt weicher zu seyn, als im gesunden Blut.

Das Blut der Faulfieberkranken verhält sich fast gänzlich, wie das entzündliche Blut. Nur ist bisweilen die Entzündungshaut etwas weicher, und weniger auf ihrer Oberfläche vertieft.

Im Blute der Gelbsüchtigen hat Orfila das Vorhandenseyn eines galligten Stoffes dargethan. Wahrscheinlich ist es die gelbe, dem oxydirten Fett und Ohrenschmalz verwandte Materie der Galle. (Siehe oben.) Doch wird auch das Serum des Blutes vom Gebrauch der Rhabarber gelb gefärbt.

Bei hartnäckiger Harnverhaltung enthält das Blut bisweilen geradezu Harn. Nach Traill in Liverpool fand sich in dem Blutserum einer, an einer innerlichen Entzündung leidenden Frau wirkliches Oel (Fett).

Auch Quecksilber kann nach Zeller im Blute enthalten seyn, ist aber auf dem nassen Wege durch Reagentien nicht zu entdecken, sondern nur durch Reduktion nach der Einäscherung des Blutes. Zeller fand bei Versuchen mit Thieren sogar laufendes Quecksilber in der rechten Herzkammer, in den Lungenarterien und Lungen.

2. Von der Knochensubstanz.

In der krankhaften Erweichung der Knochen (osteomalacia) findet ein Mangel der Knochenerde in den Knochen statt. Die Knochenerde scheint in solchen Fällen resorbirt, und durch die Harnwege ausgeführt zu werden, denn gewöhnlich setzt der Urin der Kranken einen reichlichen Bodensatz von Knochenerde ab.

Bisweilen enthalten aber auch die Knochen ein

Uebermaaß von Knochenerde, und sind in diesem Falle sehr hart, weiß, dicht und schwer, und ohne zellige Zwischenräume.

Gewisse Färbestoffe, z. B. der Färberöthe (rubia tinctorum), werden beim innerlichen Gebrauch in die Knochenmasse abgesetzt.

3. Von den Knorpeln.

Im Alter wird Knochenerde in die Knorpel abgesetzt, wodurch dieselben in wahre Knorpel umgewandelt werden.

4. Von den Sehnen, Bändern und der Arterienfaser.

Die Arterienfaser erleidet am häufigsten eine Ablagerung von phosphorsaurem Kalk, d. h. sie verknöchert und wird brüchig. Dies geschieht besonders in der Brustaorta und bei aneurismatischer Erweiterung der Arterien.

5. Von der Muskelsubstanz.

Muskeln, welche lange unthätig bleiben, werden blaß, verlieren ihren Turgor, oder werden auch wohl bei lebenden Kranken in Fettwachs (adipocire) verwandelt.

6. Von der Milch.

Vegetabilische Nahrung erzeugt eine Milch, welche leicht sauer wird; bei animalischer Kost pflegt die Milch zu alkaleszīren.

Auch Gemüthsbewegungen, besonders Zorn und Schreck, bringen wichtige Veränderungen in der Milch hervor, welche aber wohl kaum auf chemische Weise erkannt werden möchten.

Oft ist die Milch allzudünn und wäßrig.

7. Vom Speichel und Magensaft.

Die Säure, welche sich krankhaft im Magen entwickelt, soll Essigsäure seyn.

Der Speichel eines syphilitischen Kranken zeigte bei der chemischen Untersuchung einen Gehalt an Sauerkleesäure.

8. Von der Galle.

Sie ist bisweilen sehr dick, dunkler gefärbt und zähe.

Die oben beschriebene Cholesterine ist gewöhnlich nur ein Bestandtheil krankhafter Galle, und bildet die Gallensteine. (Siehe unten.)

9. Vom Schweiß.

Es fehlen durchaus noch genaue Untersuchungen krankhaften Schweißes. Daß er bisweilen Säure (Milchsäure? Essigsäure?) enthält, beweist sein Geruch, nach welchem man mehr auf Milchsäure schließen sollte, und seine Eigenschaft, die Farben der Bekleidungen zu zerstören.

Bei Gichtischen, und auch in einigen andern Krankheiten, setzt der Schweiß bisweilen eine weiße Substanz (phosphorsaures Kalk? hornsaures Natrum?) auf der Haut ab.

Im Skorbut riecht er oft deutlich ammoniakalisch. Bei Harnverhaltung nimmt er nicht selten einen Uringeruch an.

Der Schweiß Gelbsüchtiger färbt bisweilen die Wäsche gelb.

10. Vom Harn.

Die Flüssigkeit ist in den verschiedenen Krankheiten außerordentlich mannigfaltigen Veränderungen unterworfen, welche wohl genauere Untersuchungen verdienten, als man ihnen bisher gewidmet hat. Es können aber dabei auch leicht Täuschungen obwalten, weil nicht wenige Nahrungs- und Arzneymittel die Eigenschaft besitzen, den Harn auf mancherlei Weise zu verändern.

So färbt Rhabarber den Harn dunkelgelb, Kassienmark (pulpa cassiae fistulae) färbt ihn scheinbar blutig oder schwarz, welches auch einige Cactusarten bewirken. Nach dem Genuß der Spargelsprossen bekommt der Urin einen eigenthümlichen, bockigen und strengen Geruch. Vom Terbenthin und Terbenthinöl nimmt er einen Veilchengeruch an, wenn auch diese Dinge nur äußerlich angewendet werden. Auch findet man viele Salze, welche als Arzneymittel genommen worden, im Urin wieder, z. B. essigsaures Kali, Ammonium u. a. m.

Was nun aber die wirklich krankhaften Veränderungen des Urins betrifft, so ist bisher darüber Folgendes bekannt:

Der Harn in entzündlichen Krankheiten und Fiebern ist rothbraun, klar und ohne Bodensatz. Aetzendes Quecksilbersublimat, und bisweilen auch Salpetersäure, pflegen während des entzündlichen Stadiums der Krankheiten Niederschläge im Harne zu bewirken.

In Wechselfiebern läßt der Harn einen ziegelrothen Bodensatz fallen, welcher Harnstoffsäure ist, mit rosigter Säure (siehe oben) verbunden.

Der rohe, blasse Harn in asthenischen Fiebern und bei Nervenkrankheiten, z. B. den Hysterismus, enthält reichlich Wasser, viel salzsaures Natrum und Ammonium, und kaum etwas Harnstoff.

Der Harn Gichtischer, während des Anfalles, ist so reich an phosphorsaurem Kalk, daß bei einer angestellten Untersuchung eines solchen Harns zwei Unzen drei und einen Viertel-Gran desselben gaben. Auch enthält er viel Ammoniumsalze und Harnsäure. Der ziegelrothe Bodensatz, welcher am Ende des Anfalles zu erscheinen pflegt, besteht aus Harnsäure, phosphorsaurem Kalk, und einer eigenthümlichen, in Wasser unauflöslichen Materie. Bleibt dieser rothe Bodensatz plötzlich aus, und läßt sich aus dem Urin durch Quecksilbersublimat ein Niederschlag fällen, so ist ein neuer Gichtanfall zu befürchten. Außer den Anfällen ist der Harn Gichtischer sehr arm an phosphorsaurem Kalk, und kurz vor den Anfällen auch an Harnstoff und Harnsäure.

Der Harn Gelbsüchtiger enthält offenbar Gallentheile, und hat ein blutigrothes Ansehen, färbt aber hineingetauchte Papierstreifen oder Leinwandstücken gelb. Seine Färbung entsteht wohl nur durch den oft erwähnten, gelben Stoff der Galle. Salzsäure bewirkt in einem solchen Urin einen grünen Niederschlag, oder wenigstens eine grüne Färbung.

Der Harn Wassersüchtiger enthält in vielen Fällen reichlich Eyweißstoff und wenig Harnstoff, ist dann milchigt, und gerinnt, wenn er erhitzt wird.

Bei Wassersucht mit Leberkrankheiten hingegen, setzt der dunkle und oft trübe Urin einen nelkenbraunen Bodensatz ab (Thomson), oder einen rothen, aus Harnsäure bestehenden (Cruikshank). Brugnatelli will Blausäure in dem Harn eines Wassersüchtigen gefunden haben.

Der Harn bei Wurmkrankheiten ist zuweilen

milchigt. Er soll viel kleesauren Kalk enthalten, welcher sich allmählig daraus niederschlägt.

Bei einer unvollkommnen Verdauung scheint der Harn Leim (Gallerte) zu enthalten, denn er wird durch Gallustinktur reichlich gefällt und fault ungemein leicht.

Bei Leberentzündungen soll der Harnstoff im Urin gänzlich fehlen.

In Koliken und andern schmerzhaften Affektionen des Unterleibes soll sauerreagirender Urin eine entzündliche, alkaleszirender aber eine krampfhafte Natur dieser Krankheiten anzeigen.

Bei Nieren- und Blasenblutfluß enthält der Urin Blut. Kommt es aus den Nieren, so ist es innig mit dem Urin gemischt, und trennt sich nicht leicht davon; wohl aber, wenn es erst in der Blase dem Urin beigemischt ward, wo es auf dem Boden des Nachtgeschirres zu einem festen Klumpen zusammenrinnt.

Bei Schleimflüssen, Katarrhen der Blase und Schleimhämorrhoiden derselben, enthält der Urin Schleim in großer Menge; in chronischen Krankheiten dieser Art ist der Schleim klar und glasartig, die pituita vitrea der Alten.

Bisweilen enthält der Harn wirklich käsigte Theile. Bei der Knochenerweichung fällt daraus ein reichlicher Bodensatz von phosphorsaurem Kalk nieder. Auch bei der Rhachitis findet dasselbe statt.

Die sogenannte nubecula und das eneorema des Urins sind größtentheils Blasenschleim. Die sogenannten arenulae, kleine röthliche Krystalle und der ähnliche Bodensatz, welche bisweilen in Nervenfiebern vorkommen, und eine heilsame Entscheidung anzeigen, bestehen größtentheils aus rosigter Säure (siehe oben) mit Harnsäure.

Schwarzer Urin (er soll bisweilen in Scharlachfiebern und einigen andern Krankheiten vorkommen) ward von **Prout** untersucht. Er fand weder Harnstoff noch Harnsäure darin. Es setzte sich langsam ein schwarzes Sediment daraus ab, welches in Wasser und Weingeist unauflöslich war, aber schnell von kalter, starker Salpeter- und Schwefelsäure aufgelöst ward. Aus dieser Auflösung ward es durch Verdünnung mit Wasser wiederum ausgeschieden. In der Hitze zerstörten es die Säuren. Auch von den fixen Alkalien ward es leicht aufgelöst und daraus durch Säuren unverändert niedergeschlagen, doch nicht durch die Verdünnung mit Wasser. Mit Ammonium ging es eine Verbindung ein, welche in Wasser auflöslich war, und, mit Aetzkali behandelt, Ammonium entwickelte.

Prout hält diesen Stoff für eine eigenthümliche Säure und nennt sie **Melanicsäure.**

Der Harn bei der sogenannten **Honig- oder Zuckerharnruhr** (*diabetes mellitus*) enthält einen zuckerartigen Stoff in reichlicher Menge, und ist um so ärmer an Harnstoff und an sonstigen Bestandtheilen des gesunden Harns, je reichlicher dieser Zuckerstoff vorhanden ist. Doch fehlt auch oft der Zuckerstoff, und eine gummiartige Materie scheint bisweilen an seine Stelle getreten zu seyn.

Der diabetische Urin hat einen süßlichen Geruch, riecht aber auch bisweilen nur wie abgestandenes Bier, schmeckt in den meisten Fällen süßlich oder fade schleimig.

Sechsunddreißig Unzen diabetischen Harns lieferten bei der chemischen Untersuchung folgende Bestandtheile:

1) Zucker, in Extrakt-Consistenz, **zwei Unzen, zwei Drachmen und achtzehn Gran.**
2) Schleim, **eine Drachme.**
3) Wasser, **dreiunddreißig und eine halbe Unze.**

4) Schwefelsaures Natrum, fünf Gran.
5) Phosphorsaures Kali, zwei Gran.
6) Salzsaures Natrum, acht Gran.
7) Schwefelsaures Kali, drei Gran.
8) Phosphorsaures Kali, sechszehn Gran.

Ferner enthielt dieser Urin etwas phosphorsaures Ammonium und einige Spuren von phosphorsaurem Eisen. Während des Erkaltens nahm dieser Urin durch eine Art Gährung eine schwachsaure Beschaffenheit an.

Um den Zuckerstoff abzuscheiden, dampft man den Urin im Wasserbade bis zur Extraktdicke ab, und digerirt alsdann dieses Extrakt mit dem Vierfachen seines Gewichts möglichst wasserfreien Weingeist. Die abgegossene und filtrirte Flüssigkeit hinterläßt nach dem Verdunsten des Weingeistes den Harnzucker.

Dieser Harnzucker ist im reinen Zustande weiß, krystallisirt nicht, sondern bildet nur weiche, einigermaßen krystallinische Körner, gleich dem Honig. Er enthält, wie die meisten Zuckerarten, eine syrupsartige Materie beigemischt, welche nicht einmal körnt. Sein Geschmack ist mäßig süß und mehligt. Er ist in Wasser und siedendem Weingeist leicht auflöslich, und der geistigen und sauren Gährung fähig.

Der Harn bei dem diabetes insipidus (hydrops ad matulam) enthält oft nur Wasser, sehr wenig Harnstoff, einige Spuren von Salzen und Zucker; oder auch viel Eyweißstoff, dessen Menge in einem entgegengesetzten Verhältniß mit dem Zuckergehalt steht.

In einigen Fällen verliert sich auch wohl beim wahren diabetes mellitus der Zuckergehalt plötzlich, und statt dessen enthält der Urin eine große Menge phosphorsauren Kalk, phosphorsaures Ammonium und Natrum, und salzsaure Salze.

11. Von der krankhaften Darmausleerung.

Aus dem After können in Krankheiten Blut, ein schwarzer, dem Blute einigermaßen analoger Stoff (in der Meläna), Schleim, Glasschleim (pituita vitrea), Galle und wahrer Eiter ausgeleert werden. Der Schleim bei Durchfällen wird oft so reichlich ausgeleert, daß er in einem Tage mehrere Pfunde beträgt. Er scheint viel Eyweißstoff zu enthalten. Kunzmann in Berlin sah wahre Fettmassen durch den Stuhl abgehen.

12. Vom krankhaften Lungenauswurf (sputa).

Gesunder Lungenauswurf besteht größtentheils aus gewöhnlichem Schleim, Gallerte, einigen phosphorsauren Salzen und Wasser.

Pearson unterscheidet sieben Arten des Lungenauswurfs, nämlich:

1) eine gallertartige, halbdurchsichtige, bläuliche Substanz;
2) die dünne, durchsichtige Substanz im Katharr (Schleim);
3) eine dicke, undurchsichtige, strohgelbe Substanz, (bei Lungenknoten);
4) die eitrige Substanz in der Lungensucht, (erweichte Tuberkeln);
5) eine Verbindung der zweiten, dritten und vierten Art (ebenfalls in der Lungensucht);
6) Eiter, welcher bei der wahren Lungensucht mit ausgeworfen wird, wenn zugleich, neben Erweichung der Tuberkelmaterie, auch Entzündung statt fand;
7) Eiter aus wahren Lungengeschwüren, nach Entzündungen.

Der Auswurf der Lungensüchtigen, welchen man nach Laënnec nicht mit dem wahren Eiter aus Abscessen verwechseln darf, indem er nicht, wie dieser, das Produkt einer Entzündung ist, hat ein eigenthümliches, gleichförmiges Ansehen, sinkt im Wasser zu Boden, und nimmt dabei eine kugligte und zusammengeballte Form an; hat meistens eine weiße und weißgraue, bisweilen, wenn er etwas Blut enthält auch wohl gelbliche oder röthliche Farbe, und ist bisweilen mit Luft durchdrungen und porös, in welchem Falle er denn erst später zu Boden sinkt. Er ist ein eigenthümliches Produkt, welches im Zellgewebe der Lungen, aber auch aller andern Theile des Organismus, anfänglich in Gestalt kleiner, klarer, durchsichtiger Körnchen (Laënnec's Tuberkeln) abgesetzt wird. Diese Substanz wächst nach und nach an, fließt zusammen und bildet nun weiße oder gelbe käseartige, zerreibliche, in Wasser unauflösliche Massen, welche allmählig, indem sie die übrigens unverletzte Lungensubstanz verdrängen und zusammendrücken, sich Hölungen bilden, und darin bis zu einem gewissen Zeitpunkt verharren (rohe Tuberkeln). Allmählig aber erweichen sie sich von ihrem Mittelpunkte aus, und werden nun, durch erweiterte Bronchialzweige, mit dem Husten ausgeworfen (gekochte Tuberkeln).

Die Masse, welche sich in sogenannten Balggeschwülsten, Speckgeschwülsten (steatomata) vorfindet, scheint mit der Laënnec'schen Tuberkelmasse die größte Aehnlichkeit zu besitzen.

Diese ausgeworfene und erweichte Tuberkelmasse enthält im frischen Zustande eine freie Säure (Milchsäure oder Fettsäure?), welche aber bald durch das sich entwickelnde Ammonium neutralisirt wird, einen modifizirten Eyweißstoff, welcher sich dem verhärteten Mukus nähert, etwas Gallerte, eine scheinbar fettige, in Weingeist auflösliche, in Wasser unauflösliche Substanz (vielleicht Leichenfett, Adipozire), Kali mit einer verbrennlichen Säure (Fettsäure?), salzsaures Natrum und Kali, schwefelsauren Kalk.

Da es für den Arzt sehr wichtig ist, diesen Lungenauswurf (fälschlich sogenannten Lungeneiter) von bloß schleimigem Auswurf zu unterscheiden, so haben sich die Aerzte und Chemiker viel Mühe gegeben, dies durch chemische Reagentien zu bewerkstelligen, ohne jedoch völlig genügende Resultate zu erhalten. Die, noch am zuverlässigsten anzuwendenden Prüfungsmittel sind folgende:

a) Schwefelsäure.

Berzelius löst den zu prüfenden Schleim in starker, mit dem gleichen Gewicht Wasser verdünnter Schwefelsäure auf, und gießt dann Wasser hinzu. Der wahrhaft schwindsüchtige Auswurf bleibt gleichförmig aufgelöst, der schleimige giebt eine flockige Auflösung.

b) Halbkohlenstoffsaure Kaliauflösung (*liquor kali carbonici*).

Grasmayer läßt den Auswurf mit zwölf Theilen destillirten Wassers zusammenschütteln, und setzt zu der Flüssigkeit gleiche Theile Kaliliquor. Der schwindsüchtige Auswurf giebt eine fast klare, gleichförmige Gallerte.

c) Aetzammoniumliquor (*liquor ammonii caustici*).

Der treffliche John in Berlin machte, soviel ich weiß, zuerst die Bemerkung, daß der Aetzammoniumliquor jeden, auch den schlechtesten Auswurf der Lungensüchtigen in eine klare Gallerte zu verwandeln vermöge.

Man schüttelt den Lungenauswurf mit gleichen Theilen destillirten Wassers zusammen, und setzt eben so viel Aetzammoniumliquor hinzu. Es bildet sich, wenn der Auswurf wirklich aus einer schwindsüchtigen Lunge herrührt, eine klare, etwas apolisirende, zitternde Gallerte.

d)

d) Weingeist, wasserfreier.

Nach meinen, mit Lungenauswurf angestellten Versuchen, giebt der Alkohol ein ziemlich sicheres Mittel ab, um schwindsüchtigen Auswurf von schleimigem zu unterscheiden.

Gleiche Theile des Auswurfs und (etwas lauen) Wassers werden gut zusammengeschüttelt, wodurch eine Art Emulsion entsteht. Zu dieser setzt man das gleiche Gewicht möglichst wasserfreien Weingeistes. War der Auswurf eitrig (nach dem gewöhnlichen Sprachgebrauch), so senkt sich aus der Mischung alsbald ein weißgraues, gleichförmig körnigtes und dicht und glatt aufliegendes Präzipitat zu Boden, und die Flüssigkeit bleibt etwas milchigt. Schleimiger Auswurf wird bei diesem Verfahren in Flocken und Fäden langsam und reichlich gefällt, und die überstehende Flüssigkeit wird hell.

Wie leicht einzusehen, besteht nicht der ganze Auswurf der Schwindsüchtigen aus erweichter Tuberkelmaterie, sondern enthält auch Bronchialschleim.

Der Auswurf, welcher sich aus sogenannten Eitersäcken entleert, ist mehr dem wahren Eiter ähnlich; besonders dann, wenn das offne Geschwür fortfährt, abzusondern. Doch entstehen auch dergleichen Eitersäcke (vomicae) nach wahren Pneumonien.

Dergleichen Auswurf hat ein gleichförmiges, nicht kuglichtes, gegossenes Ansehen, und schwimmt auf dem Wasser. Er hat in den meisten Fällen im Anfange eine weiße, gelbliche, oder weißgraue, auch grünliche Farbe, und bisweilen einen abscheulichen Gestank.

Der sogenannte gekochte Auswurf (sputa cocta) in Lungenentzündungen ist gelblich, und schwimmt wie ein dickes Oel auf dem Wasser. Er nähert sich, was man kaum glauben sollte, seiner wahren Natur nach mehr dem wirklichen Eiter aus Abscessen, als dem Schleim.

Im akuten Lungenkatharr wird anfänglich ein scharfes, kochsalzhaltiges Serum, späterhin ein dicker, weißer oder weißgelber Schleim ausgehustet. Bei chronischen Katharren, so wie auch in einigen andern Lungenaffektionen, z. B. im schleimigen Asthma, wird ein klarer, zäher, glasartiger Schleim, die pituita vitrea der Alten, ausgeworfen.

Dann und wann enthält der Auswurf auch kleine, kalkartige Konkremente, welche bisweilen aus phosphorsaurem Kalk, bisweilen aber auch, wie mir ein solcher Fall selbst vorgekommen, aus harnsaurem Natrum oder aus kohlenstoffsaurem Kalk bestehen.

13. Vom Nasenschleim.

Der Nasenschleim, welcher im Schnupfen ausgesondert wird, besteht aus Wasser, Schleim (im Reitzstadium spärlich vorhanden), salzsaurem Natrum (im ersten Stadium reichlich), freiem Natrum, etwas phosphorsaurem Kalk und phosphorsaurem Natrum.

14. Von den Flüssigkeiten der serösen Membranen.

In den Wassersuchten sind es die serösen Häute, deren vermehrte, absondernde Thätigkeit (wenigstens gewiß in den häufigsten Fällen), die Ursache der Anhäufung seröser Flüssigkeiten ist. Doch können auch solche sezernirende Häute, z. B. bei den Sackwassersuchten (hydropes saccati) neu entstehen. Die Hautwassersucht beruht auf einer Aushauchung in das Zellgewebe, unter und in der Haut. Die, von den serösen Häuten ausgehauchten, wassersüchtigen Flüssigkeiten, enthalten in der Regel viel

Eyweißstoff, Schleim, freies Natrum, kohlenstoffsaures Natrum, phosphor- und salzsaures Natrum und Schwefel.

Der Eyweißstoff ist oft so reichlich vorhanden, daß die Flüssigkeit eine dickliche Consistenz hat, und bei der Parazentese nicht durch die Röhre des Troikarts abfliessen kann. Ist dies auch nicht der Fall, so gerinnt doch in den meisten Fällen die ganze Flüssigkeit beim Erhitzen bis zum Siedpunkte zu einer steifen Gallerte.

Der Eyweißstoff dieser Flüssigkeiten wird durch das Gerinnen nicht ganz unauflöslich, und nähert sich in seiner Natur dem Schleim.

Die wassersüchtige Flüssigkeit der Arachnoidea, bei Hirnwassersuchten, enthält wenig oder gar keinen Eyweißstoff, und nur Spuren von Salzen; besonders beim chronischen Wasserkopf. Bisweilen ist die wassersüchtige Flüssigkeit milchigt.

Bei Entzündungen der serösen Häute, welche nicht selten auch mit Wassersuchten verbunden sind, hauchen sie wirklichen Faserstoff, plastische Lymphe, aus, welche sich oft in geronnenen Stücken nach dem Tode vorfindet, und zu Verwachsungen Veranlassung giebt.

Die eiterähnliche Flüssigkeit, welche im Unterleibe einer, am sogenannten Kindbetterinnenfieber mit Darmfellentzündung (peritonitis) verstorbenen Frau gefunden ward, hatte eine gelblichrothe Farbe, enthielt reichlich Faserstoff, wenig Eyweißstoff, etwas Gallerte, und einige neutrale salzsaure und saure phosphorsaure Salze. Der darin enthaltene Faserstoff hatte die flüssige Form, und glich daher gar sehr dem wahren Eiter. Die Pseudomembran, welche das entzündete Peritoneum überzog, bestand nicht, wie man vermuthen sollte, aus Faserstoff (plastischer Lymphe), sondern größtentheils aus verdicktem Eyweißstoff. (Letzteres kann durch seine Schwerauflöslichkeit in Essigsäure leicht vom Faserstoff unterschieden werden.)

15. Vom wahren Eiter (pus).

Die Erzeugung des wahren Eiters ist stets das Produkt einer vorhergegangenen Entzündung (welche auch noch während der Eiterbildung fortbestehen kann), oder eines, der Entzündung ähnlichen Reitzes.

Der wahre Eiter ist eine dickliche, gleichförmige, weiße oder weißgelbliche Flüssigkeit, von eigenthümlichem Geruch und mildem Geschmack, welche vom Wasser nicht aufgelöst wird, und an der Luft zu einem braunen Schorf eintrocknet. Unter dem Mikroskop nimmt man in dieser Flüssigkeit kleine, runde Kügelchen wahr, welche den Blutkügelchen sehr ähnlich sind.

Der Eiter besteht aus Wasser, Faserstoff in einem aufgelösten und flüssigen Zustande, Eyweißstoff und einigen Salzen. Die Kalien lösen ihn gleichförmig auf, die Essigsäure vermag dies nur zum Theil, indem sie den darinnen enthaltenen Eyweißstoff im geronnenen Zustande ausscheidet.

Vom wahren, guten Eiter ist, sowohl in physiologisch-pathologischer als in chemischer Hinsicht, die Jauche, der schlechte Eiter (sanies, ichor), gar sehr verschieden. Er enthält kaum eine Spur von Faserstoff. Dagegen findet man im Eiter der Krebsgeschwüre, im Eiter, welcher bei der entzündlichen Vereiterung der Knochen (Beinfraß, caries) gebildet wird, auch im Eiter aus alten fressenden Geschwüren, Schwefelwasserstoff, mit Ammonium verbunden (ammonium hydrothionicum). Daher verbreitet dergleichen schlechter Eiter einen höchst unangenehmen Geruch, und schwärzt die silbernen Sonden und Geräthschaften, mit welchen er in Berührung kommt.

Laennec's Tuberkelmaterie (siehe oben bei Lungenauswurf) hat im erweichten Zustande eine große Aehnlichkeit mit dem Eiter, darf aber nicht damit verwechselt werden, da sie größtentheils aus Eyweißstoff besteht.

16. Von den Kontagien oder Ansteckungsstoffen (contagia).

Kontagien sind feine, theils flüchtige, theils feste, theils dunstförmig erscheinende, theils mit gewissen andern Auswurfsstoffen verbundene Produkte des erkrankten Organismus, welche die Fähigkeit besitzen, in gesunden Organismen, sobald sie mit denselben auf irgend eine Weise in Berührung kommen, dieselbe Krankheit, welcher sie ihren Ursprung verdankten, hervorzubringen. Sie gleichen also in dieser Hinsicht gewissermaßen den Fermenten, oder noch mehr den belebten Keimen (Saamen).

Obgleich wir ihre Zusammensetzung noch durchaus nicht kennen, so hat uns doch wenigstens die Chemie in den Stand gesetzt, sie durch chemische Einwirkungen zerstören zu können. Dasselbe vermögen wir auch, bis jetzt freilich nur in wenigen Fällen, gegen die Miasmen (miasmata), welche in sofern den Kontagien ähnlich sind, daß sie, wie diese, den gesunden Organismus erkranken machen; sich aber wiederum durch ihre Entstehungsart, und dadurch, daß sie nicht stets eine und dieselbe, auch nicht so eigenthümliche Krankheiten, als die Kontagien, hervorbringen, von ihnen unterscheiden.

Die Miasmen entstehen theils aus gewissen, chemischen Prozessen in der Luft, wobei die Elektrizität gewiß eine Hauptrolle spielt, theils aus den Auflösungen und Zersetzungen todter organischer, vegetabilischer oder thierischer Substanzen, aus den Ausdünstungen der Sümpfe,

Abdeckerplätze, Kirchhöfe, Schlachtfelder; in Gefängnissen, Schiffen, Festungen, wo viele Menschen dicht beisammen eingeschlossen sind. Selbst eine allzu lange statt findende, starke Bevölkerung gewisser, besonders wärmerer Gegenden scheint endlich eine miasmatische Verderbniß derselben hervorbringen zu können, wie dies z. B. in Italien die aria cattiva beweist.

Allerdings können sich leicht aus den Krankheiten, welche einer miasmatischen Einwirkung ihre Entstehung verdankten, endlich auch Kontagia entwickeln; ja dies geschieht sogar in den meisten Fällen.

Als Träger der Kontagien sind zu betrachten: die feineren Ausdünstungen der Lungen und der Haut, die Thränen (bei den Masern), der Schleim (Nasenschleim, Schleim der Luftröhre), Speichel (bei der Wasserscheu), das Blut (bei den Masern, welche vermittelst des Blutes eingeimpft werden können), und endlich gewisse Afterproduktionen und deren Inhalt, z. B. die Blatterpustel und Blatterlymphe, das syphilitische Geschwür und der syphilitische Eiter, die Pestbeule und ihr Inhalt.

Die flüchtigen Kontagien können auch zugleich fest seyn, z. B. das Blattern- und Masernkontagium; zu den festen gehören besonders das syphilitische, und das Kontagium der Hundswuth. Auch kann man das Gift des Krebsgeschwürs hierher rechnen.

Die Kontagien scheinen, nachdem sie mehrere Organismen durchwandert haben, allmählig an Kraft zu verlieren, und endlich ganz abzusterben. Daher zeigen sie in der Zeit ihres Entstehens die heftigsten Wirkungen. Besonders gilt dies von den flüchtigen Kontagien, obgleich man bei den fixen etwas ähnliches beobachtet. So sind z. B. die Wirkungen des syphilitischen Giftes gegenwärtig weit milder, als zur Zeit seines Entstehens.

Die chemische Natur, der Kontagien sowohl als der Miasmen, ist uns fast noch gänzlich unbekannt. Wenigstens haben die Analysen des Pesteiters, des Blattereiters, des hydrophobischen Speichels, wenig Aufschluß über die Wirkung dieser Stoffe gegeben.

Allein so viel ist gewiß, daß die Wirksamkeit der ansteckenden Stoffe, und zum Theil auch der Miasmen, durch chemische Einwirkung auf dieselben zerstört werden kann.

Gegen miasmatische Verderbniß der Luft wendeten die Alten das Anzünden großer Scheiterhaufen an. In neueren Zeiten hat man, außer dem Feuer, verschiedene Dämpfe zur Zerstörung der Kontagien mit Erfolg angewendet. Am längsten ist das Räuchern mit Essig bekannt, wobei am zweckmäßigsten der Essig in flachen Gefäßen über eine Weingeistflamme oder auf dem Stubenofen, auch auf erhitzten Steinen verdunstet wird. Heißes Eisen zersetzt den Essig und den Wassergehalt desselben, und es entwickelt sich kohlenstoffsaures und Wasserstoffgas. Noch wirksamer sind die Dämpfe der konzentrirten Essigsäure, entweder durch Verdunsten dieser Säure selbst, oder aus essigsaurem Kali, durch hinzugesetzte Schwefelsäure, oder vermittelst des, mit dem essigsauren Kali zusammengeriebenen, sauren, schwefelsauren Kali's entwickelt. Später wurden die Dämpfe des brennenden Schwefels (schweflichte Säure, acidum sulphurosum) empfohlen.

Die Essigräucherungen sowohl, als die schweflichtsauren Dämpfe, sind vorzüglich zur Durchräucherung derjenigen Waaren, welche aus Gegenden kommen, in denen die Pest herrscht, empfohlen und mit Erfolg angewendet worden. Die Essigsäure wirkt vorzüglich auf fäuligte Kontagien und Miasmen.

Die Dämpfe, welche durch aufgegossene Schwefelsäure

aus dem Salpeter entwickelt werden (Salpetersäure und salpetrigte Säure), bewiesen sich (nach Beddoes) gegen das Kontagium der sogenannten Influenza, und auch gegen andre ansteckende Krankheiten, wirksam. Sie haben die gute Eigenschaft, daß sie die Lungen nicht belästigen, und sind daher in Krankenhäusern, Schiffen und Gefängnissen zur Verhütung und Verminderung des Nosokomialtyphus, Kerkerfiebers und Hospitalbrandes anzuwenden.

Die Dämpfe der gewöhnlichen Salzsäure (Hydrochlorinsäure) mögen wohl an Wirksamkeit den salpetersauren Dämpfen kaum nachstehen, wirken aber höchst nachtheilig auf die Lungen, und können daher nur zu Nachräucherungen, in ausgeleerten Krankensälen, und zur Durchräucherung infizirter Utensilien benutzt werden. Dasselbe gilt von den Dämpfen der oxydirten Salzsäure (Chloringas), welche einen heftigen Brustkrampf erzeugen, obgleich sie wohl am wirksamsten seyn mögen. Sie sind von Guyton Morveau vorzüglich gegen das Typhuskontagium empfohlen worden. Statt der Anwendung der Dämpfe kann man auch die Krankenzimmer mit flüssiger oxydirter Salzsäure (aqua oxymuriatica) besprengen, und die infizirten Utensilien damit auswaschen.

17. Von den sogenannten Konkretionen im menschlichen Organismus.

Die Bildung der Konkretionen (Steinbildung) im lebendigen Organismus, gründet sich auf einen Eingriff anorganischer, chemischer Kräfte in den lebendigen chemischen Haushalt, und äußert sich durch eine Art Krystallisation. Sie setzt stets eine Schwäche und Verminderung der Lebenskraft voraus, und findet daher auch nur in geschwächten Organismen, oder bei vorhandener Schwäche einzelner Theile statt; daher besonders im späteren Alter.

a) Von den Konkretionen, welche in verschiedenen Organen und Theilen vorkommen.

Die Verknöcherungen im Herzen, in den großen Gefäßen, in den Knorpeln, im Gehirn, welche besonders bei allen Leuten vorkommen, bestehen größtentheils aus phosphorsaurem Kalk (Knochenerde), mit Gallerte und Eyweißstoff verbunden. Oft enthalten sie mehr Knochenerde, als die natürlichen Knochen.

Die Konkretionen in der Zirbeldrüse (Sand der Zirbeldrüse), in der Thränendrüse, in den Speicheldrüsen, der Weinstein der Zähne (tartarus dentium), die Konkretionen in der Milz, dem Pankreas, dem Uterus, bestehen größtentheils aus phosphorsaurem Kalk, bisweilen auch wohl aus harnstoffsaurem Natrum. Die Lungenkonkretionen enthalten außer den genannten Bestandtheilen auch noch kohlenstoffsauren Kalk.

Konkremente im Darmkanal bestehen größtentheils aus phosphorsaurem Kalk. Außer den Angeführten können sich aber auch im Organismus, durch von außen eingeführte Dinge, Konkretionen bilden. So hat man nach reichlichem und anhaltendem Gebrauch der kohlenstoffsauren Magnesie, diese zusammengeballt und, durch Schleim verbunden, im Darmkanal gefunden. Die Lungen der Steinmetzen und Müller enthalten Konkremente von Sandsteinstaub, welches ein eigenthümliches, zuletzt in eitrige Lungenschwindsucht übergehendes Asthma verursachen. Auch der Käse und das Hafermehl, oder vielmehr die feinen Fasern des Hafers (in Schottland, wo viel Haferkuchen gegessen wird), bilden Konkremente im Darmkanal.

Die Konkretionen, welche in den Gelenken Gichtischer vorkommen, bestehen größtentheils aus harnstoffsaurem Natrum, und lösen sich leicht in Aetzkalilauge auf. In diesem aufgelösten Zustande kann das Natrum derselben durch Schwefelsäure oder gewöhnliche Salzsäure leicht von der Harnstoffsäure getrennt werden. Der Mangel an Harnstoff und Harnstoffsäure im Urin, welcher bei Gichtischen, mit Ausnahme der Anfälle, statt zu finden pflegt, trifft mit dem Vorhandenseyn des harnstoffsauren Natrums in den Konkretionen der Gelenke auf eine merkwürdige Weise zusammen.

b) Von den Gallensteinen (calculi biliosi, cholelythi). Fourcroy unterscheidet folgende Arten der Gallensteine:

1. Galligte Lebersteine.

Sie werden im Gewebe der Leber selbst gefunden, bestehen bloß aus verdickter Galle, und sind im Ganzen selten.

2. Fettwachslebersteine.

Man findet sie ebenfalls im Parenchym der Leber, in Gestalt kleiner, glänzender Blättchen. Sie sind auch nur selten, und bestehen aus Fettwachs, Cholesterine (siehe oben).

3. Galligte Blasensteine.

In der Gallenblase selbst vorkommend, und aus verdickter Galle bestehend. Es sind große, braungelbe, unregelmäßige Flocken von verschiedener Größe und Consistenz. Sie kommen nicht allzu selten vor.

4. Rindenblasensteine.

Ebenfalls in der Gallenblase selbst vorkommend. Sie bestehen in ihrem Mittelpunkte aus Fettwachs (Cholesterine), und haben eine braune Rinde von verdickter Galle. Im Durchschnitt zeigen sie ein krystallinisches Gefüge, und sind häufig.

5. Fettwachsblasensteine.

Sie bestehen aus reinem Fettwachs oder Cholesterine, sind weiß, haben aber doch in den meisten Fällen eine dünne Rinde von verdickter Galle. Jäger fand dergleichen Gallensteine, welche mit einer schwarzgrünen, fast metallischglänzenden Rinde umgeben waren, und deshalb ein sonderbares Ansehen hatten. Diese Rinde bestand größtentheils aus reiner Kohle.

Im Durchschnitt zeigen die Fettwachsblasensteine eine weiße Farbe, haben einen Perlenmutterglanz, und ein zierliches Krystallgefüge. Die Krystalle gehen in Blättern und Strahlen vom Mittelpunkt aus.

Sie sollen vorzüglich bei Weibern vorkommen, und ihr Vorhandenseyn dadurch erkannt werden, daß bei dergleichen Weibern die Haare an den Geschlechtstheilen fehlen??

Erhitzt, sind sie schmelzbar, am Lichte verbrennen sie mit heller Flamme, vom Terbenthinöl werden sie aufgelöst, und verhalten sich überhaupt durchaus wie Fettwachs.

6. Vermischte Blasensteine.

Diese sind aus verdickter Galle und Fettwachs in verschiedenen Verhältnissen zusammengesetzt, und haben eine mannigfaltige Farbe und Form. Sie erscheinen bald braun, bald grün, blättrig, krystallinisch oder ohne bestimmtes Gefüge.

c) Von den Harnsteinen (calculi urinarii, urolythi).

Die genauere Kenntniß der, in den Harnwerkzeugen vorkommenden Konkretionen, ist dem Heilkünstler im hohen Grade wichtig, weil er oft auf chemische Weise, durch chemische Mittel Hülfe leisten kann, wenn ihm die Bestandtheile jener Konkretionen bekannt sind.

Da es nur wenig Steinkranke giebt, denen wenigstens nicht dann und wann Steinstückchen, oder Gries abginge, so kann der Arzt durch chemische Untersuchung dieses Abganges, bisweilen auch schon des Urins selbst, sich von den Bestandtheilen der vorhandenen Konkremente unterrichten.

Die Blasensteine entstehen theils schon in den Nieren, und sinken von dort in die Harnleiter hinab, wo sie oft stecken bleiben und größer werden (auch sich wohl in selteneren Fällen in diesen Kanälen erst bilden); theils in der Blase selbst. Die Nierensteine bestehen am häufigsten aus Harnsäure, und gehen sehr oft als ein, dem rothen Uhrsande ähnlicher Gries ab. Doch fand John Howship in einer krankhaft degenerirten, anderthalb Pfund schweren Niere, eine erdige Masse, welche aus kohlenstoffsaurem Kalk und einer zähen, thierischen Materie bestand.

Man unterscheidet überhaupt folgende Arten von Harnsteinen:

1. Harnsaure Steine.

Sie bestehen fast gänzlich aus Harnstoffsäure (siehe oben), mit etwas harnstoffsaurem Ammonium, und enthalten in der Regel einen Kern, welcher durchaus reine Harnstoffsäure ist.

Diese Steine werden vom Aetzkali und Aetznatrum, so wie von allen Säuren, selbst von der Kohlenstoffsäure aufgelöst. Nur die Schwefelsäure und die Salzsäure lassen sie unverändert. Am leichtesten geschieht ihre Auflösung in der Salpetersäure; Ammonium und Kalkwasser wirken wenig darauf, halbkohlenstoffsaure Alkalien, z. B. das gewöhnliche kali carbonicum oder natrum carbonicum, greifen sie gar nicht an. Vor dem Löthrohr werden sie verflüchtigt, zerspringen aber bisweilen vorher in mehrere Stücke.

Am sichersten erkennt man die Natur und Bestandtheile dieser, nicht allzu selten vorkommenden Steine durch folgendes Verfahren: Man pulvert etwas davon, und löst es bei gelinder Wärme in einer kleinen Porzellanschale, oder im blankgescheuerten Platinpfännchen, in reiner Salpetersäure auf. Dann läßt man die Säure über der Spirituslampe verdampfen. Es bleibt, wenn der Stein aus Harnstoffsäure bestand, beim Eintrocknen der Auflösung ein schöner, karmoisinrother Rückstand. Nur muß man nicht allzu starke Hitze anwenden, weil sonst Alles verkohlt und schwarz wird.

Die harnstoffsauren Steine erfordern bei der ärztlichen Behandlung den vorsichtigen innerlichen Gebrauch des Aetzkali's, mit schleimigem Getränk, z. B. des liquor kali caustici, zu drei bis fünf, auch wohl zehn Tropfen, einige Male täglich. Doch weichen sie auch bisweilen, wiewohl langsamer, dem anhaltenden Gebrauch der natürlichen Mineralwasser, welche Kohlenstoffsäure reichlich enthalten, z. B. des Selterwassers.

2. Schmelzbare Steine.

Größtentheils bestehen sie aus phosphorsaurem Kalk, enthalten aber bisweilen auch noch eine Verbindung von Ammonium, Phosphorsäure und Kalk, welche unter dem Namen des mikrokosmischen Salzes schon länger bekannt ist. Vor dem Löthrohre werden sie zuerst schwarz, und schmelzen dann zu einer Glasperle. Dies geschieht um so später, wenn die Steine wenig Phosphorsäure, und kein Ammonium enthalten.

Sie haben eine hellbraune, glatte und polirt aussehende Oberfläche, und bilden in ihrem Innern sehr regelmäßige Lamellen. Gepulvert werden sie leicht von der Salpetersäure und gewöhnlichen Salzsäure aufgelöst.

Bisweilen sind sie zerreiblich und abfärbend, enthalten oft den, unten beschriebenen Tripelstein beigemischt, zwischen ihren Lamellen abgelagert; bilden auch bisweilen unzerreibliche, schwammige Massen, welche allmählig so anwachsen, daß sie den ganzen Raum der Blase ausfüllen, und ihre Gestalt annehmen.

Sie kommen am häufigsten vor. Der behutsame Gebrauch der Salpetersäure, etwa zu sechs Tropfen alle zwei Stunden, in schleimigem Getränk, vermag in vielen Fällen sie aufzulösen; nur wird leider der Gebrauch dieser Säure, welche sehr nachtheilig auf die Verdauung wirkt, nicht lange ertragen, und man muß von Zeit zu Zeit damit aussetzen. Auch die Salzsäure hat sich bisweilen heilsam bewiesen.

3. Maulbeersteine.

Sie haben den Namen von ihrer Form, welche einer Maulbeere ähnelt, jedoch nicht immer vorhanden ist. Sie bestehen größtentheils aus Kalk, mit Kleesäure verbunden. Von Alkalien sowohl, als von Säuren, werden sie nur wenig angegriffen, sind aber doch, feingepulvert, in Salzsäure und Salpetersäure auflöslich. In der Hitze des Löthrohrs, oder im Tiegel, werden sie anfänglich schwarz, und brennen dann, nach Zerstörung der Kleesäure, zu ätzendem Kalk.

Der innerliche Gebrauch der Salzsäure, und, wenn die Kranken eine gute Verdauung haben, auch der Salpetersäure, richtet, wenn er lange genug fortgesetzt werden kann, bisweilen etwas gegen dieselben aus. Sie sind übrigens, was sich schon aus der bekannten Schwerauflöslichkeit des kleesauren Kalks ergiebt, am schwersten durch Arzneyen zu entfernen, und machen, wenn dies wirklich geglückt, oder wenn sie durch den Steinschnitt entfernt worden sind, nur allzu oft Rückfälle.

4. Der Tripelstein.

Er kommt, wie bereits oben erwähnt worden, zwischen

den Lamellen der schmelzbaren Steine, aber auch als ein Gemischtheil anderer Steine vor, und ist, seinem Wesen nach, unter dem Namen des mikrokosmischen Salzes bekannt. Er erscheint auch als kleine, glänzende Krystalle auf der Oberfläche anderer Steine. Seine Bestandtheile sind Ammonium, Kalk und Phosphorsäure.

Vor dem Löthrohr werden dergleichen Steine anfänglich kleiner, welches von der Entweichung des Ammoniums herrührt, und schmelzen alsdann. Sie sind meistens von geringer Consistenz, oft ganz weich, und lösen sich leicht in allen Säuren auf. Kaustisches Kali entwickelt Ammonium daraus.

Sie weichen dem Gebrauch der Säuren, selbst der vegetabilischen, z. B. des Essigs, wie ich einmal zu beobachten Gelegenheit hatte, und der Citronensäure. Salzsäure wirkt am kräftigsten auf dieselben.

5. Wollaston's Blasenoxyd.

Eine unregelmäßigkrystallinische Masse, welche halb durchsichtig ist und, mit Ausnahme des Wassers, Weingeistes, der Essigsäure, Weinsteinsäure und Citronensäure, fast von allen andern chemischen Reagentien aufgelöst wird; nämlich: von der Phosphorsäure, Schwefelsäure, Salpetersäure, Salzsäure, Kleesäure, vom Kali, Natrum, Ammonium, Kalkwasser, ja selbst vom neutralen kohlenstoffsauren Kali und Natrum.

Die Verbindung des Blasenoxyds mit Säuren, krystallisirt in Gestalt zarter, von einem Mittelpunkt ausgehender Aehren. Das Blasenoxyd kommt auch in den Nieren vor, und ist durch die Anwendung der genannten Säuren leicht zu entfernen.

6. Xanthosoxyd.

Es gleicht im Ganzen der Harnstoffsäure, ist auch wohl nur eine Modifikation derselben, oder eine Verbindung mit irgend einem unbekannten Stoff, und giebt nach dem Abrauchen einer salpetersauren Auflösung, statt der rothen, eine gelbe Farbe.

7. Faserstoffsteine.

Man findet in der Blase und in den Nieren Konkretionen, deren Grundlage verdichteter Faserstoff ist. Sie entstehen vielleicht nach Blutflüssen der Harnwerkzeuge, sind dem Wachse ähnlich, und haben einen konzentrischen, fasrigen Bau. In der Flamme schwellen sie auf und hinterlassen eine leichte Kohle. Von Alkalien werden sie aufgelöst; auch von der Essigsäure, wenn sie damit gekocht werden; wobei sie zuerst aufschwellen. Blausaures Kali fällt aus dieser Auflösung einen gelben Niederschlag. Im Wasser und in Salzsäure sind sie nicht auflöslich, Salpetersäure löst sie nur schwer auf. Die abgerauchte Auflösung in der letzteren Säure hinterläßt eine gelbe Farbe.

Einige Harnsteine enthalten auch kohlenstoffsaure Magnesie. Alle können einen Ueberzug aus phosphorsaurem Kalk bekommen.

Die Steine, welche in der Vorsteherdrüse gefunden werden, bestehen aus phosphorsaurem Kalk, und haben keine Lamellen.

18. Von den Sedimenten des Urins überhaupt.

William Prout (an Inquiry into the nature and treatment of Gravel, Calculus and other Diseases etc. London, 1821) unterscheidet drei Hauptarten der eigentlichen pulverigten Sedimente des Urins.

1. Gelbe Sedimente, von weiß bis holzbraun variirend, bestehen größtentheils aus harnsaurem Ammonium, bisweilen auch aus harnsaurem Natrum und phos-

phorsauren Salzen. Ihre Farbe bekommen sie vom färbenden Stoff des Urins. Die ganz weißen sind nicht selten fast reines harnsaures Ammonium.

Sie kommen auch, und zwar sehr oft, bei vollkommen gesunden Menschen vor, nach leichten Diätfehlern, besonders bei Kindern. Doch pflegen diejenigen Personen, bei welchen sie sehr oft vorkommen, eine Neigung zur Steinbildung zu besitzen.

2. Rothe Sedimente. Sie variiren von der fast weißen Farbe bis zum dunkelsten Ziegelroth oder Braun. Sie bestehen aus harnstoffsaurem Ammonium oder harnstoffsaurem Natrum, werden von einer beträchtlichen Menge des färbendes Stoffes des Urins gefärbt, und enthalten außerdem mehr oder weniger rosigtsaures Ammonium oder Natrum, bisweilen auch in geringer Menge phosphorsauren Kalk.

Diese Sedimente bezeichnen in der Regel Fieber, und zwar gewöhnlich entzündliche.

3. Purpursedimente. Auch sie bestehen größtentheils aus harnstoffsaurem Ammonium, und aus rosigtsaurem Ammonium. Sie verdanken dem letztgenannten Salze ihre Färbung. (Siehe oben rosigte Säure.) Der färbende Stoff des Urins fehlt ihnen, und sie kommen auch seltener bei hypersthenischen Krankheiten vor. Am häufigsten findet man sie bei Wassersüchtigen, auch bisweilen in hektischen Fiebern, und bei chronischen Leiden der Unterleibseingeweide, namentlich der Leber.

Anmerkung. Der färbende Stoff, welchen Prout hier erwähnt, ist nicht mit dem eigentlichen Harnstoff (urium) zu verwechseln, welcher, wie Berzelius gezeigt hat (siehe Harnstoff), vollkommen farben-, geruch- und geschmacklos ist.

Auch ist zu bemerken, daß die beschriebenen Sedimente alle mehr oder weniger eine pulverigte und fein krystallinische Form haben, und sorgfältig von den lockern, aus Blasenschleim, Xanthoxoxyd und Blasenoxyd gebildeten Sedimenten unterschieden werden müssen. (Siehe v. Froriep's Notizen aus dem Gebiete der Natur- und Heilkunde, Nr. 18., December 1821.)

19. Von der chemischen Umwandlung einzelner Organe und Theile im lebenden Körper.

Schon während des Lebens können die Bestandtheile einzelner Organe und Theile so verändert werden, daß, nebst der Verletzung des organischen Baues, auch die Mischung gänzlich verändert wird.

Am häufigsten findet die Umwandlung in Fett oder Fettwachs statt, und man findet bei den Schriftstellern eine nicht geringe Anzahl Beobachtungen dieser Art aufgezeichnet. Von der Umwandlung der Muskelsubstanz bei lebenden Menschen in Fettwachs, ist bereits die Rede gewesen. Sie findet, nach den darüber bekannten Erfahrungen, besonders in den Muskeln der unteren Extremitäten statt. Auch Theile des Herzens hat man in Fett umgewandelt gefunden.

Unter allen übrigen Organen erleidet aber die Leber am häufigsten eine ähnliche Umwandlung. Sie schwillt auf, wird weiß oder grün, wie Rochenleber, und fettig oder thranig, wie diese. Das auf diese Weise erzeugte Fett nähert sich mehr oder weniger dem Wallrath (Fettwachs). Auch die Nieren hat man in Fett umgewandelt gefunden, doch gewöhnlich nur die eine oder die andere.

Ob übrigens eine wahre Umwandlung statt findet, oder ob nur die wahre Organisation durch jene Fettabsetzung verdrängt, hinweggedrückt und aufgesogen wird, wie dies immer geschieht, wo ein allmählig steigender Druck wirkt, ist noch nicht ausgemacht.

Zwischen krankhafter, übermäßiger Fetterzeugung und Wasseransammlung (Wassersucht), scheint übrigens nur ein geringer Moment dem Unterschiede des Entstehens beider zum Grunde zu liegen. Beide entstehen nämlich oft aus gleichen Ursachen und gehen auch leicht in einander über. (Rudolphi.)

Zu den chemischen Metamorphosen im lebenden Organismus, gehören auch noch die sogenannten Selbstverbrennungen lebender Menschen; von welchen mehrere Fälle beobachtet worden sind. Diese wirklichen Selbstverbrennungen müssen wohl unterschieden werden von einem andern Phänomen, welches bei Starkberauschten, besonders wenn sie Branntwein im Uebermaaß genossen hatten, beobachtet wird; nämlich die Entzündbarkeit ihres Athems durch eine Flamme. Daß solchen Leuten der Branntwein nicht aus den Magen brennt, wie der gemeine Mann glaubt und spricht, ist leicht einzusehen; wohl aber wird der allzu reichlich genossene und in die Blutmasse aufgenommene Branntwein durch die Lungenausdunstung ausgeführt, und diese dadurch brennbar. Die wirklichen Selbstverbrennungen bestehen in der plötzlichen Entzündung und dem Fortglimmen irgend eines Theils des menschlichen Körpers, worauf alsbald der Tod zu erfolgen scheint. Man fand oft den ganzen Körper bis auf wenige Ueberreste in eine feuchte, fettige Asche verwandelt, selbst die Knochen verzehrt, und im Zimmer einen überaus unangenehmen, empyreumatischen Geruch. Ein reichlicher Ueberzug von empyreumatischem Oel lag in den meisten Fällen auf allen, im Zimmer befindlichen Hausgeräth

Nur ein Fall ist bisher bekannt geworden, welcher

sich in Gegenwart Andrer, und bei vollem Bewußtseyn des Unglücklichen, den er betraf, ereignete. Ein Geistlicher empfand im rechten Unterarm plötzlich eine heftige Erschütterung, dem Schlage aus der elektrischen Flasche vollkommen ähnlich. Alsbald gerieth das befallene Glied in ein rasches und lebhaftes Glühen, wobei der Leidende bald ohnmächtig ward. Der Brand wurde zwar gelöscht, zog aber dennoch den Tod des Kranken durch große und weit ausgedehnte Eiterung nach sich.

In mehreren Fällen waren die Verunglückten dem übermäßigen Genuß starker Getränke, besonders des Branntweins, zugethan.

Eine Erklärung dieser merkwürdigen Erscheinung ist bisher nicht aufgefunden worden. So viel läßt sich indessen mit hoher Wahrscheinlichkeit vermuthen, daß dem eigentlichen Verbrennungsprozeß eine allgemeine Entmischung vorhergehen müsse. Vielleicht ist galvanische Elektrizität im Spiele?

Chemie der todten, organisch-thierischen Körper.

Von der Gährung.

Der geistigen und sauren Gährung (siehe oben bei den Vegetabilien) sind nur einige Produkte des Thierreichs, namentlich die Milch und der thierische Zucker, unterworfen. Das Fett erleidet eine Art der sauren Gährung, indem es sich mit dem säurezeugenden Stoff der Atmosphäre verbindet, und ranzig wird. Der große Naturforscher Rudolphi hat indessen, bei seiner anhaltenden Beschäftigung mit Leichen, Spuren der geistigen und sauren Gährung bemerkt, nämlich, wenn die Leichen frisch waren, anfänglich einen süßlichgeistigen, und dann einen sauren Geruch. Die faulende Gährung tritt jedoch bei Thierkörpern am deutlichsten hervor. Sie findet statt, sobald Wärme, Feuchtigkeit und Luft auf den todten Körper einwirken, und endigt mit einer gänzlichen Entmischung des Organismus. Es entwickelt sich dabei Ammonium, Schwefelwasserstoffgas, gekohltes Wasserstoffgas, Phosphorwasserstoffgas, Kohlenstoffsäure; und zuletzt zerfallen die Körper in Dammerde (humus), welche aus Kohlenstoff und Wasserstoff besteht.

Die Verwesung ist eine langsame Fäulniß, wiewohl unter etwas abweichenden Erscheinungen. Wenn sie beim freien Zutritt der Luft statt findet, und zugleich alkalische Stoffe vorhanden sind, so giebt sie zur Salpeterbildung Veranlassung.

Bei der Fäulniß der nicht stickstoffhaltigen Thier- und Pflanzentheile, entwickelt sich weder Ammonium, noch Phosphor- und Schwefelwasserstoffgas.

Bremser (über Eingeweidewürmer) nimmt noch einen vierten Grad der Gährung an, welcher eintritt, ehe die faule Gährung gänzlich vollendet ist, nämlich die lebendige Gährung. Es entwickeln sich dabei, unter günstigen Umständen, aus den fast ganz zerfallenen Thier- und Pflanzenkörpern belebte organische Wesen, deren Abkunft aus Keimen und Eyern nur gezwungen nachgewiesen werden kann. Dergleichen sind die Byssusarten (Schimmel), die Infusorien und zum Theil wohl auch die Entozoën (Eingeweidewürmer).

Vom Leichenfett.

Auf dem Kirchhofe des Innocents zu Paris, wo viele Leichen dicht beisammen begraben lagen, bemerkte man beim Ausgraben derselben, daß sich die muskulösen Theile größtentheils in Fettwachs (adipocire) umgewandelt hatten.

Eben so verwandelt sich Muskelfleisch, wenn es lange im Wasser gelegen hat, in Fettwachs.

Auch das Gehirn, in Weingeist aufbewahrt, nimmt endlich die Beschaffenheit des Fettwachses an.

Im Leichenfett entdeckten die französischen Chemiker Säuren, welche sich in ihrer Natur der Fettsäure (siehe unten) nähern, nämlich das acide margarique und oléique.

Von einigen wichtigen, durch chemische Behandlung todter Pflanzen- und Thierstoffe, darzustellenden Produkten.

1. Vom Weltherschen Bitter (jaune amèr).

Durch Kochen stickstoffhaltiger Thier- oder Pflanzentheile, z. B. der Muskelsubstanz, der Seide, des Indigo mit Salpetersäure, entsteht eine gelbe, sehr bittere Flüssigkeit, welche, abgedunstet, in Blättchen krystallisirt. Der Bitterstoff, welcher durch die Behandlung des Indigo gewonnen wird, ist in Wasser und Weingeist auflöslich, und bildet seidenglänzende Krystalle, welche, wenn sie erwärmt oder gerieben werden, mit starker Luftentwickelung verpuffen.

Diese bittre Substanz wird, nach ihrem ersten Darsteller Welther, Weltherſches Bitter genannt, und scheint ein, mit Salpetersäure verbundenes Alkaloid zu seyn. Eine große Aehnlichkeit dieses Stoffes mit dem Pikrotoxin (siehe oben) ist nicht zu verkennen, besonders was ihre giftigen Wirkungen betrifft, indem sie im Organismus fast die nämlichen Erscheinungen hervorbringt, welche vom Pikrotoxin beobachtet werden. Merkwürdig ist auch noch die große Intensität ihrer Farbe, indem eine geringe Menge derselben eine fast unglaubliche große Menge Wasser gelb zu färben vermag.

Die Wirkungen des Weltherschen Bitters bestehen in mancherlei Nervenaffektionen, nämlich Zähnknirschen, Konvulsionen, gänzlicher Unempfindlichkeit, und einer allgemeinen, künstlichen Gelbsucht. Man findet nach dem Tode auch alle innere Theile gelb gefärbt, mit Ausnahme des Gehirns und Nervensystems. Auffallend ist die Wirkung dieses Giftes auf die Bewegung des Herzens, welche ungemein träge und langsam wird.

Es wirkt sowohl, wenn es in den Magen gebracht, als wenn es in die Venen gespritzt wird; weniger, in Wunden eingebracht.

2. Von der Fettsäure (acidum sebacicum), Leichensäure nach Kerner.

Diese Säure, welche nach Kerner mit Berthollet's zoonischer Säure (acidum zoonicum) identisch seyn soll, ist bisher von vielen Chemikern geleugnet, oder vielmehr für unreine Essigsäure gehalten worden. Doch scheinen sowohl die Leugner der Existenz einer Fettsäure, als diejenigen, welche das Gegentheil behaupten, recht zu haben. Es werden nämlich bei der Destillation des Fettes zweierlei Säuren gebildet, deren eine Essigsäure, die andere aber allerdings eine eigenthümliche Fettsäure ist.

Schon bei der Bereitung der gewöhnlichen Seife, noch mehr aber, wenn eine Kalkseife mit einer zersetzenden

Säure, z. B. Schwefel- oder Salzsäure, destillirt wird, auch bei der Destillation des Blutes, und endlich in faulenden thierischen Stoffen überhaupt, wenn sie Fett enthalten, erzeugt sich die eigenthümliche Fettsäure, welche man bereits früher kannte, ohne aber mit ihren, weiter unten anzuführenden, höchst merkwürdigen Wirkungen auf den lebenden Organismus bekannt zu seyn.

Sie erzeugt sich auch bei der Destillation des bloßen Fettes, aber mit Essigsäure zugleich.

Was jedoch Berthollets zoonische Säure betrifft, so ist sie, nach Thenards Versuchen, als Essigsäure zu betrachten, welche an einen eigenthümlichen, ölartigen, thierischen Stoff gebunden ist. Thenard destillirte Muskelfleisch, trennte von dem Destillat das empyreumatische Oel, und ließ das übrige mit kohlensaurem Kalk kochen, um das zoonischsaure Ammonium zu zersetzen. Aus dem zoonischsauren Kalk ward dann die Säure durch Destillation mit Phosphorsäure ausgeschieden, verhielt sich nun aber wie reine Essigsäure. Der, dieser Säure im unreinen Zustande anhängende Stoff, ist braun, in Wasser wenig auflöslich, wird aber durch Zusatz von etwas Säure auflöslicher, und fällt dann fast alle Metallauflösungen. Oxydirte Salzsäure verwandelt ihn in ein dickes, gelbliches Oel.

Die merkwürdigen Wirkungen der eigentlichen Fettsäure erregten erst die Aufmerksamkeit der Aerzte, als neuerdings die nachtheiligen, ja tödtlichen Folgen des Genusses verdorbener Würste bekannt wurden.

Die, auf oben angegebene Weise durch Destillation des Fettes dargestellte Fettsäure, hat eine röthliche Farbe, einen unangenehmen, beißenden Geruch, und scharfen, mäßig sauren Geschmack. Sie ist nicht krystallisirbar, bildet mit Alkalien und Erden Neutralsalze, und giebt, mit Weingeist destillirt, einen Fettäther.

Sie äußert, wie bereits oben angeführt worden, höchst giftige Wirkungen auf den belebten thierischen Organismus. Schon wenige Tropfen erzeugen eine große Trockenheit auf der Zunge und im Halse, und eine Beschwerde beim Schlingen. Nach größeren Gaben stellt sich ein, den Krouphusten ähnlicher, sehr beschwerlicher Husten ein, dann folgen sehr erschwertes Schlingen, mit Erstickungszufällen verbunden, Zufallen und Lähmung der Augenlider, Erweiterung der Pupille. Die Augen verlieren den lebendigen Glanz, und werden matt und trübe; der Herzschlag wird allmählig in dem Grade vermindert, daß er gar nicht mehr wahrgenommen werden kann; es tritt hartnäckige Verstopfung und zuletzt gänzliche Stuhlverhaltung ein, und der Tod erfolgt durch allmählig zunehmende Lähmung des Herzens. Dabei bleiben die Verrichtungen des Gehirns, die geistigen Kräfte, oft auf eine merkwürdige Weise bis zum letzten Athemzuge ungestört; ja selbst die Sinnesthätigkeiten leiden nur im geringen Grade, doch tritt bisweilen Doppeltsehen und einige Schwerhörigkeit ein.

Die Leichen der Vergifteten haben eine auffallende Trockenheit und holzartige Steifigkeit, und widerstehen ungemein lange der Fäulniß.

Aehnliche Erscheinungen, nur im höhern Grade und schneller auf einander folgend, sind nach dem Genuß verdorbener Würste beobachtet worden. Zuerst ward man auf diese Vergiftungen im Würtembergschen aufmerksam. Man bereitet daselbst eine Art sehr fetter Blutwürste, welche erst gekocht, alsdann eine kurze Zeit in den Rauch gehängt, und so verspeist werden. Dergleichen Würste erleiden eine eigenthümliche Verderbniß, haben einen süßlich-säuerlichen Geruch und Geschmack, und bekommen in der Mitte eine weichere Consistenz, so daß die Substanz gleichsam zerflossen zu seyn scheint. Sie gehen nach dieser Verderbniß bald in vollkommne Fäulniß über, und es kommt vielleicht nur auf eine kurze Zeit an, innerhalb welcher jene Würste noch einigermaßen (durch fortgeschrittene Fäulniß nicht völlig ungenießbar gemacht, an einigen Stellen vielleicht noch unverdorben), eßbar zu seyn scheinen, und doch schon jene giftigen Eigenschaften besitzen.

Durch Auslaugen kann man die, durch die beschriebene Verderbniß in den Würsten gebildete Säure darstellen. Sie kann destillirt, auch wohl durch Sättigung mit Kali, Abdampfung der Salzlauge, und Scheidung der Fettsäure vermittelst der Schwefelsäure, in eine reinere und stärkere Säure verwandelt werden. Eine solche konzentrirte Säure hat eine eben nicht unangenehmen, dem Kräuterkäse ähnlichen Geruch, und einen mäßigsauren, zugleich zusammenziehenden Geschmack.

Schon mäßige Gaben erregen alsbald zusammenziehende Empfindungen im Schlunde, große Trockenheit im Munde und Halse, und ein leeres, anstrengendes Würgen.

Im Speichel erzeugt sie einen flockigen Niederschlag; wenn sie mit frisch gelassenem Blut in Berührung gebracht wird, so gerinnt dieses in kurzer Zeit gleichförmig, ohne sich in einen Blutkuchen und Blutwasser zu trennen, und nimmt eine schwarze Farbe an. Uebrigens gleichen die Wirkungen dieser Säure vollkommen denen der Fettsäure (siehe oben). Das allgemeine Aufhören aller Absonderungen, und die daraus hervorgehende allgemeine Trockenheit, namentlich im Verdauungskanal, die allmählig eintretende Lähmung des Herzens, die gänzliche Unverletztheit der Verrichtungen des Gehirns, lassen vermuthen, daß sowohl die Fettsäure als die Wurstsäure spezifisch, und zwar lähmend, auf den sympathischen Nerven wirke. Auch verdient die Aehnlichkeit der Wirkung dieser Säuren mit den Wirkungen einer langsamen Arsenikvergiftung, des Viperngiftes, und einiger sogenannter scharfnarkotischer Pflanzengifte, mit den Wirkungen des Giftes der Dipsasschlange, mit den Erscheinungen des Kroup (welcher von der zurückgehaltenen säuerlichen Ausdunstung der Kinder entstehen soll??) und mit den Symptomen der Zuckerharnruhr, berücksichtigt zu werden.

Die Fettsäure scheint in den Würsten noch mit irgend einem andern giftigen Prinzip, vielleicht mit Weltherschem Bitter, verbunden zu seyn. Ein Theil derselben ist mit Ammonium gesättigt.

Die gereinigte Wurstsäure verhält sich gegen verschiedene chemische Reagentien auf folgende Art: Quecksilbersublimat (ätzendes salzsaures Quecksilber) bildet darin einen weißen, Ammonialkupfer einen bläulichweißen, salzsaures Eisen einen blaßgelben Niederschlag. Schwefelsaures Zink, salzsaures Zinn, Ammoniumliquor und Gallustinktur bringen darin keine Veränderung hervor.

Die Behandlung der Folgen des Genusses vergifteter Würste ist bis jetzt noch nicht gehörig festgestellt. So lange noch verdorbene Wurstmasse im Magen zu vermuthen ist (und dies ist oft noch wochenlang nach dem Genusse des Giftes der Fall), müssen die kräftigeren Brechmittel, in Verbindung mit inzitirenden Mitteln, auch mit exzitirenden, z. B. Aether, angewendet werden.

Außerdem hat sich ganz besonders die Verbindung des Schwefels mit Alkalien (Schwefelkali, Schwefelkalk), in Form einer Auflösung, und in der Gabe von drei bis fünf Granen angewendet, wirksam bewiesen. Kerner sah gute Wirkungen vom Gebrauch des Essigs und andrer vegetabilischen Säuren. Vielleicht möchten, da die Krankheit, welche der Wurstvergiftung folgt, in den meisten Fällen eine chronische ist, und Entzündungen nur selten zu ihren begleitenden Erscheinungen gehören, drastische Mittel, welche vom Darmkanal aus erregend auf das Gangliensystem wirken, z. B. Koloquinten, Aloe, Skammonium, Gratiola, in sehr kleinen Gaben, mit Gewürzen verbunden, heilsam seyn.

Von den empyreumatisch-thierischen Oelen.

Wenn thierische Körper oder Theile des Thierkörpers der trocknen Destillation unterworfen werden, so findet man nach Beendigung der Destillation in der Vorlage eine stark ammoniakalisch-riechende und mit empyreumatischem Oel imprägnirte Flüssigkeit von mehr oder weniger dunkler Farbe (liquor ammonii carbonici pyro-oleosus), und ein auf dieser Flüssigkeit schwimmendes, dickliches, mehr oder weniger braunes, sehr übelriechendes empyreumatisches Oel (oleum animale foetidum). Im Retortenhalse und in der Wölbung der Vorlage, hat sich zugleich konkretes, kohlenstoffsaures Ammonium (ammonium carbonicum pyro-oleosum) angesetzt.

Während der Destillation entwickelt sich reichlich gekohltes Wasserstoffgas und Kohlenstoffsäure. In der Retorte bleibt eine leichte, glänzende, fast geschmolzene, thierische Kohle zurück, welche die reinigende Eigenschaft im höhern Grade besitzt, als die Pflanzenkohle, und Phosphorsäure mit Kalk enthält, am reichlichsten, wenn Knochen der Destillation unterworfen wurden.

Das konkrete und flüssige halbkohlenstoffsaure Ammonium, mit stinkendem Oel imprägnirt (sonst sal und spiritus cornu cervi genannt), dessen Arzneygebrauch bereits oben angegeben worden, enthält bisweilen auch noch Hydrothionsäure, Blausäure oder Fettsäure.

Das branstige Oel (sonst ol. cornu cervi) enthält ein feineres, flüchtiges Oel beigemischt, welches durch behutsame Destillation im Wasserbade aus einem hohen, mit einem Helm versehenen Kolben abgesondert dargestellt werden kann. Dieses Oel (oleum animale aethereum, oleum animale Dippelii) ist dünnflüssig und klar, hat eine kaum weingelbe Farbe, einen strengen, gewürzhaften, weniger unangenehmen Geruch, ist sehr flüchtig, und verhält sich durchaus wie ein ätherisches Oel. Es enthält ebenfalls bisweilen Blausäure. An der Luft wird es in kurzer Zeit, indem es säurezeugenden Stoff absorbirt, braun und dickflüssig, und kann dann, mit Zurücklassung eines braunen, dicklichen Rückstandes, durch Destillation abermals gereinigt werden.

Man wendet dieses Oel als Arzneymittel zu fünf bis funfzehn Tropfen an, und giebt es auf Zucker, oder in Aether und ätherischem Spiritus aufgelöst. Auch dient es zum äußerlichen Gebrauch.

Es muß sorgfältig in kleinen, wohlverschlossenen Fläschchen, welche unter Wasser versenkt werden, vor dem Zutritt der Luft bewahrt werden.

Anhang.

Kurze Uebersicht der wichtigern Reagentien, zur Prüfung der Arzneymittel und Entdeckung der Gifte.

Die, zu den oben angegebenen Zwecken nöthigen Reagentien, sollten sich billig in den Händen eines jeden ausübenden Arztes befinden, weshalb ich sie hier kurz anführe.

Zur ausführlicheren Belehrung kann ich dringend Montanus Reagentienlehre empfehlen, welche untenstehendem Auszuge größtentheils zum Grunde liegt.

„Die Reagentien und deren Anwendung zu chemi„schen Untersuchungen u. s. w., von August Schulze „Montanus, Dr. Philos. Math. et Phys. Berlin, „1820. Flittnersche Buchhandlung."

1. Das Schwefelwasserstoffammonium.
(Siehe S. 144.)

Es ist ein wichtiges Reagens auf Arsenik, welchen es mit gelber Farbe niederschlägt. Ferner präzipitirt es das Silber, Quecksilber, Eisen und Bley, aus ihren Auflösungen mit schwarzer, das Zinn und Kupfer mit schwarzbrauner, das Zink mit gelblicher, das Spießglanz mit ziegelrother Farbe.

2. Das Ammonialkupfer. (Siehe S. 63.)

Hauptsächlich dient es zur Entdeckung des Arseniks, welchen es als ein zeisiggrünes Pulver (Scheelsches Grün) aus seinen Auflösungen niederschlägt. Doch verhindert die Gegenwart der thierischen Gallerte (des Leims) diese Wirkung, und es entsteht erst nach längerer Zeit ein bläulichweißer Niederschlag.

3. Das schwefelsaure Kupfer. (Siehe S. 61.)

Es schlägt ebenfalls den Arsenik zeisiggrün nieder; doch muß vorher die in diesem Salze stets vorschlagende Säure durch etwas Kali abgestumpft werden.

4. Das blausaure Eisenkali. (Siehe S. 168.)

Außer der, oben angegebenen Methode giebt es noch eine andere, das Blaustoffeisenkali zu bereiten, nämlich durch Kochen des feinsten Berlinerblau's mit Aetzkalilauge, und Zusatz von Schwefelsäure zu der Auflösung, so lange noch ein Niederschlag von Thonerde, welche im Berlinerblau enthalten war, statt findet. Die filtrirte Lauge wird abgedunstet, und durch Abkühlung krystallisirt. Die Krystalle werden abermals aufgelöst, und durch Barytwasser von ihrem Gehalt an Schwefelsäure befreit. Nach abermaliger Auflösung werden die wiederum dargestellten Krystalle geprüft, ob sie noch so viel überschüssiges Eisen enthalten, daß schon durch bloße Berührung mit Säure (Salzsäure) blausaures Eisen ausgeschieden wird. Geschieht dies nicht, so ist das Salz als Reagens zu gebrauchen. Man bereitet daraus zu diesem Zwecke mit destillirtem Wasser eine Auflösung.

Es dient vorzüglich als Reagens auf Eisen, und fällt das vollkommne Oxyd dieses Metalles aus seinen

Auflösungen mit schöner, blauer Farbe. Das Eisenoxydul erscheint damit als ein weißer, jedoch an der Luft bald blau werdender Niederschlag. Die Erscheinung dieser Niederschläge, welche etwas langsam erfolgt, wird durch Zusatz einer verdünnten Säure, oder durch Erwärmung der zu prüfenden Flüssigkeit beschleunigt.

Außerdem werden das Quecksilber und Silber mit einer weißen, das Kupfer (selbst in sehr verdünnter Auflösung) mit rothbrauner Farbe vom blausauren Eisenkali gefällt.

5. Das salpetersaure Silber. (Siehe S. 40.)

Um sich desselben als Reagens zu bedienen, bereitet man sich eine Auflösung aus einer Drachme des reinen, salpetersauren Silbers in einer Unze destillirten Wassers. Es entdeckt die Salzsäure, und zwar sowohl in ihren Auflösungen als in den Verbindungen mit alkalischen und erdigen Grundlagen, durch einen weißen, käsigen, am Lichte schwarz werdenden Niederschlag (salzsaures Silber). Wenn die, zu prüfenden Flüssigkeiten kohlenstoffsaure oder freie Alkalien enthalten, so müssen diese zuvor mit reiner, durch den Silbersalpeter nicht fällbaren Säure, z. B. mit Essigsäure, gesättigt werden.

Der in einer Flüssigkeit enthaltene Schwefel, oder Schwefelwasserstoff, wird durch Silbersalpeter schwärzlich gefällt. Da aber das salpetersaure Silber auch auf Schwefelsäure reagirt, so ist das schwefelsaure Silber, als ausschließliches Reagens auf Salzsäure, dem Silbersalpeter vorzuziehen.

6. Die Gallustinktur.

Als Prüfungsmittel bedient man sich einer, durch

Dige-

Digestion eines Theils gröblich zerstoßener Galläpfel mit sechs Theilen guten Weingeist bereiteter Tinktur.

Das vollkommne Eisenoxyd wird durch diese Tinktur aus seinen Auflösungen und Verbindungen mit schwärzlicher oder dunkelvioletter Farbe gefällt; das unvollkommne Oxyd dieses Metalles wird entweder gar nicht, oder nur mit grauer Farbe gefällt; doch wird der graue Niederschlag an der Luft durch Oxydation schwarz.

Eine, in der zu prüfenden Flüssigkeit vorhandene Säure, muß zuvor neutralisirt werden.

Ferner fällt die Gallustinktur das Quecksilber orangefarben, das Silber und Bley weiß. Sie schlägt außerdem die Gallerte und den Eyweißstoff nieder.

7. Der Bleyzucker. (Siehe S. 71.)

Eine Auflösung dieses Metallsalzes dient zur Entdeckung der Schwefelsäure und der Salzsäure, mit welchen sie, wie mit der Arseniksäure, weiße Niederschläge bildet. Dasselbe geschieht auch mit der Phosphorsäure. Am empfindlichsten reagirt aber der Bleyzucker auf Schwefel und Schwefelwasserstoffgas, damit einen schwärzlichen Niederschlag bildend.

8. Eisenvitriol. (Siehe S. 97.)

Der Eisenvitriol verräth die Blausäure durch einen schönen blauen, die Gallussäure durch einen dunkelvioletten, das Schwefelwasserstoff durch einen braunschwarzen Niederschlag. Auch den Gerbestoff, und manche Arten des Extraktivstoffes schlägt er mit dunkler Farbe nieder. Gold wird aus seinen Auflösungen durch das unvollkommen oxydirte schwefelsaure Eisen als ein rothes, fast metallisches Pulver gefällt.

9. Salzsaures Baryt. (Siehe S. 133.)

Als Prüfungsmittel bereitet man sich eine Auflösung aus einer Drachme reinen salzsauren Baryts, in einer Unze destillirten Wassers.

Es ist das empfindlichste Reagens auf Schwefelsäure, trennt diese aus allen ihren Verbindungen, und bildet damit einen schweren, weißen Niederschlag (Schwerspath).

Auch die Kohlenstoffsäure entdeckt das salzsaure Baryt durch einen weißen Niederschlag (kohlenstoffsaures Baryt), welcher sich aber unter Aufbrausen in Salzsäure auflöst.

10. Das salzsaure Kalk. (Siehe S. 132.)

Die Auflösung dieses Salzes entdeckt die Weinsteinsäure, und besonders die Kleesäure (Zuckersäure), durch weiße, in Salpetersäure auflösliche Niederschläge.

11. Das chromsaure Kali oder Natrum.

Die Chromsäure, aus dem, von Vaucquelin entdeckten Chrommetall, durch wiederholte Destillation mit Salpetersäure bereitet, bildet mit Alkalien gefärbte, krystallinische Salze.

Eine Auflösung des schön gelben, chromsauren Kali's oder Natrums, schlägt das Bley schön dunkelgelb, das Zinn, Zink und Wismuth citronengelb, das Eisen braun, das Quecksilber sehr schön roth, das Kupfer gelblich, und das Silber karminroth nieder. Der Niederschlag des letzteren Metalles nimmt am Lichte eine dunkle Purpurröthe an.

Besonders empfindlich reagirt das chromsaure Kali oder Natrum auf Bley oder Quecksilber.

12. Die Hahnemannsche Weinprobe. (Siehe S. 73.)

Außer zur Entdeckung des Bleyes, dient diese Flüssigkeit auch als Reagens auf Arsenik, welcher damit einen pomeranzengelben Niederschlag bildet.

Sie reagirt übrigens wie Schwefelammonium (siehe oben), nur daß sie freie Weinsteinsäure enthält; welche aber nach Erforderniß bei der Bereitung auch hinweggelassen werden kann.

13. Die Jode, Jodine. (Siehe S. 35.)

Die Jodetinktur dient als ein empfindliches Reagens auf Stärke (Kraftmehl, amylum), deren Gegenwart sie durch schöne blaue Färbung verräth.

Wichtiger als Reagens ist die Jodestärke, welche man bereitet, indem man aus Stärke und destillirtem Wasser einen mäßig starken Kleister kocht, diesem so viel Jode hinzusetzt, daß er eine schöne, blaue Farbe annimmt, und dann in Wasser auflöst. Eine solche Auflösung dient als empfindliches Reagens auf Arsenik und Sublimat. Die blaue Farbe derselben wird nämlich, sowohl durch eine Auflösung des Arseniks als des Sublimats, in eine röthliche verwandelt, und verschwindet endlich ganz. Sie kann aber durch einige Tropfen starker Schwefelsäure wieder hergestellt werden, wenn sie durch Arsenik vernichtet wird, welches nicht geschieht, wenn die Entfärbung durch Sublimat bewirkt ward.

14. Das Kalkwasser.

Es dient vorzüglich zur Fällung des Arseniks aus seinen Auflösungen, nicht sowohl um an dem entstehenden weißen Niederschlag das Vorhandenseyn des Arseniks zu erkennen, als um aus diesem Niederschlag das Arsenik metallisch darzustellen.

Außerdem wird das vollkommne Quecksilberoxyd vom Kalkwasser aus seinen Verbindungen und Auflösungen mit orangegelber, das unvollkommne Oxyd mit grauschwarzer, das Kupferoxyd mit grüner Farbe gefällt.

Das Kalkwasser dient vorzüglich als Reagens auf Kohlenstoffsäure. Es bildet mit derselben, sie mag nun frei oder an Basen gebunden in den zu prüfenden Flüssigkeiten enthalten seyn, einen weißen, in den meisten Säuren unter Aufbrausen auflöslichen Niederschlag. Auch fällt es die Schwefelsäure, Phosphorsäure, Weinsteinsäure und vorzüglich die Kleesäure in Form von weißen, schwer- und unauflöslichen Niederschlägen.

Es kann selbst dazu dienen, die Kohlenstoffsäure in Gasform, und wenn sie mit andern Luftarten gemischt ist, zu erkennen, indem es, damit in Berührung gebracht oder geschüttelt, getrübt wird, die Kohlenstoffsäure absorbirt, und kohlenstoffsauren Kalk fallen läßt.

Endlich fällt es auch die Magnesie aus ihren Auflösungen als ein weißes Präzipitat.

15. Aetzammoniumliquor.

Durch Ueberschuß des Zusatzes von Aetzammoniumliquor werden kupferhaltige Auflösungen und Flüssigkeiten blau gefärbt, und dadurch ihr Kupfergehalt entdeckt. Sonst fällt der Aetzammoniumliquor das Kupfer aus seinen Auflösungen mit grüner Farbe.

Er löst die Oxyde des Silbers und Zinks, doch ungefärbt, auf.

16. Aetzkalilauge.

Sie fällt die Metalloxyde aus ihren Verbindungen mit den ihnen eigenthümlichen Farben. Doch werden einige derselben, z. B. das rothe Bleyoxyd (Mennige), von der Lauge aufgelöst. Außerdem zersetzt sie die Ammoniumsalze und entwickelt aus ihnen freies Ammonium mit dem, leicht erkennbaren Geruch desselben.

17. Kochsalzauflösung.

Man bedient sich der Auflösung eines Theils Kochsalz in vier bis fünf Theilen Wasser, zur Entdeckung des salpetersauren Silbers (Höllensteins) in Flüssigkeiten. Das Silberoxyd geht mit der Salzsäure des Kochsalzes eine Verbindung ein (salzsaures Silber, Hornsilber), und bildet einen käsigen, weißen, am Lichte schwarzwerdenden Niederschlag.

Auch das Bley wird durch Kochsalz als salzsaures Bley gefällt, und stellt einen weißen, schweren Niederschlag dar.

18. Schwefelsäure. (Siehe S. 147.)

Die, zu chemischen Prüfungen anzuwendende Schwefelsäure muß ungefähr mit zwei oder drei Theilen destillirten Wassers verdünnt werden.

Sie ist das empfindlichste Reagens auf Baryt, welchen sie aus seinen Auflösungen als ein schweres, weißes, unauflösliches Präzipitat (schwefelsaures Baryt, Schwerspath) niederschlägt.

Auch den Kalk fällt sie weiß, als Gyps; doch ist dieser Niederschlag, in vielem Wasser und im Ueberschuß von Schwefelsäure, wiederum auflöslich. Sie treibt die

Kohlenstoffsäure, die Hydrothionsäure und überhaupt alle schwächeren Säuren aus ihren Verbindungen.

Sie fällt das Silber weiß (am Lichte schwarzwerdend), eben so das Bley, auch das Quecksilber, doch nur in einem gewissen Verhältniß.

19. Die Salzsäure. (Siehe S. 153.)

Die chemischreine Salzsäure wird als Reagens ebenfalls im verdünnten Zustande angewendet. Sie entdeckt das Silber und Bley durch die schon oft erwähnten Niederschläge von Hornsilber und Hornbley. Das oxydulirte Quecksilber fällt sie aus seinen Auflösungen als Kalomel (versüßtes Quecksilber, hydrarg. muriat. mite). Auch sie treibt die schwächeren Säuren aus.

Im Urin entdeckt die Salzsäure durch einen grünen Niederschlag, oder durch grüne Färbung, die Gegenwart von Gallentheilen.

20. Die Salpetersäure. (Siehe S. 149.)

Die reine Salpetersäure fällt einige Metalle aus ihren Auflösungen, besonders wenn sie damit erhitzt oder gekocht wird; indem sie dieselben vollkommen oxydirt, und dadurch unauflöslich macht. Dergleichen Metalle sind das Zinn, Eisen und der Braunstein.

Sie dient besonders bei der Untersuchung thierischer Flüssigkeiten, welche durch Kochen mit Salpetersäure geklärt und vom Fette befreit werden. (Siehe S. 110.) Auch kann, vermittelst des Auflösens in Salpetersäure und nachherigen Verdunsten, die Harnstoffsäure an der zurückbleibenden purpurrothen Farbe erkannt werden.

21. Die starke Essigsäure. (Siehe S. 157.)

Sie dient vorzüglich, wegen ihrer Flüchtigkeit, um entweichendes Ammonium zu erkennen, indem man ein, mit Essigsäure befeuchtetes Glasstäbchen der, auf entweichenden Ammoniumdunst zu prüfenden Flüssigkeit oder Substanz nahe bringt, wo das Ammonium mit der Essigsäure einen feinen Nebel oder Dampf bildet.

Sie löst den Faserstoff auf, und läßt ihn, beim Zusatz von Blaustoffeisenkali, als einen gelben Niederschlag fallen.

22. Die Weinsteinsäure. (Siehe S. 159.)

Sie reagirt auf Kali, indem sie es aus einer, nicht allzu verdünnten Auflösung und aus seinen Verbindungen, wenn sie in gehöriger Menge hinzugesetzt wird, als saures, weinsteinsaures Kali (gereinigten Weinstein, cremor tartari) niederschlägt.

Auch den Kalk fällt sie als einen weißen, schwerauflöslichen Niederschlag. (Weinsteinsaurer Kalk, Weinsteinselenit.)

23. Die Kleesäure, Zuckersäure. (Siehe S. 161.)

Ihre Stelle kann auch von einer Auflösung des kleesauren Kali's (Sauerkleesalzes) vertreten werden. Wegen ihrer großen Verwandtschaft zum Kalk, welche selbst größer ist, als die der Schwefelsäure, ist sie als das empfindlichste und sicherste Reagens desselben zu betrachten. Sie fällt ihn aus allen seinen Verbindungen als einen weißen, unauflöslichen Niederschlag. (Kleesaures Kalk.) Doch schlägt sie auch den Baryt nieder.

Außer den angeführten wichtigern Reagentien, bedarf man noch zu den, dem Arzte vorkommenden Untersuchungen des blauen und mit Essig gerötheten Lakmuspapiers, als Reagens auf Säure und Alkaleszenz. Die feineren Reagentien dieser Art sind entbehrlich.

Man bereitet sich eine Lakmustinktur durch Aufkochen eines Theils guten, gepulverten Lakmus mit zehn Theilen Wasser. In diese Tinktur werden Streifen von feinem, weißem Postpapier getaucht, und nachher im Schatten getrocknet.

Dies blaue Lakmuspapier wird von allen Säuren geröthet. Die Röthung, welche die Kohlenstoffsäure hervorbringt, ist nur vorübergehend. Die oxydirte Salzsäure zerstört die Farbe des Lakmuspapiers.

Tröpfelt man in die eben beschriebene Lakmustinktur eine verdünnte Säure, z. B. Essig, so wird sie dadurch geröthet, und man bedient sich nun sowohl der gerötheten Tinktur, als des damit gefärbten Papiers, als eines empfindlichen Reagens auf Alkalien, welche, selbst die halbkohlenstoffsauren und die sogenannten basischen (Borax, phosphorsaures Natrum u. a. m.), die blaue Farbe wieder herstellen.

Um Metalle in regulinischer Gestalt aus ihren Auflösungen zu scheiden, und ihr Vorhandenseyn dadurch zu erkennen, bedarf man einer blankgescheuerten, schmalen Kupferplatte, einer, ebenfalls metallisch-reinen Eisenplatte oder Schiene und eines glänzenden Zinkstäbchens.

Des Kupfers bedient man sich besonders zur metallischen Fällung des Goldes, Silbers und Quecksilbers. Letzteres legt sich auf der Oberfläche des Kupfers als ein feiner, mattweißer Ueberzug an, welcher, mit einem wollenen Läppchen gerieben, einen spiegelnden Silberglanz annimmt,

und

und beim gelinden Glühen der Kupferplatte gänzlich verschwindet.

Des Eisens, z. B. eines blankgescheuerten Messers, bedient man sich besonders zur Ausscheidung des Kupfers, welches das Eisen rothbraun überzieht.

Das metallische Zink fällt Gold, Silber, Quecksilber (als Zinkamalgam), Bley, Kupfer, Zinn und Spießglanz.

Zur vollständigen Einrichtung eines Reagentienapparates gehören endlich noch:

1) Ein Löthrohr, nebst den dazu nöthigen Zangen und der Löthlampe. Ein geschickter Arbeiter mit dem Löthrohr, kann mancher andern Reagentien und mühsamer Experimente entbehren.

2) Mehrere größere und kleinere, an einem Ende verschlossene Glasröhren und kleine Glasretorten, nebst Vorlagen zu den Reduktionsversuchen.

3) Ein Platintiegel und eine kleine Platinpfanne oder Schale zum Ausglühen und Abdunsten.

4) Mehrere sogenannte Zylindergläser von verschiedener Größe, zu den Fällungsversuchen. Sie müssen aus klarem, weißem Glase verfertigt seyn.

5) Eine kleine, galvanische Batterie mit goldenen Poldrathspitzen, besonders zu den Reduktionsversuchen mit Arsenik u. d. m.

Zu den verschiedenen Extraktionen und Auflösungen bedarf der Experimentator des reinen, sorgfältig destillirten Wassers, des schwächeren und höchst wasserfreien Weingeistes, des Aethers (rektifizirter Schwefeläther) und eines reinen, ätherischen Oels, z. B. des rektifizirten Terbenthin- oder Rosmarinöls.

Von den, bei Apothekenvisitationen chemisch zu prüfenden Arzneystoffen.

Vorzügliche Aufmerksamkeit erfordern diejenigen Arzneystoffe, welche, zum innerlichen Gebrauch angewendet, durch fremdartige Beimischungen nachtheilig werden können. Ich werde sie in der Reihe anführen, wie die Arzneystoffe überhaupt in diesem Buche folgen.

Es sind zu prüfen:

1) Die Schwefelblumen und die Schwefelmilch, auf einen Gehalt an Arsenik (siehe S. 34). Den Schwefelblumen darf keine freie Säure anhängen.

2) Der Höllenstein, auf Kupfer und Salpeter (siehe S. 40).

3) Das metallische Quecksilber, auf Bley, Zinn, Wismuth, Spießglanz, Zink (siehe S. 44).

4) Das rothe Quecksilberoxyd, auf Mennige, Zinnober, Ziegelmehl und unzersetztes Quecksilber (siehe S. 48).

5) Das versüßte Quecksilber, Kalomel, auf ätzenden Quecksilbersublimat (siehe S. 52).

6) Der ätzende Quecksilbersublimat, auf Kalomel und Arsenik (siehe S. 54).

7) Der Kupfervitriol, auf Eisen und Zink (siehe S. 62).

8) Der Bleyzucker, auf Bleysalpeter (siehe S. 71).

9) Die Eisenfeile, auf Kupfer (siehe S. 75).

10) Der Eisenvitriol, auf Kupfer (siehe S. 79).

11) Das rohe Schwefelspießglanz, auf Bley und Arsenik, Eisen und Manganoxyd (siehe S. 84).

12) Der Brechweinstein, auf Eisen, Kupfer, Salzsäure, weinsteinsauren Kalk und weinsteinsaures Kali (siehe S. 87).

13) Das Zink, auf Bley und Eisen (siehe S. 95).

14) Das weiße Zinkoxyd, auf Eisen, Kupfer, Kadmium (siehe S. 96).

15) Der Wismuthniederschlag, auf Bleyweiß (siehe S. 99).

16) Der Salpeter, auf Kochsalz und Glaubersalz (siehe S. 117).

17) Die Blättererde, auf Bley (siehe S. 119).

18) Das weinsteinsaure Kali und den Weinsteinrahm, auf Kupfer, letzterer auf Alaun (siehe S. 120 — 121).

19) Das Glaubersalz, auf Bley und Kupfer (siehe S. 127).

20) Die Magnesie, auf Kalk und Stärkmehl (siehe S. 135).

21) Der Alaun, auf Kupfer (siehe S. 137).

22) Der Salmiak, auf Kochsalz, Kupfer und Bley (siehe S. 142).

23) Die Schwefelsäure, auf Bley, Eisen, Kupfer, Salpetersäure und Arsenik (siehe S. 148).

24) Die Salpetersäure, auf Schwefelsäure, Salzsäure und Eisen (siehe S. 151).

25) Die Salzsäure, auf Schwefelsäure, Eisen und Kupfer (siehe S. 154).

26) Der Essig und die Essigsäure, auf Schwefelsäure, Salpetersäure, Salzsäure, scharfe Stoffe, Bley und Kupfer (siehe S. 158).

27) Die Weinsteinsäure, auf Schwefelsäure, Weinsteinrahm, saures, schwefelsaures Kali, Kupfer, Bley und Zinn (siehe S. 160).

28) Die Bernsteinsäure, auf Weinstein und Weinsteinsäure, Kleesalz und Kleesäure, Boraxsäure, schwe-

felsaures Kali, Ammonium, Kochsalz, Zucker und Salpeter (siehe S. 162).

29) Die Pflanzenextrakte sind auf Kupfergehalt zu prüfen, durch blankes Eisen, welches in eine Auflösung derselben hineingestellt wird, oder durch Einäschern des Extrakts im Schmelztiegel, und Digestion der Asche mit Aetzammoniumliquor.

30) Die ätherischen Oele müssen auf Beimischungen von fetten Oelen, durch Auflösung in Alkohol und Verdunstung geprüft werden.

31) Die neuere Chemie giebt uns auch Mittel an die Hand, einige wichtige, vegetabilische Produkte und Arzneystoffe chemisch zu prüfen, z. B. das Opium, auf seinen Gehalt an Morphium (siehe S. 190); die Ipekakuanha, auf Emetin (siehe S. 193). Durch ihr Verhalten gegen chemische Reagentien können die Chinarindensorten unterschieden, und rücksichtlich ihrer Heilkräfte gewürdigt; kann endlich die ächte Angustura von der falschen an sicheren Kennzeichen unterschieden werden. (Siehe S. 203 und 208.)

32) Endlich sind auch noch die Aetherarten auf Säure, Weingeist- und Wassergehalt zu prüfen. Das Wasser erkennt man sehr leicht durch das Feuchtwerden des, mit dem zu prüfenden Aether geschüttelten, trocknen salzsauren Kalks.

Deutsches Register.

A

B

C

D

E

Index

A

B

C

Gedruckt bei A. W. Schade, Alte Grünstraße Nr. 18.

FSC
www.fsc.org
MIX
Papier | Fördert
gute Waldnutzung
FSC® C083411

Zeitfracht Medien GmbH
Ferdinand-Jühlke-Straße 7
99095 Erfurt, Deutschland
produktsicherheit@kolibri360.de